Titelbild: Christine Liebold

Fotonachweis
Alle Trainingsfotos: Christine Liebold
Seiten 6/7: Shutterstock.com/Music and Art Studio; Seiten 10/11: Illustration der Skelettmuskulatur: Shutterstock.com/TreesTons; Seite 12: Shutterstock.com/vectorfusionart; Seite 13: Illustration der Muskelketten: Shutterstock/TreesTons; Seite 15: Illustrationsvorlage der Funktionskreise Shutterstock/Alushka; Seiten 18/19: Shutterstock.com/Kotin; Seite 20: Illustration Konditionsfaktoren: Sabine Ufer; Seite 23: Shutterstock.com/Jacob Lund; Seite 27: Shutterstock.com/UfaBizPhoto; Seite 29: Shutterstock.com/Alliance Images; Seite 34: Shutterstock.com/Undrey; Seite 37: BLACKROLL®; Seite 41: Shutterstock.com/Daxiao Productions

Produktion: Oliver Bertram

Darstellerin der Übungen: Teresa Trübenbach

ISBN 978-3-613- 50920-7

Postfach 103743, 70032 Stuttgart

Ein Unternehmen der Paul Pietsch Verlage GmbH & Co. KG

1. Auflage 2021

Sie finden uns im Internet unter www.pietsch-verlag.de

Lektorat: Ulrike Ruh, Niko Schmidt
Cover und Layoutkonzept: grafik & design Kornelia Erlewein
Layout und Satz: Sabine Ufer
Druck und Bindung: Graspo CZ, 76302 Zlín
Printed in Czech Republic

INHALT

EINLEITUNG

Herzlich willkommen zum Functional Bodyweight-Training powered by Women's Health!
Du willst **rundum gesund und beschwerdefrei** leben? Deine **Athletik optimieren** und **besser in deiner Sportart** werden? Die beste Form deines Lebens erreichen, indem du **Fett abbaust und einen muskulösstraffen Body** erreichst? Selbst wenn du alles auf einmal haben möchtest: Das Functional Bodyweight-Training ist dein Rundum-sorglos-Training für ein in jeder körperlichen Hinsicht besseres Leben! Es setzt voll und ganz auf den Aufbau deiner Athletik – und damit gelangst du ganz automatisch zu weniger Fett und mehr Shape am ganzen Körper.
Auf die ganzheitliche Wirkweise von Funktionellem Training schwört heutzutage fast jede Profisportlerin und jeder Profisportler. Daran – sowie an Übungen mit dem eigenen Körpergewicht – führt auch in Rehazentren oder bei Vorsorgeprogrammen kein Weg mehr vorbei. Die Wirksamkeit ist also vollends bewiesen, und gemeinsam sind beide Ansätze erst recht stark: Bodyweight-Training und Funktionelles Training gehören einfach zusammen. Funktionelles Eigengewichtstraining ist alltagsnah, holt jede(n) Trainierende(n) auf ihrem oder seinem jeweiligen Leistungslevel ab und liefert in jeder Hinsicht Erfolge. Denn wenn du die natürlichen Moves aus dem Bodyweight-Training mit den Prinzipien und Bewegungsabläufen des Funktionellen Trainings zusammenpackst, ergeben sich die perfekten Bewegungsabläufe für …

- … eine maximale Wirksamkeit deines Trainings in jeder Bewegung,
- … eine optimale Alltagstauglichkeit in allem, was du tust,
- … einen direkten, effektiven Weg hin zu deinem Trainingsziel, wie auch immer dieses aussieht.

Wie ist dieses Buch aufgebaut?

Lass dir kurz zeigen, was dich in diesem Buch erwartet und wie es strukturiert ist:

In **KAPITEL 1** findest du hilfreiche Basics über deinen Körper als Trainingsgerät. Da sich das Buch mit Funktionellem Training und damit mit natürlichen Bewegungsmustern auseinandersetzt, unterstützt dich das Wissen um den funktionellen Aufbau deines Bewegungsapparats und die natürlichen Bewegungen, für die dein Körper gemacht ist, bei der Gestaltung deines persönlichen Trainings.

KAPITEL 2 bringt dir die entscheidenden Dinge der Trainingslehre näher: Darunter fallen grundsätzliche Gesetzmäßigkeiten, die für alle gelten – sie helfen dir, dein Fitnesstraining zu strukturieren und zu planen. Zudem findest du hier aber auch alle Infos darüber, wie du dein Training individuell gestaltest und dabei zum Beispiel für dich passende Workouts und Trainingspläne zusammenstellst. Das Ganze ergänzt um alles Wissenswerte darüber, wie du richtig regenerierst, wie du dich richtig dehnst und auch deine Faszien trainierst.

In **KAPITEL 3** erwarten dich über 150 der besten Functional Bodyweight-Übungen in Wort und Bild, die wir in diesem Buch für dich zusammengestellt haben – erweitert durch zahlreiche Einstiegs- und Powervarianten. Zentrales Element ist dabei die mehrseitige Tabelle ab Seite 44, in der alle Übungen zusammengefasst sind und die dir helfen wird, anhand der vergleichbaren Kriterien wie Körperregionen, Trainingszielen und die für dich und dein Vorhaben passenden Übungen zu finden.

Ergänzend stellen wir noch vor, mit welchen Tools aus deiner Umgebung oder aus dem Fitness-Store du dein Funktionelles Bodyweight-Training sinnvoll erweiterst.

Wir freuen uns sehr, dich im Team der Functional Bodyweight-Athletinnen von Women's Health begrüßen zu dürfen! Dir ganz viel Erfolg bei all deinen Vorhaben!

Functional Bodyweight-Training: Das hast du davon!

Die ganzheitliche Wirkung von Trainingskonzept und Übungen dieses Buches beschert dir jede Menge Vorteile – schau selbst, wie du profitieren wirst:

- **Geeignet für wirklich jede(n):** Das Functional Bodyweight-Training wird dir liegen, egal wie fit oder alt du bist.
- **Unzählige Optionen für jedes Level:** An Moves gibt es in diesem Buch »von...bis«, da ist sowohl für »Bewegungs-Junkies« als auch für »Coach Potatoes a. D.« etwas dabei.
- **Einfach und überall durchführbar:** Deinen Körper hast du immer bei dir, und das Beste: Dein Trainingstool »Körper« wird auch immer effektiver, je häufiger du trainierst.
- **Echte Erfolge in kurzer Zeit:** Auch mit kurzen Einheiten unter einer halben Stunde kannst du wahre Wunder bewirken – und dabei sogar deine Ausdauer ausbauen (beispielsweise mit HIIT, siehe Seite 31). Du kannst also jede Menge Zeit sparen.
- **Problemzonen sind Schnee von gestern:** Du verbesserst die einzelnen Körperbereiche in ihrer jeweiligen Form und Funktion: Beine und Po werden straffer, kräftiger und explosiver. Dein Rumpf wird knackiger, stabiler und flexibler zugleich. Und auch dein Oberkörper wird fester und athletischer, mit mehr Kraft und Beweglichkeit gleichermaßen.
- **Update für Gesundheit & Power des ganzen Körpers:** Du förderst wirklich jedes Körpersystem, das zu deiner Leistungsfähigkeit und Bewegungsintelligenz beiträgt. Zum Beispiel dein Hormonsystem, das mit der Ausschüttung und Verteilung von Hormonen in deinem Körper befasst ist. Auch dein Atmungssystem gehört dazu, ebenso wie deine Sinnesorgane, mit denen du besser wahrnehmen lernst. Dein Gehirn bekommt immer sinnvollere Impulse und lernt immer mehr dazu, sodass du dich immer flinker, geschickter, entspannter bewegen kannst.
- **Schlank & fit dank Stoffwechsel-Turbo:** Ein Körpersystem, das massiv vom Functional Bodyweight-Training mit seiner Mischung aus Kraft und Ausdauerelementen profitiert, ist dein Stoffwechsel (und damit das Energiemanagement im Körper). Er lernt, mit Nahrung effizienter umzugehen, und wird von regelmäßiger Bewegung dauerhaft gepusht.
- **Mehr Leistung in jedem Sport:** Du optimierst nicht nur eine, sondern alle wichtigen motorischen Fähigkeiten. Kraft und Ausdauer gehören als Kernfähigkeiten immer dazu, zusätzlich aber auch deine Beweglichkeit sowie deine allgemeine Mobilität, wozu auch dein Koordinationsvermögen zählt.
- **Erleichterung in jeder Alltagssituation:** Du baust ganz allgemein deine sportliche Kondition aus, zusätzlich aber auch deine Leistungsfähigkeit im Alltag: beim Laufen, Lasten tragen, Treppen steigen, Aufstehen, Bücken, Strecken usw. – alles wird dir leichter fallen.
- **Schutz vor Beschwerden, Verletzungen & Co.:** Mit dieser breiten Palette an motorischen Benefits baust du nicht nur deine Leistung aus, sondern arbeitest auch präventiv und rehabilitativ: Dein Training schützt dich so vor Verletzungen, und es lindert körperliche Beschwerden wie etwa Rückenprobleme. Du wirst immer besser in der Lage sein, störende Dysbalancen bei dir zu finden, und du kannst diese dann gezielt beseitigen.
- **Eine gelenkschonende, gesunde und attraktive Körperhaltung:** Du stärkst das Zusammenspiel von mehreren Muskeln, aber auch von ganzen Muskelketten entlang des gesamten Körpers. Das sorgt für eine gesunde, aufrechte und »stolze« Körperhaltung. Selbst die intramuskuläre Zusammenarbeit von Muskelfasern innerhalb eines Muskels verbesserst du und baust so deine »Bewegungsintelligenz« auf.
- **Du fühlst dich happy, wohl, ausgeglichen – und jeder kann das sehen:** Insgesamt beschert dir die ganzheitliche Schulung deines Körpers mit dem Functional Bodyweight-Training ein ganz neues Körpergefühl: Deine Bewegungen werden sich geschmeidig und leicht anfühlen, dein Körper ist in Balance, und das überträgt sich auch auf deine Seele. Du wirst strahlen von innen.

ANATOMIE

DEIN KÖRPER ALS PERFEKTES TRAININGSGERÄT

Das Coole am Bodyweight-Training: Dein Körper ist dein bestes Trainingsgerät – was du rund um die Uhr dabei hast! Zugleich ist es dein Trainingsziel: Denn der Grund, warum du trainierst, wird immer etwas mit deinem Körper zu tun haben. Ob Abnehmen, Bodyshaping, Schmerzreduktion oder jedes andere Trainingsziel: Erfolge wirst du nur feiern, wenn du dein Training an den anatomischen Gegebenheiten ausrichtest. Deshalb ist es sehr hilfreich für dich, wenn du deinen Körper kennst und die Bewegungsmuster, die er auszuführen in der Lage ist, nachvollziehen kannst. Nur mit einem grundlegenden Verständnis der Funktionsweisen deines Bewegungsapparats kannst du optimale Bewegungen im Training ausführen. Also: Los geht's – hier sind die anatomischen Basisinfos für dein zukünftiges Trainingsleben!

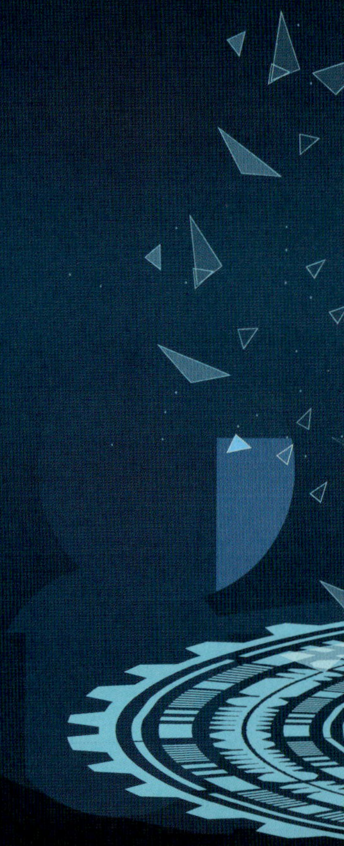

01

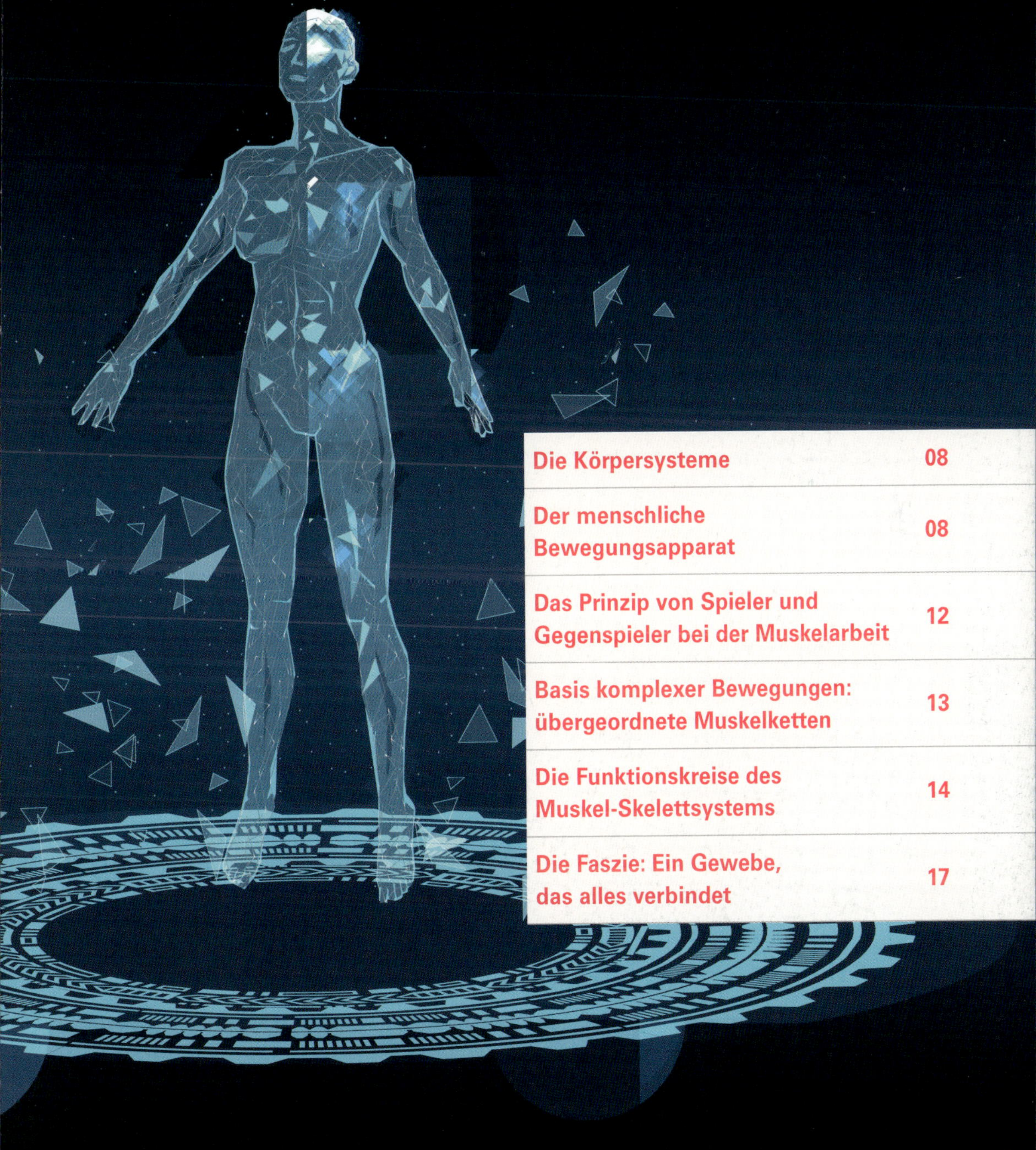

Du kannst dir vorstellen: Mit Ausführungen über die Anatomie des Menschen lassen sich ganze Bibliotheken füllen. Keine Sorge: Dieses Kapitel reduziert das Thema auf ausgewählte, notwendige und verständliche Basisinfos, die dir helfen, deinen Körper zielgerichtet als Trainingsgerät einzusetzen – und ihn dabei zielführend zu trainieren. Im Zentrum steht dabei ganz klar dein Bewegungsapparat, also Knochen und Muskeln. Doch allein sind diese absolut hilflos: Sie sind eingebettet und funktionieren nur in einem komplexen Zusammenschluss verschiedener Körpersysteme. Die gute Nachricht: Training, und insbesondere ganzheitlich angelegte Formen wie dieses Functional Bodyweight-Training, verbessert viele dieser Systeme und natürlich auch deren Zusammenspiel. Ein paar Beispiele:

Die Körpersysteme

Training verbessert dein Herz-Kreislauf-System, welches mit den sogenannten kardiovaskulären Strukturen die Versorgungsinfrastruktur im Körper darstellt. Zum Herz-Kreislauf-System gehören das Herz, zudem sämtliche Blutgefäße, durch die das Blut fließt, und schließlich auch das Blut selbst. Es sorgt zum Beispiel dafür, dass Kohlenhydrate und Fette, also pure Energie, im Körper verteilt werden, bis in die Muskelzellen, wo diese Energie in Leistung umgesetzt werden kann. Blut enthält aber auch wichtige Transportmittel, etwa für den Sauerstoff, den es aus einem weiteren, ebenfalls durch Ausdauerbelastungen verbesserbaren System, dem Atmungssystem, erhält. Dieses versorgt deinen Körper mit Sauerstoff und befreit ihn gleichzeitig von Kohlendioxid (beides ist auch wichtig für Trainingsleistungen). Wie gut es um dein Herz-Kreislauf-System gestellt ist (und auch um dein Atemsystem), spürt du vor allem bei Ausdauerbelastungen: Messbare und spürbare Faktoren sind hier zum Beispiel der Puls, der Blutdruck oder deine maximale Sauerstoffaufnahmekapazität.
Damit dein Körper Bewegungen ausführen, also den Bewegungsapparat einsetzen kann, bedarf es einiger »intelligenter« Systeme, die diese Bewegungen planen, koordinieren und steuern. Beim Stichwort »intelligent« liegt ein Kandidat schon auf der Hand: Dein Gehirn führt Regie über jede Bewegung, die du ausführst. Es ist die oberste Steuerungsinstanz deines Zentral-Nervensystems, das im ganzen Körper weit vernetzt ist. Von dort zieht es auch wichtige Informationen, zum Beispiel aus dem Muskel- und Fasziengewebe, das mit unzähligen Sensoren ausgestattet ist. Damit dein Gehirn die richtigen Entscheidungen treffen und passende Signale in verständlicher Form an die Muskulatur weitergeben kann, braucht es die Hilfe weiterer unterstützender Körpersysteme: die Sinnesorgane etwa, die eine Wahrnehmung der Umwelt und damit überhaupt erst sinnvolle Bewegungen ermöglichen. Oder das Hormonsystem, das mittels Botenstoffen, den Hormonen, wichtige Befehle im Körper durchsteuert. Nerven-, Hormon- und Sinnesorgansystem kannst du allesamt durch regelmäßige Bewegung und gezieltes Training verbessern. Und im Übrigen besonders gut mit dem Functional Bodyweight-Training: Dafür sorgen sowohl die ganzheitlich angelegte, alle wichtigen Konditionsfaktoren ansprechende Trainingsgestaltung als auch die fast durchweg komplexen Moves.

Der menschliche Bewegungsapparat

Apropos Moves: Jetzt kommen wir zum wesentlichen Instrument der Bewegungsausführung – konsequenterweise als Bewegungsapparat bezeichnet. Dieser besteht grundsätzlich aus zwei Dingen: deinen Knochen und Gelenken auf der einen Seite – sie werden auch als passiver Bewegungsapparat oder Stützapparat bezeichnet. Auf der anderen Seite gibt's die Muskeln inklusive aller Sehnen sowie dem Bindegewebe – dieser Part wird als aktiver Bewegungsapparat bezeichnet.

Der passive Bewegungsapparat: Knochen und Gelenke

In gewisser Weise trainierst du auch deine Knochen, wenn du dich bewegst. Sie gewinnen an Festigkeit – insbesondere bei Kraftbelastungen entwickeln sie mit der Zeit eine zusätzliche Härte, was sie noch widerstandfähiger macht. Das sind die gut 200 Knochen in deinem Körper, die das Skelett bilden, von ihrer Struktur her aber sowieso schon: Deine Knochen sind erstaunlich leicht (sie bringen etwa 1/8 deines Körpergewichts auf die Waage), haben aber dennoch eine erstaunlich feste Struktur, die sie sehr strapazierfähig macht. Das liegt unter anderem daran, dass sie nicht vollends »gefüllt« sind, sondern eher aus einem schwammartigen Gewebe mit vielen Hohlräumen bestehen. Die einzelnen Knochen liegen nicht direkt aneinander – dann könnten sie sich nicht gegeneinander bewegen. Deshalb gibt es zwischen Knochenübergängen die Gelenke, die Teil des passiven Bewegungsapparats sind. So besteht dein gesamtes Skelett aus einem großen System von miteinander verketteten Hebeln und Achsen, die — wie der Name sagt – passiv sind, aber durch den Einsatz der Muskeln in Bewegung kommen.

Der aktive Bewegungsapparat: die Muskulatur

Du hast mehr als 600 Muskeln an deinem Körper, die einen Großteil deines Körpergewichts ausmachen und unterschiedlichste Aufgaben erfüllen. Ein kleinerer Teil von all diesen Muskeln unterstützt Prozesse in deinem Körper, vorrangig an den Organen. Diese sogenannte viszerale Muskulatur arbeitet autonom und ist nicht das Ziel deines Trainings. Denn du kannst diese Muskeln, die zum Beispiel den Darm in Bewegung halten und so bei seiner Arbeit unterstützen, überhaupt nicht bewusst aktivieren. Der Großteil der Muskeln bildet aber die sogenannte Skelettmuskulatur, die tatsächlich zum Bewegen der Knochen da ist und dich und deinen Körper somit bewegt, aber auch stützt und hält, wie beim Sitzen etwa.

Diese Muskeln haben aber (neben anderen) noch eine weitere wichtige Aufgabe, die eng mit ihrer »bewegenden« Rolle verbunden ist: Das Gewebe dient als wichtiges Stoffwechselorgan, denn in deinem Muskelgewebe ist ein Großteil der im Körper eingelagerten Kohlenhydrate gespeichert. Dieser Makronährstoff, denn du jeden Tag zu dir nimmst, ist eine für den Körper besonders gut einsetzbare Energiequelle. Und da diese Energie vorrangig in der Muskulatur verfeuert wird, ist es nur konsequent, dass die Speicher dafür an Ort und Stelle liegen.

Deine Muskulatur greift in deinen Stoffwechsel aber auch deshalb ein, weil es dauerhaft stoffwechselaktives Gewebe ist: Selbst im Schlaf ist deine Muskulatur permanent unter Spannung – diesen Zustand nennt man Grundtonus. Das macht das Gewebe »stoffwechselaktiv« – es verbraucht rund um die Uhr Energie.

Dies ist ein wichtiger Hinweis, wenn du abnehmen willst. Denn es bedeutet: Je mehr Muskelmasse du hast (keine Angst, es geht nicht zwingend um Muskelberge – auch eine athletisch schlanke Frau hat mehr Muskelmasse als eine in ihren Körperausmaßen gleich schlanke, untrainierte Frau), desto mehr Energie verbraucht dein Körper rund um die Uhr, desto schneller kannst du also abnehmen, beziehungsweise desto eher bleibst du schlank– denn du kannst vergleichsweise mehr essen, ohne zuzunehmen.

Abschließend noch für alle unter euch, die leicht ins Frieren geraten, ein weiteres Argument pro Muskeln: Die Daueranspannung im Gewebe entwickelt auch permanent Wärme. Deine Muskulatur ist eine Art Körperheizung. Und je mehr »Heizkörper« du hast, desto weniger wirst du frieren, zumindest schneller warm werden.

Muskeln wollen gepflegt werden

Kaum zu glauben, aber dein Körper möchte Muskeln eigentlich gar nicht so gern haben. Warum? Genetisch ist dein Körper auf Energiesparen ausgelegt, denn dies sicherte ihm in grauer Vorzeit das Überleben in schlechten Zeiten ohne Nahrung. Seitdem hat sich die Struktur des menschlichen Körpers nicht wirklich verändert, und deshalb schmeißt er auch heute noch unnütze Energiefresser über Bord. Deshalb gilt: Führe regelmäßig Fitness- und Krafttraining wie das vorliegende Functional Bodyweight-Training aus! Als Beruhigung für alle, die Angst vor zu viel Muskelbergen haben: Zum einen legen Frauen genetisch gar nicht in dem Maße an Muskeln zu, wie es Männer tun. Zum anderen ist dein Fitness- und Krafttraining nicht primär dazu da, Muskeln aufzubauen (es sei denn, du willst bei Bikiniklasse-Wettkämpfen im Bodybuilding mitmachen), sondern vor allem, um sie zu erhalten. Belastungen durch Training überzeugen deinen Körper: Okay, ich brauche das Zeug noch.

So ist Training eine gute Idee insbesondere bei zunehmendem Alter: Bereits ab 30 Jahren setzt ein Prozess in Gang, der Sarkopenie genannt wird. Ab einem Alter von etwa 50 Jahren verlierst du dann bei diesem natürlichen »Muskelschwund« pro Jahr knapp ein Prozent deiner Muskelmasse – Tendenz in höheren Jahren steigend. Auf diese Weise verlieren nicht trainierende Menschen in ihrer Lebenszeit zwischen 50 und 70 Jahren rund ein Fünftel ihrer Muskelmasse und werden im wahrsten Sinne gebrechlich. Dieser Verlust hat nur Nachteile, denn all die schönen Aufgaben dieser Muskelzellen – wie das Wärmen, das Schützen, Kraft geben und Bewegungen ermöglichen – gehen verloren. Es gibt nur eine Möglichkeit, wie du diesen Abbauprozess stoppen kannst: Training.

Die Skelettmuskulatur des Körpers von vorn

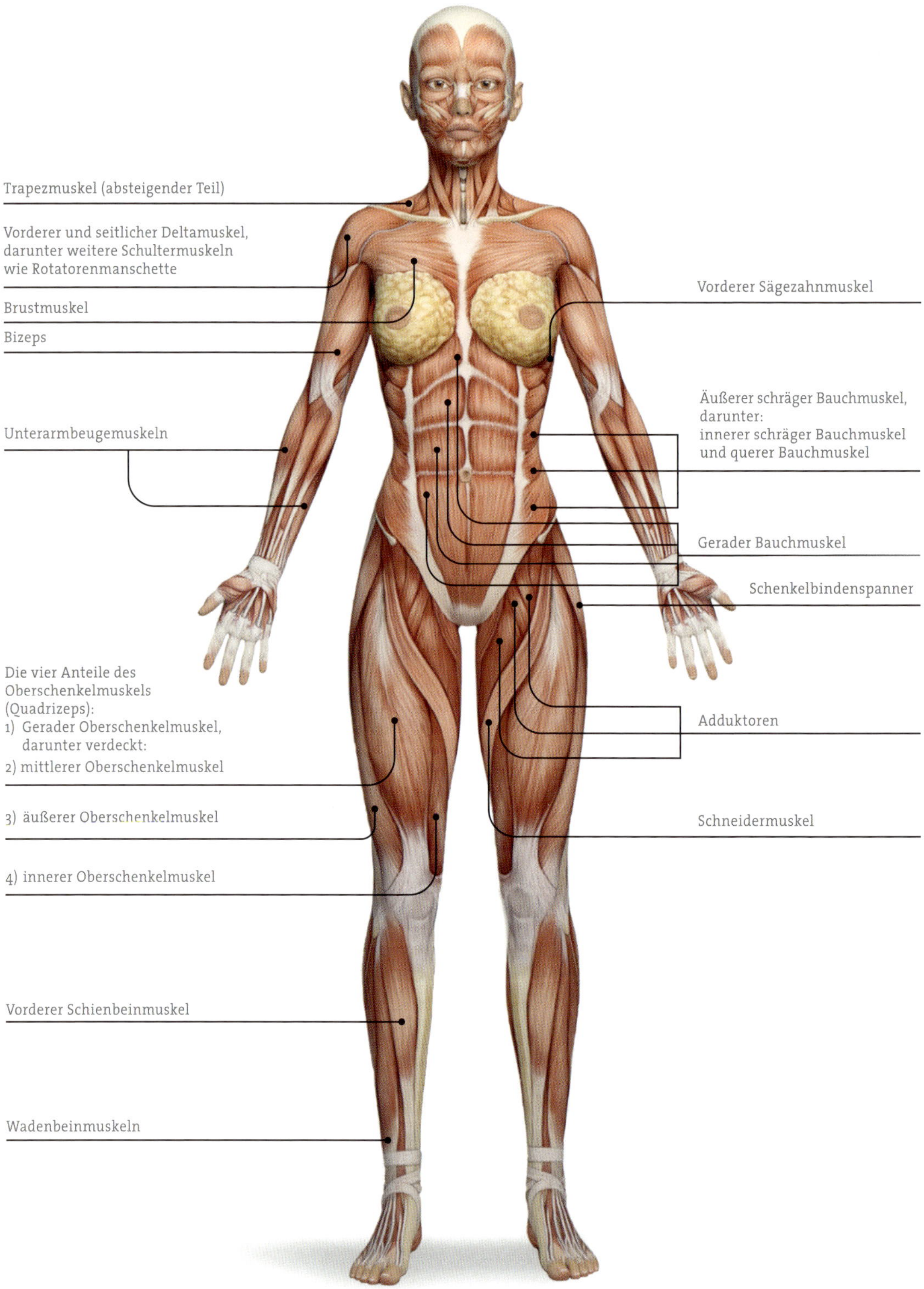

Die Skelettmuskulatur des Körpers von hinten

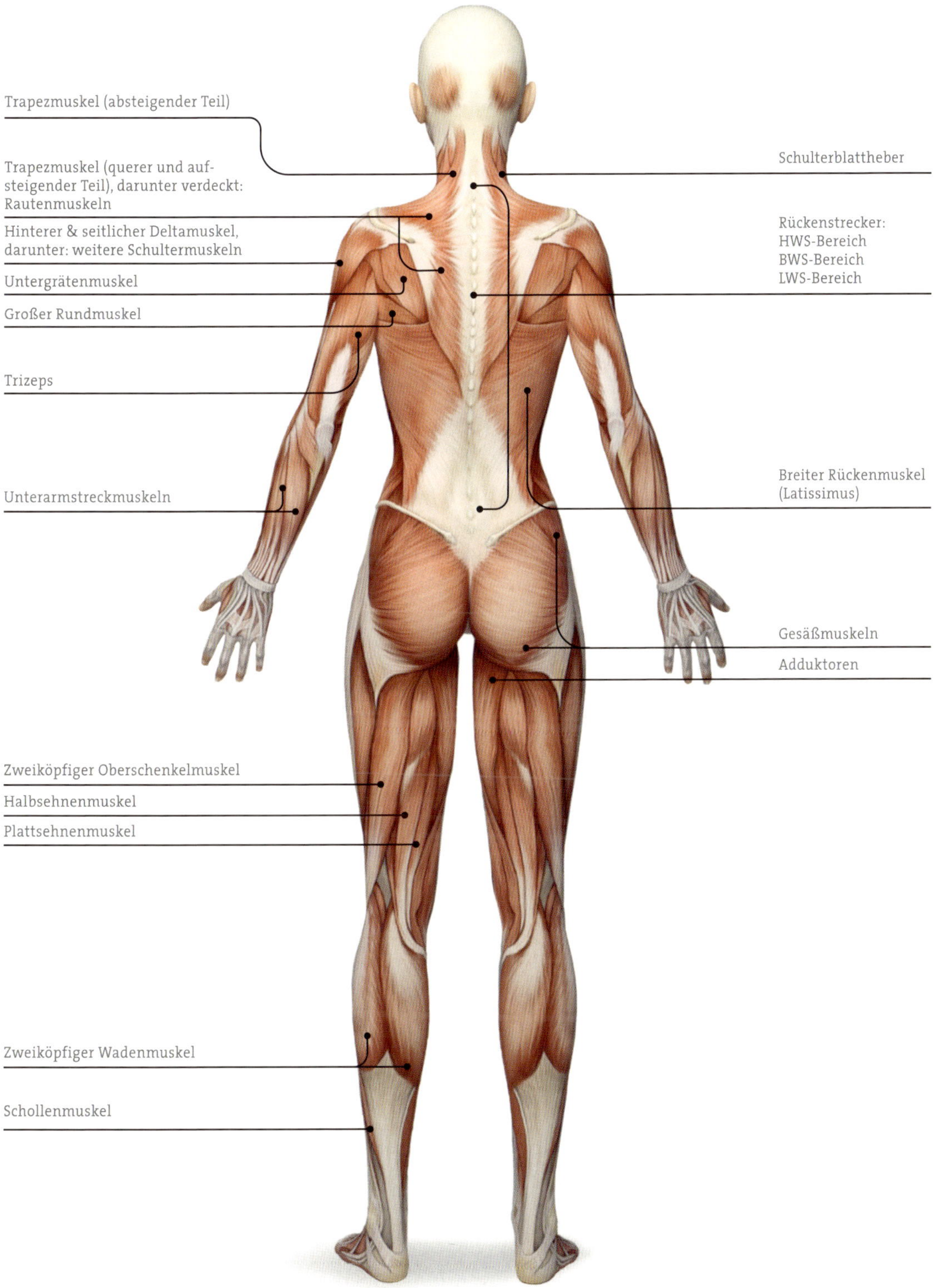

Das Prinzip von Spieler und Gegenspieler bei der Muskelarbeit

Jeder einzelne der auf den vorangegangenen Seiten gezeigten Muskeln und auch die anderen Skelettmuskeln sind für sich genommen hilflos. Denn sie können nur in eine Richtung arbeiten. Der Armbeuger (der Bizeps) zieht sich zusammen und beugt so den Arm. Dann kann er sich selbst aber nicht mehr strecken. Dazu braucht er einen sogenannten Gegenspieler, in diesem Fall den Armstrecker (Trizeps): Dieser kontrahiert, um den Arm zu strecken – und zieht dabei nebenbei den Bizeps wieder in seine ursprüngliche Länge, von der aus dieser bei nächster Gelegenheit wieder den Arm beugen kann. Die beiden genannten Muskeln veranschaulichen ein wichtiges Prinzip: Zu jedem »Spieler«, auch Agonist genannt, gibt es einen »Gegenspieler«, auch Antagonist genannt. Das Spieler-Gegenspieler-Prinzip ist auch deshalb bedeutsam, weil der jeweilige Gegenspieler durchaus bremsend in eine Bewegung eingreift: Das Beugen deines Arms – etwa wenn du dir einen Kaffeebecher greifst und zum Mund führst – würde deutlich ruppiger ausfallen ohne die »Mitarbeit« des Armstreckers.

Das Prinzip von Spieler und Gegenspieler gilt nicht nur für einzelne Muskelpaare. Es bestimmt auch übergeordnet größere Körperbereiche: Deine Brustmuskeln etwa arbeiten unter anderem drückend nach vorn, die gegenüberliegenden Rückenmuskeln, wie der breite Rückenmuskel (Latissimus dorsi), arbeiten ziehend nach hinten. Auch die Bauchmuskeln vorn harmonieren im Idealfall mit dem Rückenstrecker hinten, sodass du eine aufrechte Körperhaltung hast.

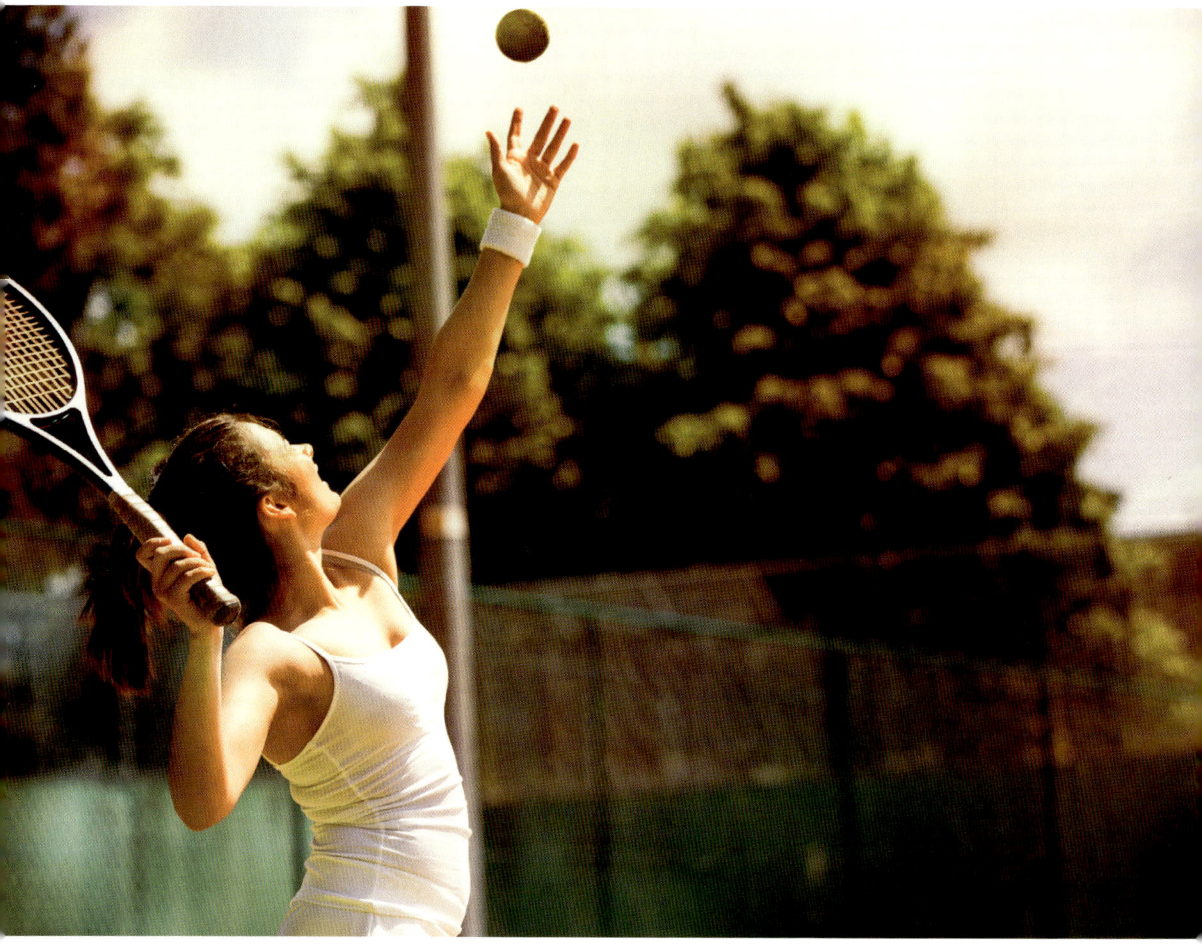

In der Bogenspannung (hier: beim Tennis) wird die dreidimensionale Arbeit von Muskelketten deutlich.

Ohne das geschulte Zusammenspiel von einzelnen Muskeln, aber auch das Zusammenspiel größerer Muskelverbände, wären keine wirklich vernünftigen Bewegungen möglich. Am Ende lassen sich komplexe Muskelketten definieren, die körperweit gemeinsam agieren und die Basis für alle deine natürlichen Bewegungen wie dem Laufen, dem Strecken oder dem Werfen darstellen. Tatsächlich arbeiten hier von Kopf bis Fuß Muskeln in langen Ketten miteinander – und mit diesem Wissen ist es extrem sinnvoll, nicht mehr nur einzelne Muskeln, sondern diese Verbünde und Ketten zu trainieren, um noch leistungsfähiger zu werden. Das ist die Basis für das Grundprinzip von Funktionellem Training, das dir in diesem Buch immer wieder begegnen wird: Trainiere Bewegungen, nicht Muskeln!

Basis komplexer Bewegungen: übergeordnete Muskelketten

Die Sportwissenschaft bietet verschiedene Modelle für die Beschreibung von Muskelketten an. Um es übersichtlich zu halten, beschränken wir uns hier auf drei (bzw. vier) verschiedene große Muskelketten, die wie muskuläre »Autobahnen« von Kopf bis Fuß durch den Körper verlaufen.

Die frontale Muskelkette verläuft vorn am Körper von den Zehen über die vorderen Oberschenkel, Bauch und Brust bis hoch zum Schädel. Mit ihr kannst du zum Beispiel den Oberkörper nach vorn beugen, oder auch die Beine gestreckt nach vorn führen.

Auf der Körperrückseite befindet sich eine weitere große Muskelkette. Diese verläuft von der Fußsohle

Die großen Muskelketten des Körpers

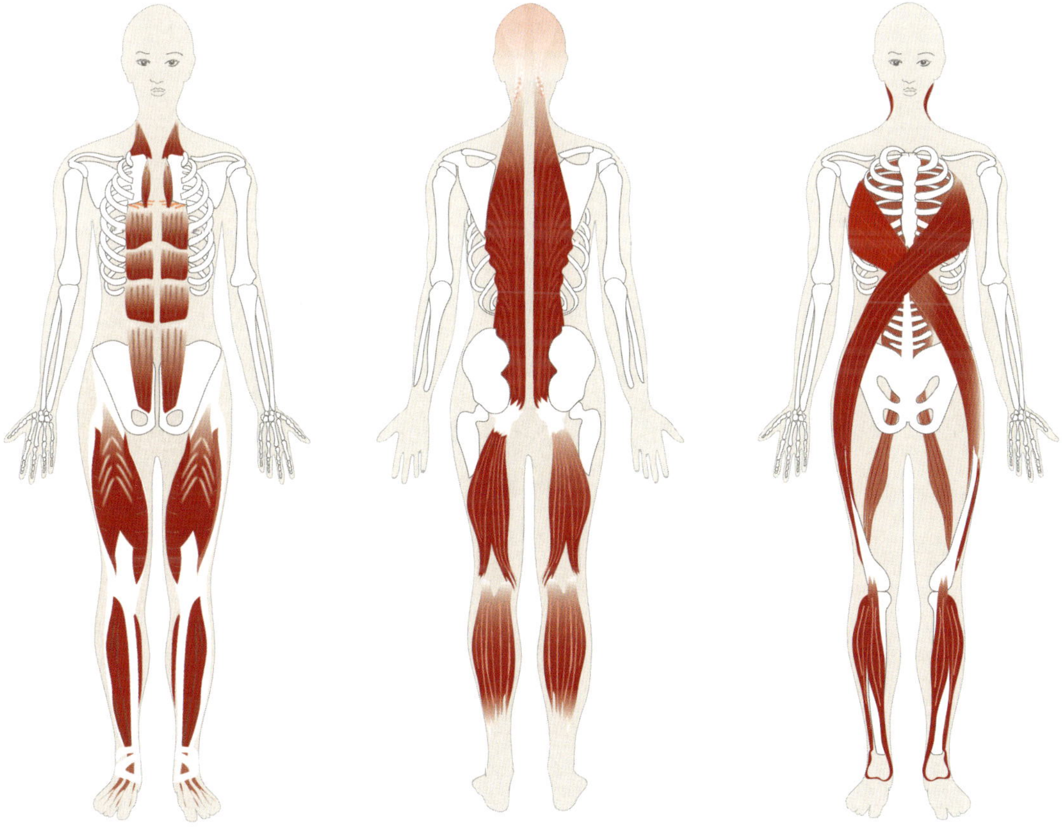

Frontale Muskelkette — Dorsale Muskelkette — Spiralförmige Muskelkette

über die hinteren Oberschenkel, den Po und entlang der Wirbelsäule bis hoch in den Nacken und über den Schädel hinweg bis an die Stirn. Mit dieser dorsalen Muskelkette kannst du dich sauber aufrecht halten, aber auch den gesamten Körper strecken, etwa wenn du zum Schlag mit einem Schläger ausholst oder etwas wirfst.

Schließlich gibt es auch eine spiralförmig verlaufende Muskelkette von Kopf bis Fuß – oder besser gesagt zwei davon: Diese Ketten laufen entgegengesetzt in Spiralen um den Körper – eine linksherum und eine rechtsherum. Ihr Weg führt sie von den Füßen seitlich die Beine hinauf bis in die vordere äußere Hüftregion, hinten auch bis in das Gesäß, wo sich beide Spiralen erstmalig überkreuzen. Auf der Rückseite nehmen sie den Weg über den Rückenstrecker hinauf bis in den Nacken. Im vorderen Bereich des Körpers überkreuzen sich die Ketten in der quer verlaufenden Bauchmuskulatur, wandern dann über Brust und Achsel wieder nach hinten, wo sie sich mit dem hinteren Teil dieser Muskelkette verbünden und gemeinsam am Hinterkopf ansetzen.

Diese Ketten sind elementar, da wir uns niemals einfach nur »platt« nach vorn oder hinten bewegen. Ein bisschen Drehung ist sozusagen immer dabei. Oder aber deine Muskulatur sorgt dafür, dass sich dein Körper gerade nicht zu viel verdreht – das ist für das Geradeauslaufen sehr hilfreich.

Alle Ketten zusammengenommen stabilisieren den Körper rundherum. Und es ist eine sehr gute Idee, mit dem Functional Bodyweight-Training das flüssig harmonierende Mit- und Nebeneinander dieser muskulären Highways zu optimieren. Davon profitiert am Ende auch die Funktionalität jedes einzelnen Muskels – die wir unter dem Trainingsaspekt dieses Buches noch kurz etwas genauer anschauen.

Die Funktionskreise des Muskel-Skelettsystems

Alle geschilderten Strukturen in deinem Körper, die einzelnen Muskeln, die Muskelketten, auch die Körpersysteme, sind nicht zufällig so geraten, wie sie sind: Dein Körper ist das Ergebnis einer Jahrmillionen andauernden Entwicklung (beginnend schon weit vor dem Homo sapiens) als Antwort auf die Lebensbedingungen auf der Erde, vorrangig unter dem Einfluss der Schwerkraft. Was hat das mit Training zu tun? Das Verständnis der Funktionen, die bestimmte Bereiche des Bewegungsapparats ausüben, kann dir zusätzlich helfen, dein Training zu gestalten und zu steuern.

Im Prinzip machst du intuitiv vieles richtig (weil dein Körper auch so »gewachsen« ist): Du läufst nicht auf den Händen durch die Gegend, sondern nutzt deine Beine, um dich fortzubewegen. Du greifst nicht mit dem Fuß zur Kaffeetasse, sondern setzt deine Hand dafür ein. Jeder Körperbereich hat naturgegeben bestimmte Funktionen, die er erfüllt. Die unterschiedlichen Aufgaben verschiedener Körperbereiche lassen sich dabei in voneinander abgrenzbaren Funktionskreisen beschreiben.

In der Grafik auf der gegenüberliegenden Seite findest du Schnittmengen zwischen den Bereichen. Diese stehen sinnbildlich dafür, dass die Funktionskreise immer sinnvoll Hand in Hand arbeiten und nicht vollends voneinander abgegrenzt sind, sondern zusammenhängen – wie alles im Körper, wie gleich die abschließenden Ausführungen zum Fasziengewebe zeigen.

Ohne Zusammenarbeit würde tatsächlich keiner der Funktionskreise wirklich Sinn machen: Wieso sollten wir uns beispielsweise ausschließlich fortbewegen, ohne mit der Umwelt in Kontakt zu treten (und so beispielsweise Nahrung zu uns zu nehmen), oder ohne uns in unserer Umgebung zu orientieren? In der Tat ist eine sinnvolle Fortbewegung etwa ohne Orientierung nicht möglich. Schon eine ganz simple Bewegung wie ein einfacher Schritt verdeutlicht das: Damit du diesen Schritt setzen kannst, muss …

- … der Funktionskreis Kopf die Bewegung planen und initiieren. Dafür orientiert er sich mit den Sinnesorgangen in der Umgebung und sendet alle notwendigen Befehle an die Muskulatur.
- … der Funktionskreis Beine den Schritt mit den aktivierten Muskeln aktiv ausführen.
- … der Funktionskreis Rumpf den Körper aufrecht und geradeaus gerichtet halten und die Scherkräfte abfangen, während …
- … der Funktionskreis Arme dafür sorgen muss, die Arme mit einer gegengleichen Bewegung zu derjenigen der Beine auszuführen und so die Bewegungsrichtung des Schrittes feinzutunen.
- Ist eine dieser Funktionen gestört oder stimmt das Zusammenspiel nicht, ist der ausgeführte Schritt kein optimaler.

Viele Bewegungen und Fitnessübungen lassen sich mit der schwerpunktmäßigen Zuordnung zu den drei »körperlichen« Funktionskreisen Beine, Rumpf und Arme gut unterscheiden. Der Funktionskreis »Kopf« ist zwar sehr bedeutsam, aber wenig muskulär geprägt und spielt in Sachen Training erst einmal eine untergeordnete Rolle – wobei du natürlich mit deinem Training sehr wohl die Leistungsfähigkeit deiner Sinnesorgane, deine Wahrnehmungsfähigkeit und auch die Performance deines Gehirns trainierst! Aus diesem Grund sind die Übungen des Functional Bodyweight-Trainings grob nach den Funktionskreisen und dabei nach typischen Bewegungsmustern sortiert: Eine Kniebeuge ist vorrangig eine Übung für den Funktionskreis der Beine, ein Ruderzug eine Übung des Funktionskreises der Arme. Auch in den Tabellen ab Seite 44 findest du Hinweise bei jeder Übung, welche Funktionskreise sie primär anspricht. Klar ist: Grundsätzlich, vor allem aber mit den Übungen dieses Buchs, wird eigentlich nie nur ein Funktionskreis gefordert. In deinem Körper hängt alles mit allem zusammen, wie das Thema Faszie offenbart.

Die Funktionskreise

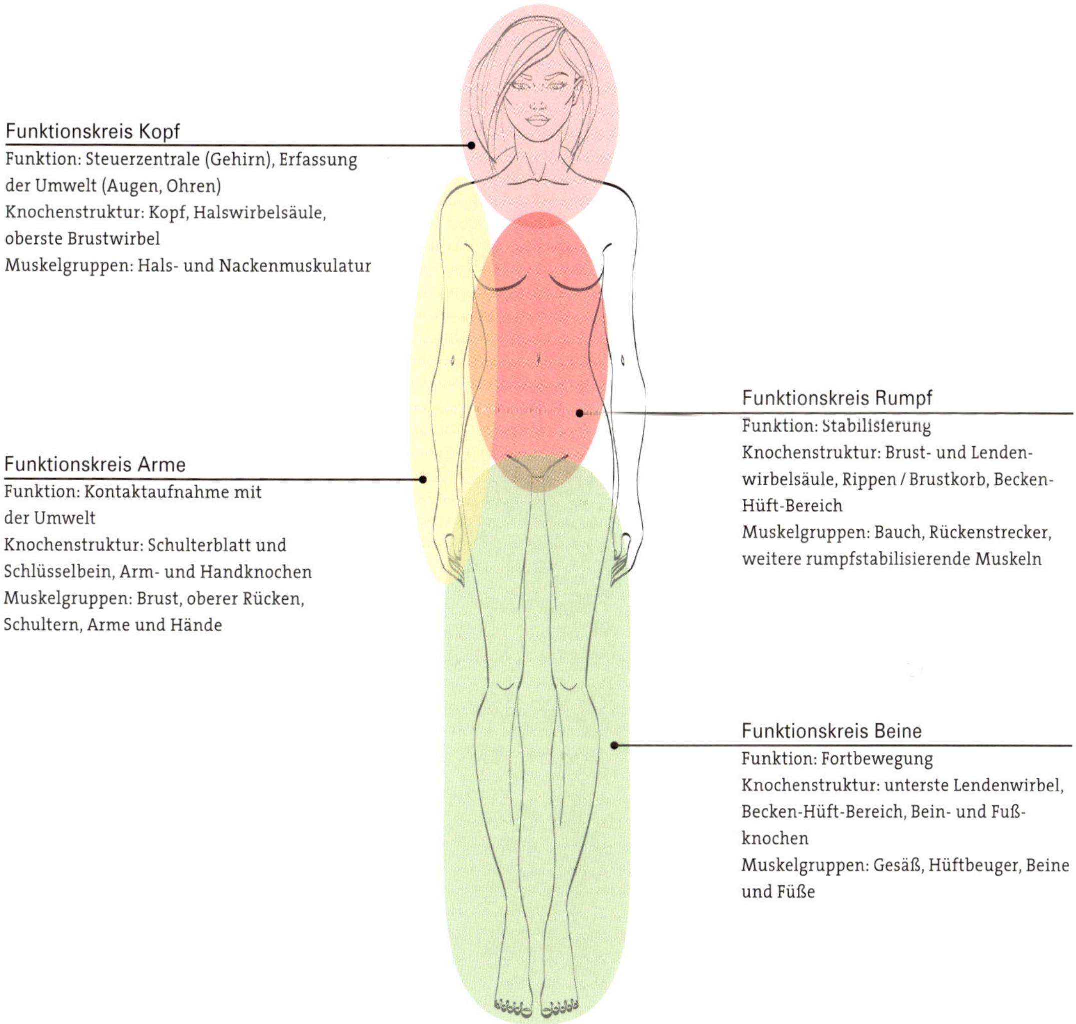

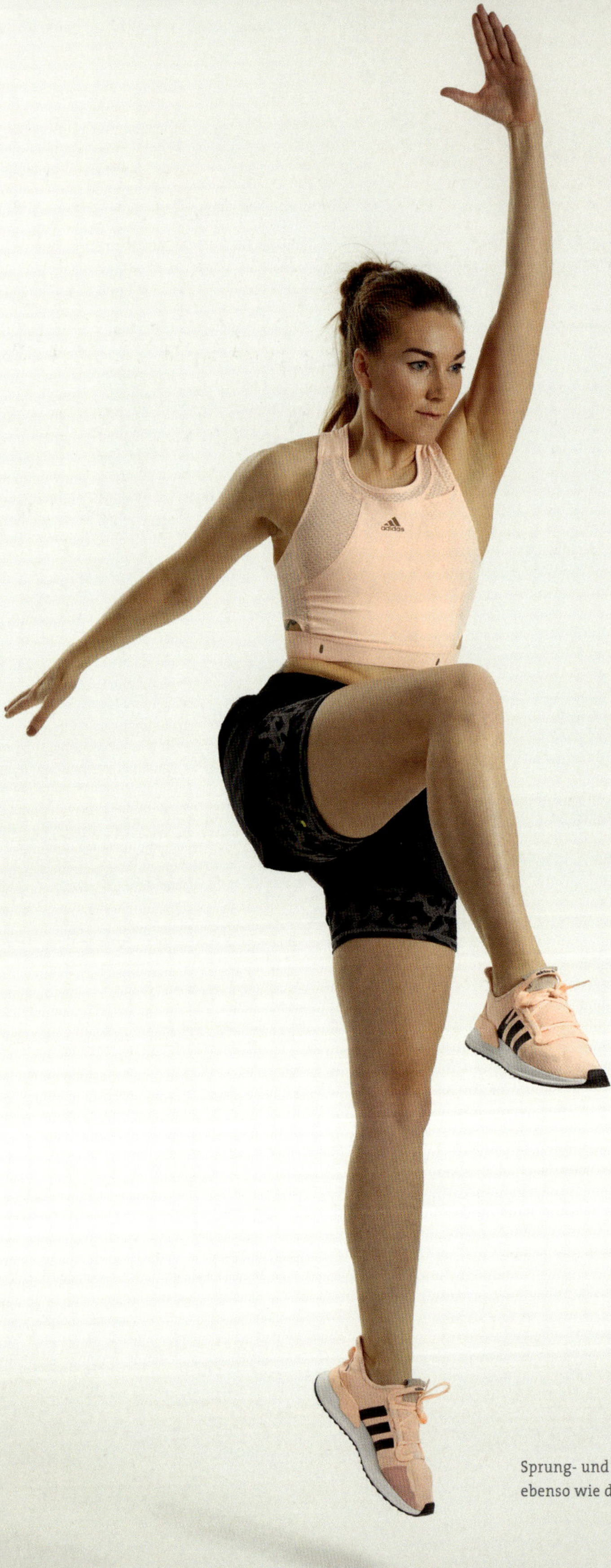

Sprung- und Dehnbewegungen schulen deine Faszie ebenso wie die Selbstmassage auf der Rolle.

Auch innerhalb eines Muskels herrscht intelligentes Teamwork

Selbst wenn du dich noch so sehr anstrengst: Du wirst es nie schaffen, alle Fasern eines Muskels auf einmal zu aktivieren. Dieses Phänomen wird auch als autonom geschützte Reserve bezeichnet. Dahinter verbirgt sich letztlich ein Schutzmechanismus des Körpers aus Urzeiten, der eine derartige Kraftreserve für lebensgefährliche Situationen bereithält: Es gibt ja Geschichten von Menschen, die in Todesangst wie durch ein Wunder mehrere Meter hohe Zäune oder Mauern überwinden, ohne sich erklären zu können, wie sie das geschafft haben. Hier hat der Körper autonom, von sich aus, diese Reserve abgerufen.

Ein etwas pragmatischerer Grund, warum nicht alle Fasern in einem Muskel gleichzeitig heiß laufen: Das spart Energie und gibt dem Muskel die Chance, länger arbeiten zu können. Untrainierte schaffen es, bei einer Bewegung bis etwa 60 Prozent der Muskelfasern eines Muskels auf einmal aufzurufen. Trainierte kommen immerhin auf bis zu 80 Prozent – durch Training bringst du einem Muskel also auch bei, eine effektivere sogenannte intramuskuläre Koordination abzurufen. Und was machen die anderen Fasern derweil? Sie kommen zumeist irgendwann auch an die Reihe. Denn ein Muskel tauscht während einer Belastung erschöpfte gegen frische Muskelfasern aus, ohne dass du davon etwas mitbekommst.

Die Faszie: ein Gewebe, das alles verbindet

Es gibt noch ein weiteres Gewebe in deinem Körper, dass zum funktionellen und effektiven Zusammenspiel verschiedener Muskeln und Körperbereiche beiträgt: Die Rede ist von der Faszie: Sie verbindet alles in deinem Körper miteinander, darunter auch alle deine Muskeln, und sie dringt dabei tief hinein, bis in einzelne Zellstrukturen. Mit dieser Eigenschaft hört die Faszie zu Recht auch auf den Namen Bindegewebe. Was gehört alles dazu? Kurz gesagt: jede Form von Gewebe, das eine kollagene, faserige Struktur hat. Und das schließt eine ganze Menge ein: Von hauchdünnen Häutchen um einzelne Körperzellen (wie den Muskelzellen) bis hin zu knöchernen Bindegewebeplatten wie den Bandscheiben ist so ziemlich alles dabei. Bänder, Sehnen, Gelenkkapseln, alle Hautschichten (abgesehen von der Oberhaut) und das Fettgewebe gehören ebenfalls dazu. Aus Trainingsaspekten spannend sind dabei diejenigen Anteile der Faszie, die am und in deinem Bewegungsapparat »ranken«, also mit allen Muskeln, Knochen und Gelenken verknüpft sind. Diese sogenannte Myo-Faszie (Myo aus dem Griechischen für »Muskel«, »muskulär«) umschlingt jeden Muskel als äußere »Haut«, dringt hinein und umschlingt jedes Muskelfaserbündel, dringt noch tiefer hinein und umschließt auch jede einzelne Muskelfaser. An den Ansätzen und Ursprüngen von Muskeln bildet sie Sehnen, und geht nahtlos über zu benachbarten Muskeln und Gelenken. So sind alle Muskeln miteinander verbunden, und es entsteht über den gesamten Körper betrachtet ein riesiges »Kostüm« an myofaszialem Bindegewebe.

Dieses verbindende Element aller Muskeln trägt zu deiner »Bewegungsintelligenz« bei: Denn das Fasziengewebe ist reich an Sensoren und Rezeptoren, enthält viel mehr davon als das Muskelgewebe selbst! Alle Informationen, die diese Sensoren ermitteln, zum Beispiel zur aktuellen »Lage« eines Muskels im dreidimensionalen Raum, über die Spannungs- und Temperaturverhältnisse etc., sind essenziell für die Steuerungsfähigkeit deines Gehirns. Das braucht diese Infos, um über Bewegungen zu entscheiden und die passenden Befehle zur Ausführung zu entsenden. Die Myo-Faszie übernimmt auch noch die Abstimmungsarbeit zwischen den beteiligten Muskeln einer Bewegung. Am Ende führt sie sozusagen Regie bei einer Bewegung, für die dein Gehirn das Drehbuch schreibt. Dabei wird dank der Faszie nicht ein einzelner Muskel nach dem anderen angesprochen (was zu sehr staksigen oder völlig unsinnigen Bewegungen führen würde), sondern alle beteiligten Muskeln in Verbünden und Ketten auf sinnvolle Weise gemeinsam. Abschließend wird also einmal mehr klar: Einen Muskel allein für sich zu betrachten, das macht aus funktioneller Sicht keinen Sinn – und für deine Trainingsambitionen auch nicht.

TRAININGSLEHRE

BODYWEIGHT-TRAINING IST FUNKTIONELLES TRAINING

Die beschriebenen anatomischen Gegebenheiten sind die Basis der Kernbotschaften aus der Trainingslehre – denn dein Körper arbeitet nun einmal so, wie die Strukturen es erlauben. Der entscheidende Leitsatz des Funktionellen Trainings allgemein – und auch dieses Buches – lautet: Trainiere Bewegungen, nicht Muskeln! Im Mittelpunkt stehen keine einzelnen Muskeln, sondern immer die Bewegung, an der dieser und andere Muskeln beteiligt sind. Erfahre hier, innerhalb welcher Grenzen du deinen Körper als Trainingsgerät einsetzen kannst. Die grundlegenden Trainingsprinzipien geben dafür den Gestaltungsrahmen vor. Im zweiten Teil dieses Kapitels geht es um die Trainingsgestaltung: Erfahre, wie du dich beim Fitnesstraining – je nach Zielsetzung – optimal belastest, wie du dir passende Workouts zusammenstellst und wie du dein Training intensivieren kannst. Ergänzt wird das Ganze dann von allen wissenswerten Infos zum perfekten Stretching und Faszientraining.

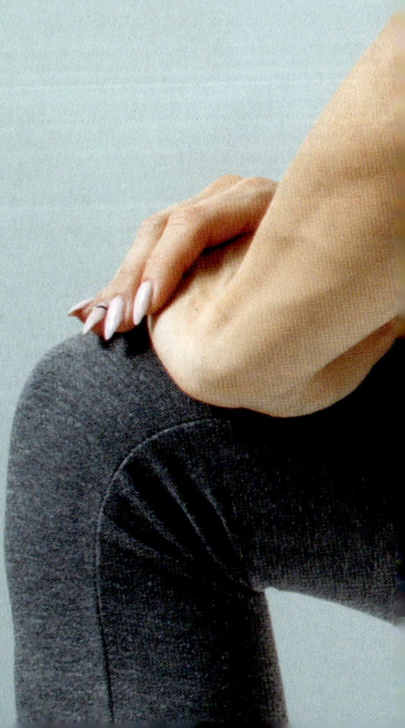

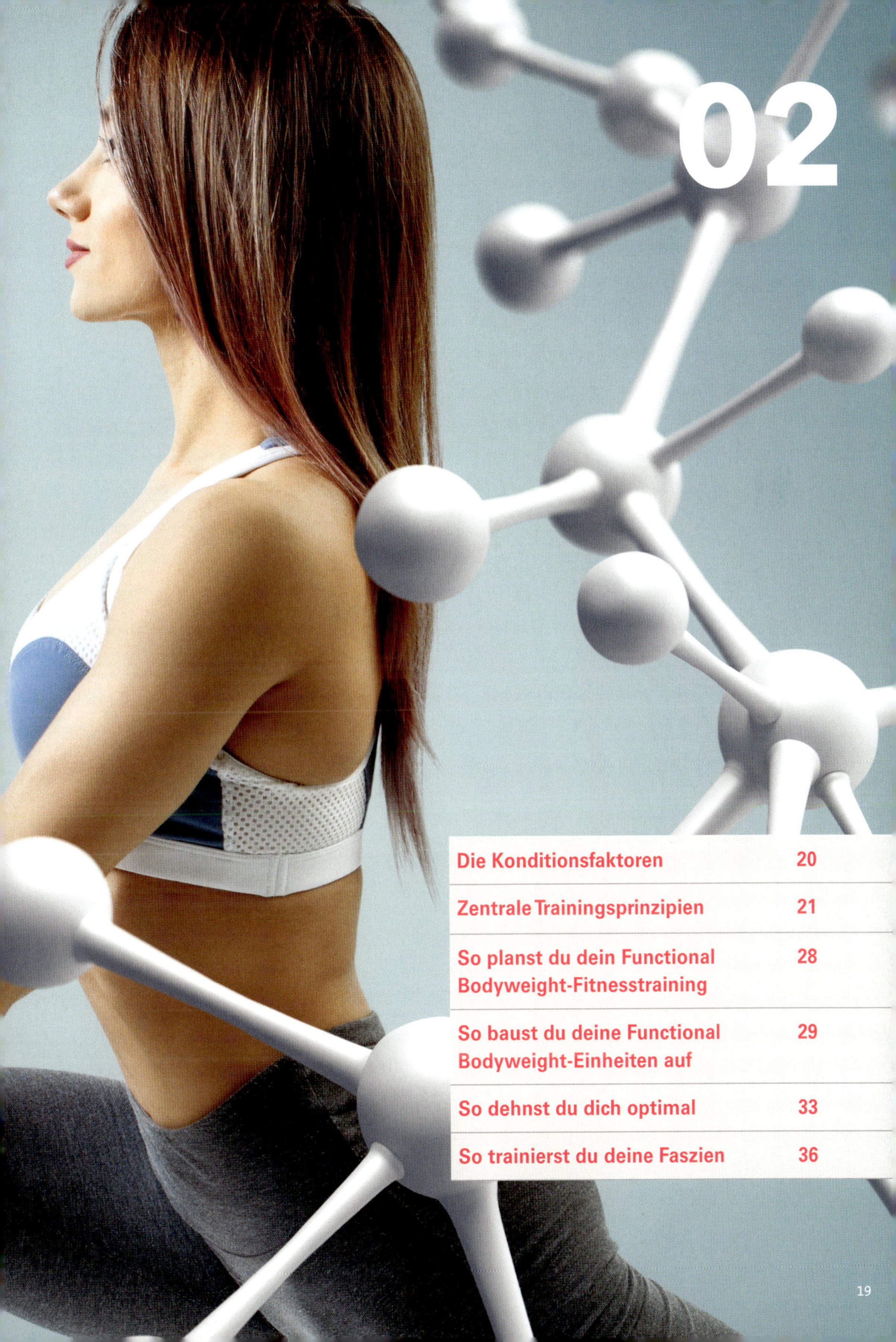

02

Immer geht es dabei um natürliche, mechanisch sinnvolle Bewegungen – Bewegungen, für die dein Körper konzipiert ist. Denn das ist mit »funktionell« gemeint: angelehnt an die natürliche Funktionsweise des menschlichen Bewegungsapparats. Diese natürlichen, funktionellen Bewegungen sind stets komplexer und dreidimensionaler Natur, niemals einseitig und isoliert. Wenn du all diese natürlichen Bewegungen, für die dein Körper gemacht ist, ausgewogen ausbaust und förderst, kann dein Körper gar nicht anders, als sich harmonisch, gesund, und attraktiv zu entwickeln!

Die Konditionsfaktoren

Die körperliche Leistungsfähigkeit deines Körpers – und damit auch der Begriff »Fitness« – lässt sich sportwissenschaftlich beschreiben mit den sogenannten Konditionsfaktoren. Dahinter verbirgt sich im Grunde das, was im Volksmund als Kondition bezeichnet wird – nur noch ein bisschen mehr. Konditionsfaktoren beschreiben die motorischen Fähigkeiten deines Körpers wie Kraft, Ausdauer etc. Eine Unterscheidung ist für Trainierende insofern wichtig, als du für jeden Konditionsfaktor unterschiedlich trainieren musst. Klar: Wenn du einen Marathon laufen willst, musst du anders trainieren (nämlich Ausdauer aufbauen), als wenn du deine Muskeln für einen Bikiniklasse-Wettkampf aufbaust (und dies mittels intensivstem Krafttraining erreichst).

Eine gesunde Mischung aller Konditionsfaktoren sollte dein Ziel sein, denn zum einen wirst du nur so rundum gesund und leistungsfähig werden, zum anderen bedingen sich die Konditionsfaktoren auch gegenseitig: Ausschließlich Ausdauer oder nur Kraft zu trainieren ist auf Dauer zu einseitig, und du stößt so auch schneller

Die Konditionsfaktoren

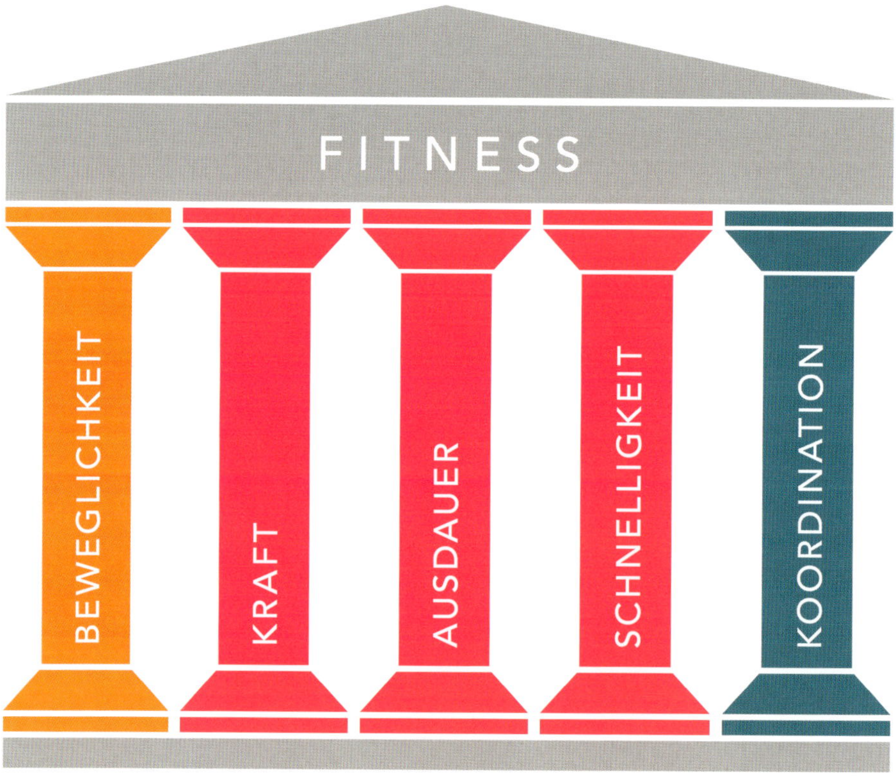

an deine Grenzen: Ohne Beweglichkeit und Koordinationsvermögen kannst du am Ende nur schwerlich funktionelle, brauchbare Kraft aufbauen.
Für die bedeutenden Ziele des Fitnesstrainings, also Abnehmen, Muskelaufbau beziehungsweise Bodyshaping, allgemeine Gesundheit und grundsätzliche Leistungsoptimierung, sind grundsätzlich zwei Faktoren immer zentral: **Kraft** und **Ausdauer**. Beides trainierst du auf intensive Weise mit dem Functional Bodyweight-Training, ebenso wie **Beweglichkeit** – das ist der dritte bedeutsame Konditionsfaktor, der mitbestimmt, wie du dich in Alltag und Sport so schlägst. Mit Beweglichkeit beschreibt man den Grad der Flexibilität deines Bewegungsapparats: Hier geht es also darum, inwieweit deine Muskeln, Knochen, Gelenke etc. mechanisch in der Lage sind, einwirkende Kräfte zu übertragen und damit geplante Bewegungen optimal auszuführen. Das ist oftmals ebenso entscheidend wie Kraft oder Ausdauer selbst: Um bestimmte Bewegungen sauber ausführen zu können, ist nicht deine Kraft entscheidend oder deine Ausdauer – sondern deine Beweglichkeit, die dir erlaubt, dass dein Bewegungsapparat den geforderten Bewegungsweg absolvieren kann.
Zu den Konditionsfaktoren, die (wie Kraft und Ausdauer) von bereitgestellter Energie abhängig sind, zählt auch die **Schnelligkeit**. Dies ist eine relativ spezielle Fähigkeit, die ganz unterschiedliche Facetten haben kann: So ist die Antrittsschnelligkeit einer 100-Meter-Sprinterin beispielsweise vollends anders (zu trainieren) als die Reaktionsschnelligkeit einer Florettfechterin. Im Ansatz kannst du mit dem Functional Bodyweight-Training auch deine Schnelligkeit ausbauen. Allerdings bedarf es, wie in den Beispielen ersichtlich, spezieller Trainingsmethoden für bestimmte Anforderungen, die ein solches Grundlagenwerk nicht abdecken kann.
Dafür zahlt das Functional Bodyweight-Training auch auf den fünften Konditionsfaktor ein: das **Koordinationsvermögen.** Darunter versteht man eine Vielzahl unterschiedlicher Fähigkeiten, die deine Leistung bei den vorgenannten konditionellen Fähigkeiten in der Praxis entscheidend mitbestimmen. Das Koordinationsvermögen unterstreicht die Bedeutung des Funktionellen Trainings: Denn es steht für das harmonische Zusammenwirken aller an einer Bewegung beteiligten Muskeln. Zu den koordinativen Fähigkeiten zählen beispielsweise …

- … deine Gleichgewichtsfähigkeit (zum Beispiel das Stehen auf einem Bein mit geschlossenen Augen),
- … deine Reaktionsfähigkeit (zum Beispiel Laufweg und Schlagverhalten beim Tennis),
- … die räumlich-zeitliche Orientierung (zum Beispiel das Erkennen des allgemeinen Spielgeschehens beim Volleyball für ein perfektes Blocken, Passen oder Schlagen),
- … deine Rhythmisierungsfähigkeit (zum Beispiel präzise Schrittsetzung beim 100-Meter-Sprint),
- … deine sensorische Differenzierungsfähigkeit (zum Beispiel die Steuerung deines Krafteinsatzes beim Basketball-Korbleger) und
- deine Kopplungsfähigkeit (zum Beispiel Kombination aus Beinschlag und Armzug beim Kraulschwimmen).

Das Koordinationsvermögen verdeutlicht die Verknüpfung deines Bewegungsapparats mit anderen Körpersystemen, die im Anatomiekapitel angesprochen wurde, insbesondere mit Blick auf dein Zentralnervensystem inklusive deines Gehirns. Damit du dich optimal und effizient bewegen kannst, muss dein Gehirn …

- … Eindrücke der Sinnesorgane verarbeiten, zum Beispiel zur Einschätzung der Geschwindigkeit eines Volleyballs, und auch die Umgebung um dich herum erfassen – damit du zum Beispiel adäquat auf den Ball reagieren kannst,
- … Eindrücke deiner Tiefenwahrnehmung (die auch propriozeptive Wahrnehmung genannt wird) aus den vielen Rezeptoren deines Muskel- und Fasziengewebes verarbeiten, was zum Beispiel auch deinen Gleichgewichtssinn bestimmt,
- … Bewegungssignale an Muskeln übermitteln, um so zu effizienten und harmonischen Bewegungen anzuleiten, und
- … grundlegende und wiederkehrende Bewegungsabläufe aus Gründen der Effizienz abspeichern, wie das einmal erlernte Fahrradfahren zum Beispiel.

Zentrale Trainingsprinzipien

Unabhängig von deiner individuellen Leistungsfähigkeit, deinen körperlichen Gegebenheiten und deinem Lebensstil gibt es ganz grundsätzliche Trainingsprinzipien, die immer und für jeden gelten. Mit dem Wissen darüber kannst du dein Training vollends anhand dieser Gesetzmäßigkeiten ausrichten und so schneller Erfolge feiern. Die folgenden Ausführungen sind also praktisch schon die halbe Miete auf dem Weg zu deinem Ziel!

A → Eine Belastung muss ausreichend sein!

Das **Prinzip des trainingswirksamen Reizes**, wie die Sportwissenschaft es nennt, ist sozusagen das »Grundgesetz« aller Trainingsprinzipien und zieht einen Großteil der weiteren Prinzipien nach sich. Letztlich gibt es vor: Belaste deinen Körper überhaupt erst einmal – und wenn du das tust, dann belaste ihn ausreichend. Salopp kannst du sagen: Von nichts kommt nichts! Das ist auch mit »Reiz« gemeint: Dein Körper muss spüren, dass du ihn forderst, also trainierst. »Trainingswirksam« meint dann: Dieser Reiz muss so groß sein, dass dein Körper sozusagen aus seiner Komfortzone gedrängt wird. Das merkst du selbst, wenn du zum Beispiel ins Schwitzen kommst, oder außer Atem, oder du ermüdest im Laufe der Zeit bei einer Trainingseinheit – all dies sind Signale dafür, dass dein Trainingsreiz ausreichend ist.

Bestimmung der optimalen Belastungsintensität

»Ausreichend« ist nun natürlich recht vage – dahinter verbergen sich viele Möglichkeiten, die Belastung zu steuern. Das ist zum Beispiel von deinem Trainingsziel oder auch deinem Leistungslevel abhängig. Grundsätzlich gilt: Je intensiver eine Belastung ist, desto größer ist der Trainingsreiz, und desto eher bist du erschöpft. Doch viel hilft nicht immer viel. Im Gegenteil: Übertriebenes Training führt oft zu Verletzungen. Schauen wir mal, wie du dich im Rahmen des Functional Bodyweight-Trainings optimal belastest. Letztlich gibt es zwei Stellschrauben, an denen du drehen und damit die Intensität deines Trainings bestimmen kannst:
1) Zum einen ist es der Widerstand bzw. das Gewicht, mit dem du trainierst, und …
2) … zum anderen die Belastungszeit, die deine Muskulatur unter Spannung steht.

Passender Widerstand und passendes Gewicht

Du kennst es vielleicht selbst: Beim Hanteltraining nutzt du Gewichte, mit denen du die Intensität steuern kannst. Hier wird ein Wert zu Rate gezogen, der englisch »one repetition maximum« (abgekürzt 1RM) genannt wird – er beschreibt das größtmögliche Gewicht, das du in einer einzigen Wiederholung gerade sauber bewegen kannst. Die Höhe des Trainingsgewichts bestimmt also, wie oft du dieses bewegen kannst. Das ist einleuchtend: Je leichter ein Gewicht oder Widerstand, desto mehr Wiederholungen schaffst du. Beim Bodyweight-Training hilft dir das auf den ersten Blick nicht viel: Denn du bist ja limitiert auf dein Körper-

Krafttraining: Wiederholungszahlen in Relation zur Maximalkraft

Wiederholungsmaximum	Entspricht einem Anteil an der Maximalkraft von	Hauptsächliche Wirkung
1–2	95–100 %	Kraftzuwachs
3–4	90 %	Kraftzuwachs
5–6	85 %	Kraftzuwachs / Hypertrophie
7–8	80 %	Hypertrophie / Bodyshaping
9–10	75 %	Hypertrophie / Bodyshaping
11–13	70 %	Hypertrophie / Bodyshaping / Kraftausdauer
14–16	65 %	Bodyshaping / Kraftausdauer / Gesundheit
17–20	60 %	Kraftausdauer / Gesundheit

gewicht und kannst dein Gewicht nicht beliebig erhöhen. Wobei du in Ausnahmefällen noch Zusatzgewichte hinzunehmen und so alltagstauglich trainieren kannst – einen Rucksack beispielsweise (dieser begegnet dir als Anregung bei ein, zwei Übungen in diesem Buch). Den Widerstand bei einer Belastung kannst du trotzdem oftmals leicht regulieren: Etwa indem du bei einem Schlingentrainer »steiler« trainierst, oder eine deutlich schwierigere Variante einer Grundübung anwendest – für beides findest du unzählige Möglichkeiten in den Übungskapiteln! Praktischerweise kannst du dann anhand der für dich möglichen Wiederholungszahl ablesen, welche Wirkung dein Training hat – denn wie viele Wiederholungen du schaffst, steht in ungefährer Relation zum theoretischen 1RM-Wert, wie die Tabelle auf der linken Seite zeigt.

Die optimale Belastungszeit

Die zweite Stellschraube, mit der du die Intensität steuern kannst, ist die Zeit, die du Muskeln bei einer Übung unter Spannung setzt. Hier gibt es eine einfache Regel für diese sogenannte **TUT**, das ist eine Abkürzung für das Englische »time under tension«, also »Zeit unter Spannung«: Je länger deine Muskeln unter Spannung stehen, desto größer der Trainingsreiz. Und in Kombination mit mehr Gewicht oder Widerstand erhöht sich der Trainingsreiz bei gleicher TUT natürlich zusätzlich (mit der Folge, dass deine TUT weniger werden wird, denn eine schwerere Übung kannst du weniger lange ausführen).

Die TUT hängt nicht nur von der Zahl der von dir absolvierten Wiederholungen oder Sätze ab, sondern auch davon, in welchem Tempo du diese ausführst. 12 schnelle Wiederholungen à 1 Sekunde ergeben eine TUT von 12 Sekunden. Wenn du hingegen nur 6 Wiederholungen ausführst, die dafür 4 Sekunden dauern, erreichst du die doppelte TUT von 24 Sekunden – und generierst damit einen höheren Trainingsreiz. All das gilt wohlgemerkt für den Aspekt des Kraftaufbaus. Wenn du Schnelligkeit oder Ausdauer trainieren willst, machen diese Rechenspiele so keinen Sinn.

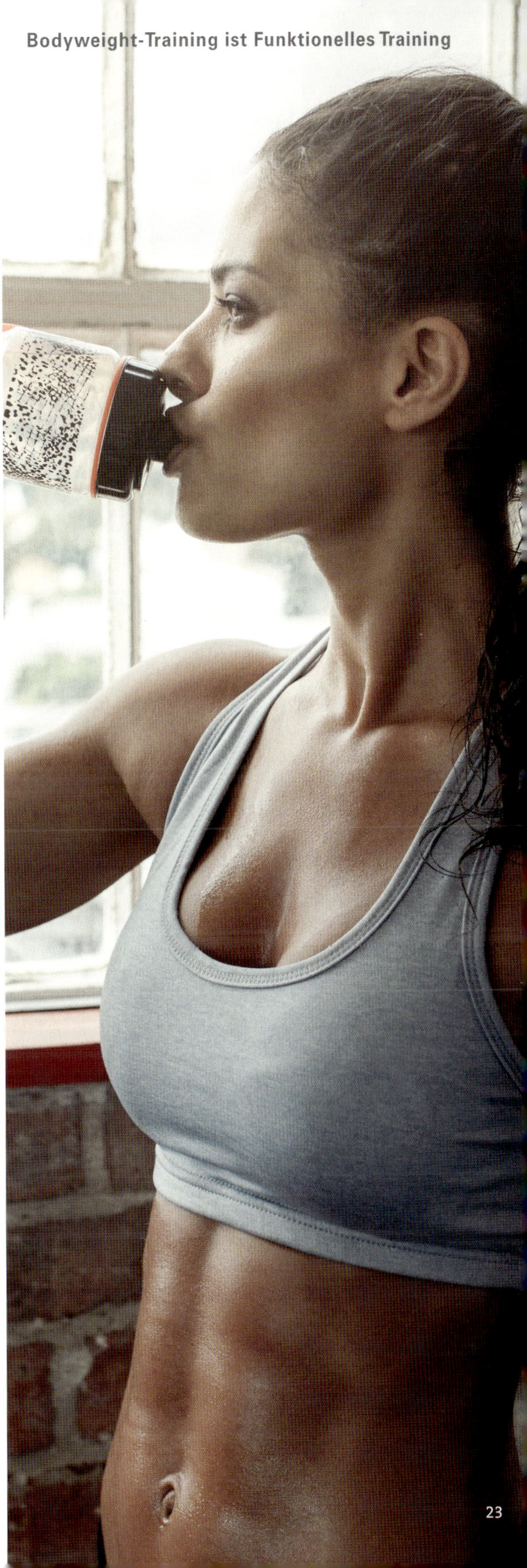

Durst, Schweiß, schneller Atem – Glückwunsch, das ist alles Ergebnis eines trainingswirksamen Reizes!

Die passende Belastung je nach Trainingsziel

Welche Erkenntnisse kannst du daraus für dein Functional Bodyweight-Training ziehen? Es kommt auf dein Ziel an:

1) Du möchtest deine Gesundheit pflegen oder deine Kraftausdauer oder auch Ausdauer verbessern? Dann führst du eher viele zügige bis schnelle Wiederholungen mit wenig Gewicht/Widerstand durch und sorgst so für eine insgesamt große TUT und Bewegungsgeschwindigkeit bei kurzen bis gar keinen Pausen. Das ist zum Abnehmen perfekt, da du hier viel Energie verbrennen kannst!

2) Wenn es dir um den Ausbau deiner Athletik geht, du also deinen Körper straff und sportlich formen oder gar primär Muskeln aufbauen willst (das Training für Muskelaufbau nennt man auch Hypertrophie-Training),

Belastungswerte für klassische Krafttrainingseinheiten*

Merkmale	**Trainingsziele und Ausprägungen**		
Geeignet für Trainingsziel	Gesundheit, Kraftausdauer, Ausdauer, auch: abnehmen	Athletiktraining, Bodyshaping, Muskelaufbau (Hypertrophie), auch: abnehmen	mehr Kraft/Maximalkraft
Übungsanzahl/ Workout-Zeit	wenigstens 3–5/20 Minuten	wenigstens 3–5/30 Minuten	wenigstens 3–5/40 Minuten
Sätze	1–5 oder mehr	Einsteiger 1–2, Fortgeschrittene 2–4	3–8
Wiederholungen	15–25 und mehr	8–12, maximal 15	1–4 (maximale Intensität) 5–8 (submaximale Intensität)
TUT	60–100 Sekunden TUT/Satz und mehr	30–60 Sekunden TUT/Satz, bei mangelndem Widerstand mehr	Bis etwa 20 oder 30 Sekunden TUT/Satz
Beispielübung zur Intensitätsabstufung	Liegestütze auf Knien	Normale Liegestütze	Einarmige Liegestütze
Bewegungstempo	Je mehr Wiederholungen, desto zügiger: von langsam (bis 4 Sekunden rauf, bis 4 Sekunden runter) bei 15 Wiederholungen bis schnell (1 Sekunde rauf, 1 Sekunde runter und schneller) bei deutlich über 25 Wiederholungen	Eher langsam-kontrolliert: 1–2 Sekunden hoch, 2–3 Sekunden runter • bei mangelndem Widerstand betont langsam für eine erweiterte TUT	Eher zügig kontrolliert: 1 Sekunde hoch, 1–2 Sekunden runter
Organisationsform	• Ganzkörpertraining, eventuell auch Split-Training • Zirkeltraining, auch Stationstraining	• Ganzkörper- oder Split-Training • Stationstraining, auch Zirkeltraining	• Split-Training • Stationstraining
Satzpausen	0–1 Minute	1–3 Minuten	3–5 Minuten oder mehr
Regenerationszeiten	1–2 Tage	2–3 Tage	3–4 Tage und mehr

* für Stations- und Zirkeltraining sowie für normales Ganzkörper- und Split-Training; gilt nicht für HIIT und andere spezielle Trainingsformen (siehe dort ab Seite 31)

benötigst du ein ausreichend intensives Gewicht beziehungsweise Widerstand (also schwerere Übungen, bei denen du nach der Tabelle auf Seite 22 weniger Wiederholungen schaffst). Zudem führst du Wiederholungen eher langsamer aus, sodass aufgrund der TUT deine Muskeln unter Druck geraten. Wenn du abnehmen willst, ist dies eine absolut empfehlenswerte, ja notwendige Ergänzung zu 1) – denn um dauerhaft schlank zu sein, brauchst du eine gewisse Basis an Muskulatur im Körper.

3) Solltest du gezielt deine (Maximal-)Kraft ausbauen wollen oder deutlich sichtbar an Muskulatur zulegen wollen (etwa weil du Bodyweight-Ambitionen hast), musst du mit sehr hohen Gewichten oder Widerständen (wie beim umgekehrten Schulterdrücken beispielsweise, siehe Seite 167) bei wenigen Wiederholungen arbeiten. Mit Bodyweight-Training wirst du dann allerdings an deine Grenzen stoßen, denn für solche »extremen« Ziele wirst du früher oder später nicht an Zusatzgewichten vorbeikommen.

B → Trainiere regelmäßig!

Ein Trainingsreiz ist besser als keiner. Allerdings ist die Wirkung schon nach gut einer Woche wieder verpufft: Dein Körper passt sich auch an nicht vorhandene Reize an und schaltet wieder in den Stromsparmodus. Mit der Folge, dass nicht benötigte Leistungsfähigkeit und Muskulatur verschwinden. Deshalb ist das **Prinzip der Wiederholung und Dauerhaftigkeit des Trainings** sinnvoll. Es besagt: Trainiere regelmäßig! Hier ein paar Empfehlungen in aller Kürze – immer bezogen auf EINE bestimmte Körperpartie beziehungsweise EINEN bestimmten Konditionsfaktor. Du kannst natürlich mehr oder weniger täglich in Bewegung sein und dabei von Tag zu Tag immer abwechselnde Dinge trainieren. Aber bitte beachte: In jeder Woche solltest du dir einen »rest day« gönnen, also einen Tag ganz ohne Training!

C → Steigere dich im Laufe der Zeit!

Da sich dein Körper an Belastungen anpasst und bei optimalem Training immer leistungsfähiger wird, werden ihn bald gleichbleibende Belastungen »langweilen«. Deshalb greift das **Prinzip der progressiven Belastungssteigerung**, das kurz gesagt besagt: Sorge mit der Zeit für wachsende Belastungen und passe die Intensität deines Trainings an die wachsende Leistungsfähigkeit deines Körpers an. Mit den sogenannten Belastungsnormativen, die in der Tabelle auf der folgenden Seite zusammengestellt sind, kannst du die Belastungen steuern.

Achte in jedem Fall darauf, dass du nicht zu schnell zu viel steigerst. Sei konsequent in der kontinuierlichen Steigerung, aber mache kleine Schritte! Gerade wenn du Einsteigerin bist, solltest du dich daran halten, denn gerade zu Beginn wirst du die größten Fortschritte machen. Und möglicherweise in deiner Euphorie nicht merken, wenn du dich übernimmst und Strukturen in deinem Körper wie Sehnen oder Gelenke nicht hinterherkommen, Beschwerden oder Verletzungen drohen. Das »einfache« Steigern immer derselben Bewegungsmuster ist irgendwann auch nicht mehr effektiv – abgesehen davon, dass das Training dann sehr eintönig ist. Deshalb solltest du von Zeit zu Zeit deine Trainingsinhalte verändern und Belastungen variieren. Dieses **Prinzip der variierenden Belastung** ist umso wichtiger, je fortgeschrittener du bist – denn je trainierter du bist, desto schwieriger wird es, dich weiter zu verbessern. Auch Profisportler verändern immer wieder die Inhalte des Trainings, die Trainingsmethoden, die Belastungsmerkmale – oder trainieren vollkommen »artfremd« in anderen Sportarten.

Einheiten pro Woche bezogen auf eine Körperpartie/eine Trainingsform

Anzahl der Einheiten	Wirkung
Minimum: 1 x pro Woche	Damit erhältst du (lediglich) den Status quo und vermeidest, dass du vorhandene Strukturen verlierst.
Ideal: 2–3 x pro Woche	Damit hast du bei vielen Zielen (abgesehen von sehr ambitionierter Leistungssteigerung) optimale Erfolge.
Maximum: 4–5 x pro Woche	Mehr besser nicht. Warum? Regenerationszeiten sind ebenso wichtig wie das Training – und würden sonst einfach zu kurz kommen.
Zu viel: 6–7 x pro Woche	Nur für Profis geeignet, denn Übertraining droht!

So steuerst du Trainingsintensitäten

Belastungsnormative	Beispiele
Trainingshäufigkeit	• Mehr Einheiten pro Woche
Trainingsumfang	• Mehr Wiederholungen/Satz • Mehr Sätze oder Intervalle/Übung • Mehr Übungen/Muskelgruppe • Mehr Einheiten/Woche
Belastungsdauer	• Längere Belastung/Übung, Workout und/oder Einheit
Belastungsdichte	• Aufeinanderfolge einzelner Belastungen, zumeist kürzere Pausen zwischen Sätzen, Übungen, Intervallen und/oder Workouts
Belastungsintensität	• Erhöhung des Trainingsreizes: intensivere Variante, langsamere Ausführung (TUT – siehe Seite 23), maximal schnelle Ausführung (etwa HIIT, siehe Seite 31), sofern vorhanden Steigerung von Gewicht oder Widerstand, etc.

Zurück zu dir – wie kannst du dein Training steigern und variieren? Ein paar Beispiele:

- Tausche nach frühestens 4–6, spätestens nach 8–12 Wochen einzelne oder alle Übungen aus.
- Verändere in jeder vierten Woche die Belastung – wechsele zum Beispiel in den Kraftausdauermodus mit vielen schnellen Wiederholungen (auf Zeit) oder baue Ausdauerelemente ein wie beim Sequenztraining (siehe Seite 32).
- Wende gelegentlich oder rhythmisch geplant (zum Beispiel bei jedem vierten Mal) Intensivierungstechniken an (siehe auch Seite 33) wie …
  - … die Kombination mehrerer Übungen als Supersatz,
  - … betont langsame Wiederholungen,
  - … kürzere Pausen als gewohnt,
  - … eine andere Übungsabfolge als gewohnt.

D → Sorge für ausreichend Regeneration!

Ebenso wichtig wie das Training ist die Erholung danach! Dein Körper braucht einfach Zeit, um sich von den Strapazen des Trainings zu erholen, Energie- und sonstige Speicher wieder aufzufüllen, Abfallprodukte und verbrauchte Zellstrukturen abzutransportieren und dafür neue, leistungsfähigere Strukturen aufzubauen. Wie lange du nach einem Training regenerieren solltest, hängt von vielen Faktoren ab, vor allem von der Intensität des zuletzt absolvierten Trainings (siehe nachfolgende Tabelle), deinem Leistungslevel, Alter, Tagesform etc.

Wie bei den Belastungsvorgaben gelten auch diese Regenerationsempfehlungen immer für einen, hier den jeweils konkret trainierten Körperbereich: Wenn du ein intensives Beintraining absolviert hast, kannst

Optimale Regenerationszeiten

Training, von dem du dich erholen musst	Regenerationsbedarf
Lockeres Fitnesstraining: Aktivierung des Körpers ohne große Belastung	Trainierte: keine Erholung nötig Untrainierte: 12 Stunden
Kraftausdauer-Training	Trainierte: 24 Stunden Untrainierte: 48 Stunden
Hypertrophie-Training	Trainierte: 36 Stunden Untrainierte: 60–72 Stunden
Maximalkraft-Training	Trainierte: 48 Stunden Untrainierte: 96 Stunden

du im Rahmen eines Split-Trainings (siehe Seite 30) den Oberkörper durchaus schon am Folgetag trainieren – deine Beine können sich dann ja weiterhin erholen. Denk aber immer an einen »rest day« pro Woche!

E → Versorge deinen Körper stets mit Energie!
In aller Kürze ein paar Worte zum Thema Essen und Trinken: Das gehört zu jedem Training genauso dazu wie die eben beschriebene Regeneration! Denn Training wirkt nicht nur mit dazugehöriger Erholung, sondern auch mit passender Energieversorgung. Auch wenn du abnehmen willst, gilt: Iss rund um eine Trainingseinheit ausreichend, um alles aus dem Training herausholen und so eine Leistung steigern zu können! Achte auf die Qualität der Lebensmittel: Je natürlicher, desto besser für den Körper und auch hilfreicher beim Abnehmen.

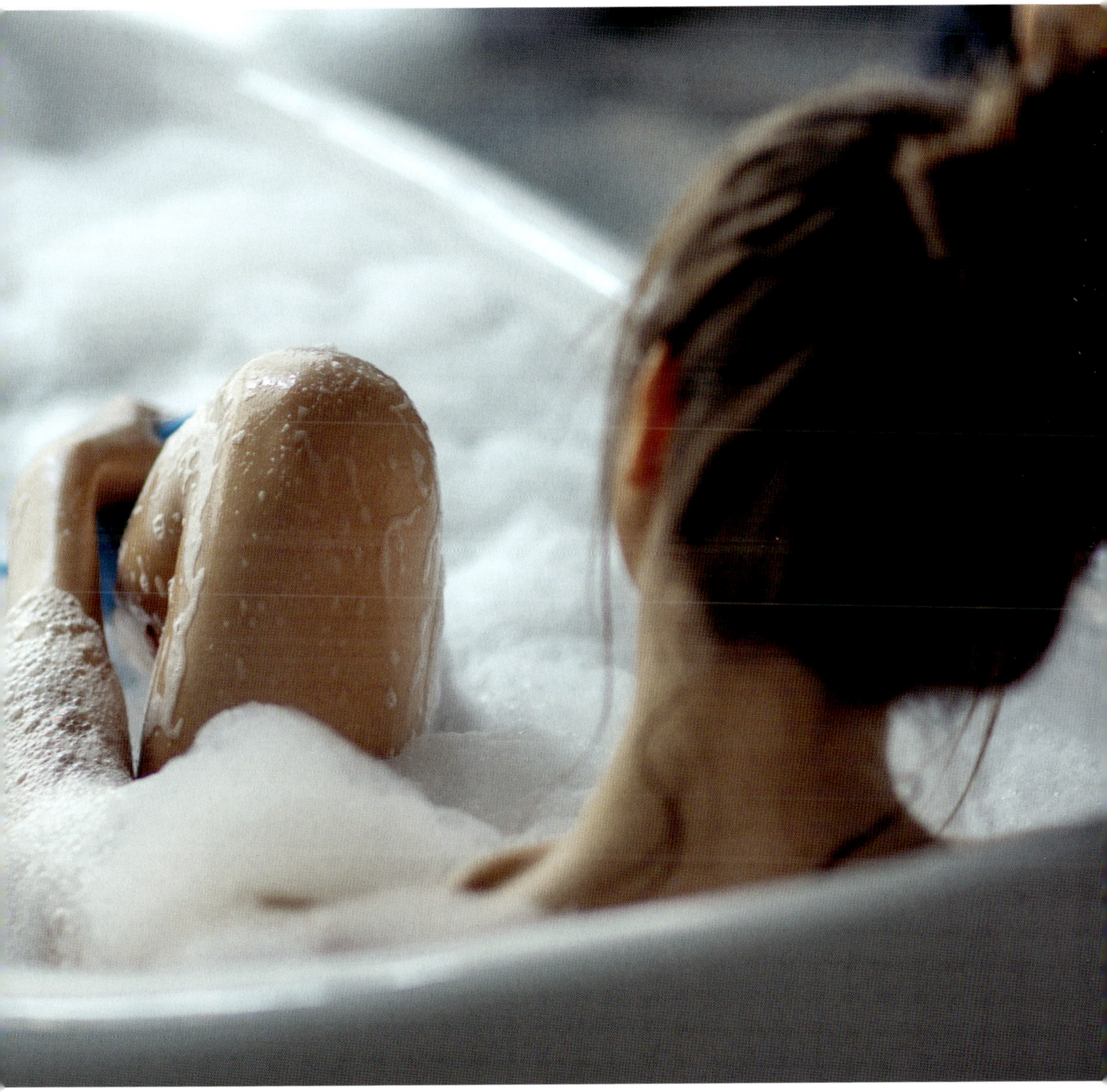

Nicht überall, wo Trainingsplan draufsteht, ist Anstrengung drin: Regeneration ist ebenso wichtig wie das Training selbst.

So planst du dein Functional Bodyweight-Fitnesstraining

Du hast natürlich unendlich viele Möglichkeiten, dein Training zu gestalten. Auch wenn wir hier nicht alle denkbaren, individuellen Trainingswünsche in konkreten Workout-Empfehlungen unterbringen können, so findest du hier doch zumindest eine kurze Handlungsanweisung, wie du je nach Ziel für dich passende Trainingspläne zusammenstellen kannst.

A → Werde dir über dein Ziel klar: Willst du abnehmen, deinen Körper definieren beziehungsweise Muskeln aufbauen, »nur« deiner Gesundheit etwas Gutes tun oder gezielt mehr Kraft, mehr Ausdauer oder mehr Beweglichkeit ausbauen? Alle diese Ziele findest du – mit Bezug zu jeder einzelnen Übung in diesem Buch – in der mehrseitigen Tabelle ab Seite 44.

B → Lege fest, wie viel Zeit du für ein Workout investieren kannst. Nutze als grobe Faustregel, passend für alle Ziele: 20 Minuten intensive körperliche Arbeit inklusive der entsprechenden Pausen sollten mindestens drin sein – und 60 Minuten sollten in der Regel reichen. Bestimme ebenfalls, wie oft du pro Woche trainieren kannst. Auch hier gibt's eine Faustregel (siehe dazu die Tabelle auf Seite 25): 2–3 Einheiten pro Woche sind notwendig, damit du dich weiterentwickeln kannst.

C → Überlege, ob du in jedem Workout entweder den ganzen Körper trainierst – das ist ideal für Einsteiger und für 2–3 Einheiten pro Woche –, oder ob du Split-Training absolvieren möchtest. Letzteres ist zumeist etwas für Fortgeschrittene und in jedem Fall bei 4 und mehr Einheiten pro Woche eine gute Wahl (siehe dazu auch Seite 30).

D → Je nach Trainingsziel wähle nun eine passende Trainingsform, die im nächsten Abschnitt vorgestellt werden: Stationstraining, Zirkeltraining, oder speziellere Formen wie HIIT, Sequenztraining, 5×5-Training usw. Nutze am besten auch die übersichtliche Zusammenfassung der Tabelle unten auf dieser Seite.

E → Suche dir nun erst einmal 5 Übungen aus der Liste ab Seite 44 aus, die zu deinem Ziel und zu deinem Leistungslevel passen. Du kannst jederzeit bei Bedarf weitere Übungen hinzunehmen. Achte bei der Zusammenstellung darauf, dass du jeden Funktionskreis mindestens einmal abdeckst (Ganzkörpertraining) und Dopplungen von sehr ähnlichen oder identischen Bewegungsmustern (zum Beispiel zwei Liegestützvarianten) in einem Workout vermeidest. Wenn du dich für Split-Training entscheidest, liegen die Schwerpunkte in einem Workout oft auf einem Funktionskreis (oder sind nach dem Push-pull-Prinzip aufgeteilt, siehe Seite 30). Aber auch beim Split-Training solltest du

Passende Trainingsformen und Zeiten je nach Ziel

Ziel	Trainingsformen für Einsteigerinnen	Trainingsformen für Fortgeschrittene	Ca.-Trainingszeit je Workout in Minuten
Abnehmen	HIIT, Zirkel, Sequenztraining	HIIT, Zirkel, Sequenztraining, MetCon	30–60
Bodyshaping/ Muskelaufbau	Station	Station, 5×5	40–60 (bei Bedarf mehr)
Gesundheit	HIIT, Zirkel, Sequenztraining	HIIT, Zirkel, Sequenztraining	30–60
Kraft	Station	Station, 5×5	40–60 (bei Bedarf mehr)
Ausdauer	HIIT, Sequenztraining	HIIT, MetCon	HIIT 15–30 Sequenztraining & MetCon 30–60
Beweglichkeit	Stretching & Faszientraining	Stretching & Faszientraining	15–30

über alle Einheiten einer Woche hinweg den gesamten Körper abdecken.

F → Deine Übungen sollten nach Komplexität und beteiligten Muskelgruppen sortiert sein. Eine grobe Regel lautet: Trainiere in einer Einheit komplexe Übungen vor einfachen Übungen und große Muskelgruppen vor kleinen Muskelgruppen.

G → Halte dich an die passenden Belastungswerte wie Pausenlänge, Bewegungstempo etc., die du in der Tabelle auf Seite 24 aufgeführt findest. Alternativ folge den Hinweisen bei den Sondertrainingsformen wie HIIT beispielsweise. Trainiere grundsätzlich nicht zu einseitig und berücksichtige möglichst auch immer Agonisten (Muskeln oder Körperbereiche) und den jeweiligen Antagonisten (Gegenspielermuskeln oder -körperbereiche) gleichermaßen.

So baust du deine Functional Bodyweight-Einheiten auf

Einige Trainingsformen sind dir soeben bereits begegnet – hier findest du die Infos dazu, wie du deine Trainingseinheiten aufbaust.

Aufbau des Trainings nach Übungsabfolge

Stationstraining

Bei diesem Klassiker beendest du erst alle Sätze einer Übung, bevor du zur nächsten Übung übergehst – sozusagen von Station zu Station.

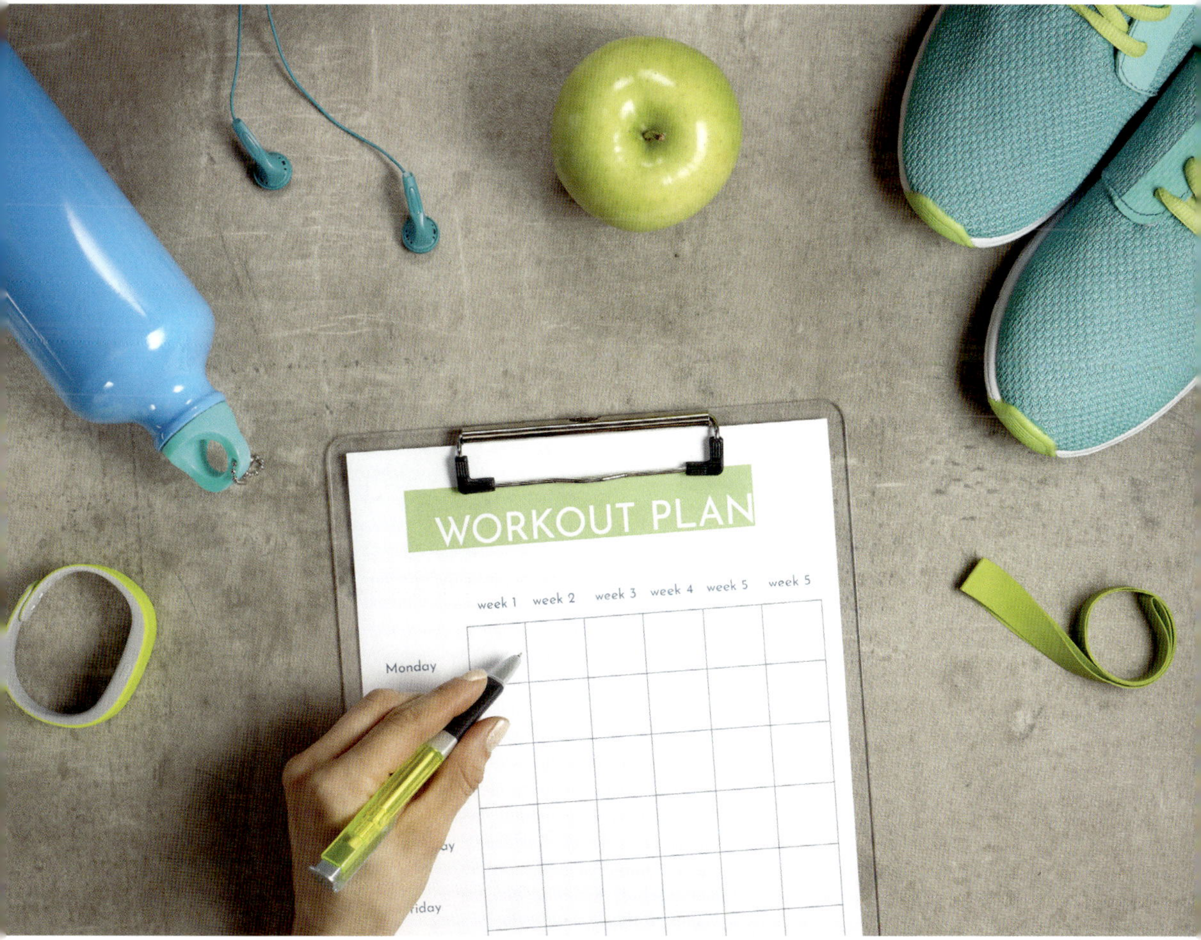

Verschriftliche deine Vorhaben und auch deinen Trainingsplan – das gibt dir Orientierung und zusätzliche Motivation.

Zirkeltraining

Dabei führst du von jeder Übung je einen Satz direkt nacheinander aus – eine Pause gibt's zumeist erst am Ende eines solchen Durchgangs aller Übungen. Diesen Zirkel absolvierst du dann nach Bedarf weitere Male. Zirkeltraining ist vor allem sehr gut für Ganzkörpertraining oder zumindest für die Kombination mehrerer Körperbereiche sowie perfekt für Kraftausdauertraining geeignet. Außerdem sparst du auch noch Zeit durch die seltenen Pausen.

Aufbau des Trainings nach Körperpartie

Ganzkörpertraining

Wenig überraschend trainierst du hier in einem Workout den ganzen Körper beziehungsweise alle große Muskelgruppen. Das ist ideal für Einsteiger und perfekt für 2–3 Einheiten pro Woche.

Split-Training

Du hast auch die Möglichkeit, verschiedene Körperbereiche an verschiedenen Tagen zu trainieren und auf diese Weise deinen Körper oder besser gesagt deine Muskelgruppen sozusagen »aufzusplitten«. Split-Training ist gut geeignet für Fortgeschrittene und absolut sinnvoll, ab einem gewissen Punkt sogar notwendig, wenn du viermal oder noch häufiger pro Woche intensiv trainieren willst. Die häufigsten Split-Kombinationen sind 2er-Splits und 3er-Splits. Ein 2er-Split, bei dem du 2 verschiedene Einheiten immer wieder kombinierst, ist ideal für 4 Einheiten pro Woche, ermöglicht aber auch 2 oder 6 Einheiten. Bei einem 3er-Split arbeitest du mit 3 unterschiedlichen Einheiten – dieser wird zumeist für 5 Einheiten pro Woche nach dem Push-pull-/Beine-Schema genutzt: 2 Einheiten für drückende Oberkörpermuskeln, 2 Einheiten für ziehende Oberkörpermuskeln, 1 Einheit für die Beine.

Typische Split-Einheiten

2er-Split	Push-pull-Prinzip*
Montag & Donnerstag	**Brust, vordere & seitliche Schulter, Trizeps, Bauch, Quadrizeps, Waden**
Dienstag & Freitag	**Rücken, hintere Schulter, Bizeps, Beinbeuger**

2er-Split	Oberkörper / Unterkörper
Montag & Donnerstag	**Oberkörper**
Dienstag & Freitag	**Unterkörper (Beine & Gesäß)**

3er-Split	Push-pull-* / Beine-Prinzip
Montag & Freitag	**Brust, vordere & seitliche Schulter, Trizeps, Bauch**
Dienstag & Samstag	**Rücken, hintere Schulter, Bizeps**
Mittwoch (& ggfs. Sonntag)	**Beine**

*An einem Tag führst du drückende (push), an einem anderen Tag ziehende (pull) Übungen aus

Ein Warm-up ist Pflicht vor jedem Training!

Egal wie du trainierst: Vor jeder Einheit steht das Aufwärmen! Das schützt dich nicht nur vor Verletzungen, sondern macht dich leistungsfähiger! Hier sind die wichtigsten Regeln:

1) 10 Minuten Warm-up sind ideal, 5 Minuten Minimum. Bevor du auf das Warm-up verzichtest, lasse eher eine Übung des Trainings weg.

2) Mache dich locker und übertreibe es nicht: Das Warm-up soll dich aufwärmen, nicht erschöpfen. Aktivierende Effekte, zum Beispiel eine bessere Durchblutung und dadurch Erwärmung der Muskulatur, leichtes Schwitzen oder eine etwas intensivere Atmung solltest du aber spüren.

3) Das Warm-up sollte aus zwei Teilen bestehen: Im allgemeinen Teil bringst du zunächst deinen ganzen Körper in Schwung. Bewege dabei möglichst alle Gelenke – in jedem Fall die, die im nachfolgenden Training beansprucht werden: Wenn du ein intensives Beintraining absolvieren willst, macht es keinen Sinn, »nur« die Arme kreisen zu lassen.

4) Im zweiten, speziellen Part des Warm-ups absolvierst du ein paar Sets mit wenigen leichten Wiederholungen ausgewählter (besonders anstrengender oder komplexer) Übungen, die im Training drankommen. Beim Bodyweight-Training nutzt du leichtere Varianten als die geplante Übung: für normale Liegestütze etwa als Warm-up Liegestütze auf den Knien, oder für einarmige Liegestütze normale Liegestütze.

5) Starte direkt im Anschluss des Warm-ups mit dem Training. Bereits nach fünf Minuten gehen die aktivierenden Effekte schon wieder zurück, auch wenn dir der Schweiß noch auf der Stirn steht.

Spezielle Trainingsformen

Neben den »Standards« der Workout-Gestaltung gibt es diverse Möglichkeiten zur Gestaltung deiner Bodyweight-Workouts – folgend eine kleine Auswahl:

HIIT, Tabata & Co.

Ein im wahrsten Sinne echter »Burner« unter den Trainingsmethoden ist Hochintensitäts-Intervalltraining, kurz HIIT. Das Programm ist perfekt geeignet für Eigengewichtstraining, und der Name ist Programm: Es geht darum, Vollgas zu geben in hochintensiven Intervallen, das Ganze in Kombination mit extrem kurzen Pausen, zu kurz für eine wirkliche Erholung deines Körpers. Der Trainingsreiz steigt dadurch enorm – Fett, Schweiß und Freudentränen fließen hier in Strömen. Doch nicht nur zum Abnehmen ist HIIT perfekt geeignet. Es verbessert auch deine (Kraft-)Ausdauer enorm – konkret zum Beispiel deine maximale Sauerstoffaufnahmekapazität.
Ein bekanntes Beispiel für HIIT ist Tabata: Diese Trainingsform gibt vor, dass du pro Übung 8 Durchgänge mit je 20 Sekunden maximaler Belastung durchführst, dazwischen jeweils immer nur 10 Sekunden pausieren darfst. In der Regel kombinierst du auf diese Weise mehrere Übungen nacheinander. Zudem gibt es noch eine Extremform intensiven Intervalltrainings, die sogenannte metabolische Konditionierung, kurz MetCon. Selbst wenn du davon noch nie gehört hast – CrossFit, das unter anderem mit MetCon-Prinzipien arbeitet, wirst du sicher kennen. Hier ist alles eine Spur härter: Die Intervalle fallen zumeist deutlich länger aus, und zudem kommen auch richtig schwere Übungen beziehungsweise Gewichte zum Einsatz.

Drei verschiedene HIIT-Einheiten

Du hast unzählige Möglichkeiten, dein HIIT zu gestalten. Was für Übungen du auch immer zusammenstellen willst: Es sollte eine ausgewogene Mischung sein, denn durch die kurzen Pausen brauchen vorab geforderte Muskelgruppen einfach etwas Auszeit. HIIT, Tabata & Co. sind also vor allem für Ganzkörpereinheiten perfekt geeignet. 3 Beispiele:

1)+2) HIIT in 2 Varianten
Übungen: Burpees, Crunches, Kniebeugen, Hampelmann-Sprünge
Abfolgemöglichkeiten:
a) Im Zirkel: Jede Übung direkt nacheinander ohne Pause für jeweils 60 Sekunden (1. Runde), dann je 50, 40, 30, in der 5. Runde je 20 Sekunden. Zwischen den Runden 45 Sekunden Pause (= 16 Minuten Training).
b) Im Verhältnis 2:1 (zum Beispiel Belastung 60 Sekunden: Pause 30 Sekunden): 4 x Übung 1; 4 x Übung 2; 4 x Übung 3; 4 x Übung 4; Pause für Übungswechsel je 60 Sekunden (= 25 Minuten Training).

3) Tabata
Übungen: Burpees, Beinheben hängend, Ausfallschritt-Wechselsprünge, Rudern am Schlingentrainer
Abfolge: 8 x Übung 1 für 20 Sekunden, dazwischen 10 Sekunden Pause; dasselbe mit Übung 2, 3 und 4.

Sequenztraining

Hinter dieser etwas sperrigen Bezeichnung verbirgt sich eine Intervallkombination aus Kraft-/Fitness-»Sequenzen« und Ausdauer-»Sequenzen«. Diese Trainingsblöcke wechseln sich innerhalb einer Einheit ab: Du läufst dich ein, absolvierst Übungen, läufst wieder, absolvierst wieder Übungen und so weiter, bis du dich am Ende ausläufst. Diese Kombination ist ideal für gesundheitsorientiertes Training, die Verbesserung deiner Grundlagenfitness und Ausdauer, zum Abnehmen und insgesamt für Einsteigerinnen. Sequenztraining lässt sich am besten mit Laufen durchführen, du kannst aber in den Ausdauerblöcken auch Radfahren oder Schwimmen (und die Übungen am Beckenrand ausführen).

Beispiel für ein Sequenztraining

- **10 Minuten Warm-up.**
- **Krafteinheit: 2–3 Sätze à 10–20 Wiederholungen (je Seite) Burpees, Crunches, Ausfallschritte, hohe Brücke mit Beinstrecken.**
- **10 Minuten joggen.**
- **Krafteinheit (wie zuvor, alternativ neue Übungen/Varianten).**
- **10 Minuten joggen.**
- **Krafteinheit (wie zuvor, alternativ neue Übungen/Varianten).**
- **10 Minuten auslaufen.**

5×5-Training

Diese Form ist fürs Krafttraining perfekt und bietet klaren Kraft- und Muskelzuwachs: Das Ziel ist, von insgesamt 5 Übungen jeweils 5 Sätze mit 5 Wiederholungen zu absolvieren. Das mag zunächst nach wenig klingen, aber jede Wiederholung muss dabei so anstrengend sein, dass du danach wirklich keine weitere mehr daran anschließen kannst. Dementsprechend wird das 5×5-Training gern mit hohen Gewichten angewendet. Für das Bodyweight-Training bist du dabei natürlich von Anfang an eingeschränkt, da du keine zusätzlichen Gewichte verwendest. Aber du kannst dich trotzdem durchaus mit Eigengewichtsübungen verausgaben: Dass du zum Beispiel 5 Sätze mit 5 Klimmzügen schaffst, das wollen wir erst mal sehen … Es kommen also letztlich nur (sehr) schwere Bodyweight-Übungen zum Einsatz. So kann eine Einheit aussehen: 3 der 5 Übungen sollten (sehr) anstrengend sein und die großen Muskelgruppen Beine/Gesäß, Brust/Schultern und Rücken bewegen. Bodyweight-Beispiele: Klimmzüge, einbeinige Kniebeugen, Handstand-Liegestütze. Die anderen beiden Übungen sollten dann etwas weniger komplex sein – zum Beispiel Liegestütze und Tuck Jumps. Die Pausen zwischen den Sätzen sollten aufgrund der hohen Anstrengung nicht zu kurz ausfallen: 90 Sekunden bei den schweren, 60 Sekunden bei den leichteren Übungen passen. In jeder Einheit deckst du so den ganzen Körper ab. Ein solches 5×5-Programm kannst du dann 2–3-mal pro Woche absolvieren.

So holst du noch mehr aus deinem Training heraus

Es gibt viele Möglichkeiten, dein Fitness-(Kraft-)Training zu intensivieren. Hier drei Beispiele, die du wunderbar bei den Übungen des Functional Bodyweight-Trainings einsetzen kannst:

1) Verbundsätze

Bei einem Verbundsatz (teils auch Supersatz genannt) verbindest du 2 oder mehr Übungen miteinander, trainierst diese ohne Pause hintereinander weg und forderst deinen Körper so nicht nur intensiver, sondern sparst auch an Pausenzeit. Verbinde zum Beispiel Gegenspielermuskeln oder Bereiche miteinander: erst Liegestütze oder Dips etwa, dann Klimmzüge oder Ruderzüge. Bei diesem sogenannten Antagonisten-Training hat die eine Muskelgruppe immer Pause, wenn die andere arbeitet.

2) Isometrisches Training

Das hast du sicher schon mal gemacht: eine Belastung einfach gehalten, beim Unterarmstütz etwa (siehe Seite 131), oder auch beim sehr empfehlenswerten Wandsitzen (siehe Seite 68). Isometrisches Training ist gelenkschonend und für bestimmte Muskelgruppen – wie deiner Rumpfmuskulatur – das Mittel der Wahl. Diese übt nämlich grundsätzliche haltende Funktion aus, die isometrisches Training verbessern kann. Nutze diese Methode aber auch gern bei anderen Übungen – zum Beispiel zum Schluss eines Satzes als Intensivierung, wenn zwar keine Wiederholung mehr geht, Halten aber schon.

3) Exzentrisches Training

Bei dieser auch »Negativtraining« genannten Ausrichtung betonst du die »herablassende« Phase bei einer Bewegung. In dieser kann dein Körper mehr Kraft entwickeln als in der »überwindenden« Phase. Das spielt dir zum Beispiel bei Klimmzügen in die Karten: Du wirst es immer schaffen, dich ein paar Male langsam von oben nach unten herabzulassen, selbst wenn du keinen Klimmzug schaffst, bei dem du dich auch von unten nach oben ziehst. Durch die Spannung der Muskeln, die beim Herablassen bremsend arbeiten müssen, baust du aber nach und nach die Kraft auf, um dich irgendwann auch hochziehen zu können. Unabhängig vom Klimmzug intensivierst du jede Übung, indem du bei der »herablassenden« Phase bewusst langsam agierst.

So dehnst du dich optimal

Mit Dehnen, auch als Stretching bekannt, verbesserst du deine Beweglichkeit – und diese brauchst du für Topleistungen ebenso wie für ein grundsätzlich beschwerdefreies Leben in einem unter anatomischen Gesichtspunkten »gesunden« Körper. Einzelne Muskeln, aber insbesondere auch Muskelverbünde bis hin zu arbeitenden Muskelketten, müssen möglichst ihre »full range of motion«, also den gesamten anatomisch vorgesehenen Bewegungsweg, abrufen können, damit sie in der Lage sind, sauber zu arbeiten.

Einschränkungen, zum Beispiel weil Muskeln verkürzt sind oder eventuell auch der jeweilige Gegenspieler eines Muskels zu schwach ist, spürst du im Laufe der Zeit: entweder in Form von spürbaren Einschränkungen (du kommst nicht mehr mit gestreckten Beinen stehend an deine Schnürsenkel) oder echten Beschwerden wie Rückenschmerzen. Soweit sollte es nicht kommen – und mit regelmäßigem Dehntraining kannst du dem auch sehr gut entgegenwirken. Stretching zieht dein muskuläres (Binde-)Gewebe wieder in die Länge und hilft dir so, den erwünschten Bewegungsspielraum verkürzter Muskeln wiederherzustellen. Du solltest dich sowieso ganz grundsätzlich regelmäßig dehnen, denn unser Alltag ist zumeist bestimmt von Verkürzungshaltungen, die wir rund um die Uhr tagein, tagaus einnehmen: mit permanentem Sitzen und vorgebeugtem Aufs-Smartphone-Schauen beispielsweise.

Methoden des Stretchings
Folgende Möglichkeiten des Dehnens lassen sich grob unterscheiden:

Aktives Dehnen: Beim aktiven Dehnen erzielt du den Dehneffekt, indem du die Gegenspielermuskulatur eines Muskels anspannst. Wenn du beispielsweise dein Bein bei massiver Anspannung des vorderen Oberschenkels maximal streckst, erzeugst du so eine Dehnung auf die Muskeln der Beinrückseite. Nachteil dieser Stretching-Form: Nicht alle Muskeln lassen sich so dehnen.

Passives Dehnen: Das passive Dehnen ist der »Klassiker«, bei dem du einen Muskel in die Länge ziehst. Oftmals greifst du dabei auf »Hilfsmittel« zurück: Das kann die Schwerkraft sein, aber auch ein Punkt zum Hebeln der lokalen Gelenke, zum Beispiel ein Türrahmen beim Arm-, Schulter- oder Brustdehnen. Mit der passiven Dehnung erreichst du jeden Muskel.

Statisches Dehnen: Diese »klassische« Dehnform des einfachen Haltens einer Dehnspannung ist perfekt, um deine Beweglichkeit nachhaltig und langfristig zu verbessern. Du bleibst hier dauerhaft für mindestens 30 Sekunden bis hin zu mehreren Minuten in einer Dehnspannung und gibst bei Entspannung immer wieder weiter nach, sodass der Dehnreiz immer erhalten bleibt. Das statische Dehnen wird oft mit dem passiven Dehnen kombiniert.

Dynamisches Dehnen: Bei dieser Form schiebst du dich in kleinen Bewegungen immer wieder sanft in die

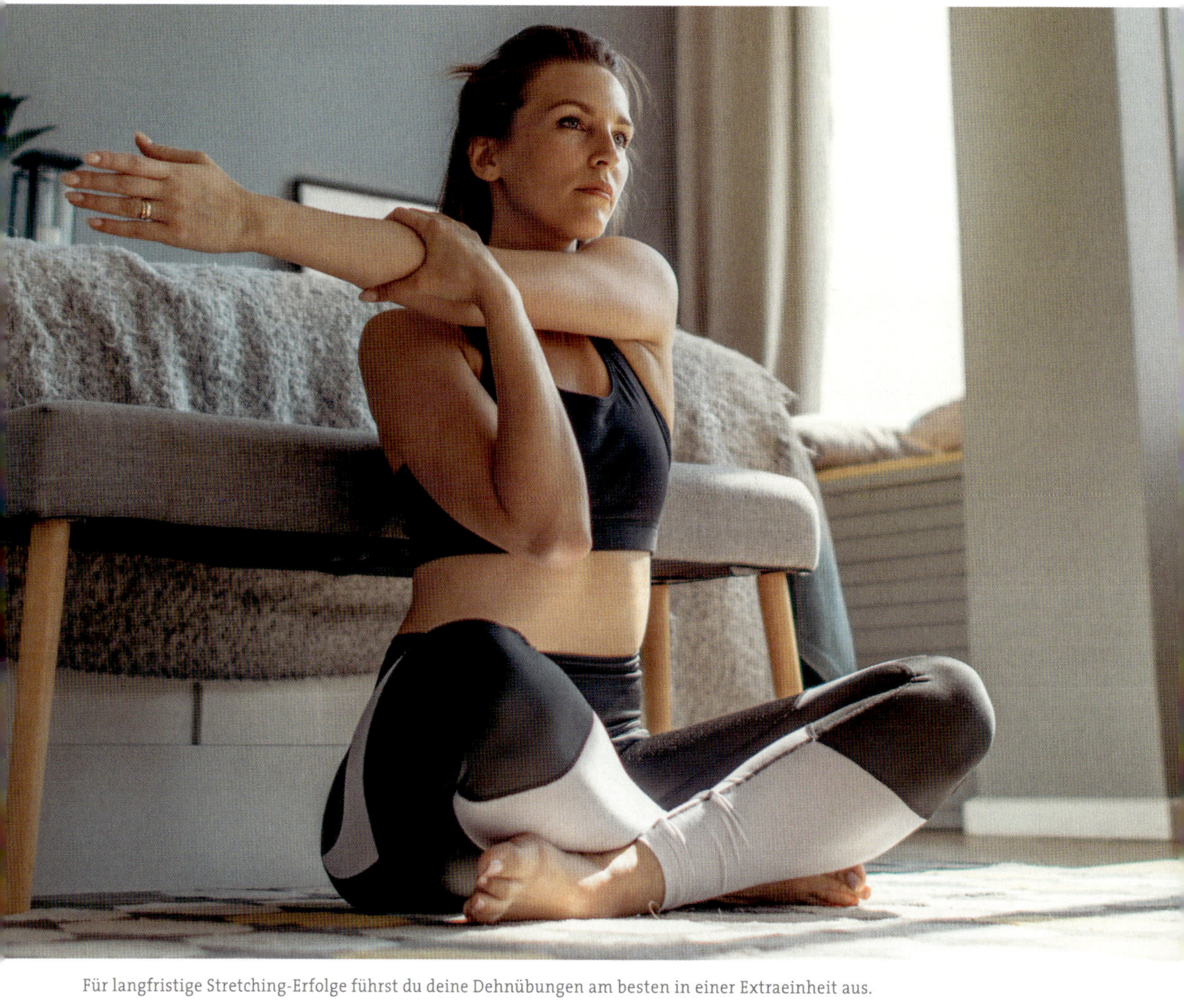

Für langfristige Stretching-Erfolge führst du deine Dehnübungen am besten in einer Extraeinheit aus.

Dehnspannung hinein. Die federnden Bewegungen haben vor allem kurzfristige Mobilisierungseffekte, etwa beim Aufwärmen, und auch durchblutungsfördernde Wirkung, die du nach dem Training nutzen kannst.

Die folgende Tabelle zeigt dir, wie du Stretching für deine Zwecke einsetzt: entweder für langanhaltend mehr Beweglichkeit oder für kurzfristige Aktivierungen des Gewebes beim Warm-up oder Cool-down.

Passende Stretching-Methoden für kurz- und langfristige Erfolge

Methode	Ausführung	Zeitpunkt
A Passiv-statisches Dauerdehnen für langfristig mehr Beweglichkeit	• Gehe in die Dehnspannung und halte diese für wenigstens 30 Sekunden, maximal für etwa 3 Minuten. Entspanne in die Spannung immer wieder bewusst hinein. Es sollte immer spürbar ziehen, ohne dass aber der Schmerz unerträglich wird. • Nutze deinen Atem: Bei jedem Ausatmen kannst du noch bewusster entspannen und loslassen. • 1–2 Durchgänge pro Übung/Muskel sind perfekt. • Bei Bedarf kannst du die Dehnspannung intensivieren, indem du die gedehnte Muskulatur und/oder den Gegenspieler gezielt anspannst (zusätzliches aktives Dehnen). Das ist auch gut fürs Fasziengewebe.	• Um langfristige Beweglichkeitserfolge zu feiern, gehört Stretching in eine **Extraeinheit**! Also: Nicht vor, während oder nach einem »richtigen« Training, sondern immer extra. Möglichst an einem anderen Tag, sonst wenigstens ein paar Stunden vom anderen Training getrennt. • 10–15 Minuten pro Dehneinheit reichen bereits. Verteile verschiedene Körperpartien auf verschiedene Wochentage. • Regelmäßigkeit ist wichtig: Stretche wenigstens zwei- bis dreimal pro Woche ein und dieselben Muskeln, optimalerweise jeden zweiten Tag oder auch täglich (dann wechselnde Muskelgruppen).
B Wiederholtes dynamisches Dehnen für kurzfristige Mobilisierungseffekte auch am Fasziengewebe	• Gehe locker in die Dehnspannung, dann federe immer wieder sanft etwas tiefer in die mögliche Endposition hinein. • Bleibe mit kleinen kontrollierten, keinesfalls schwungvollen oder ruckartigen Bewegungen dauerhaft nahe der spürbaren Dehnspannung. • Bewege dich so innerhalb von etwa 45–60 Sekunden etwa 30-mal in die Dehnspannung hinein. • Setze auch hier deine Atmung zur Entspannung ein. • 1–2, maximal 3 Durchgänge insgesamt sind optimal. • Auch hier kannst du das aktive Dehnen einbauen und durch wiederholte Anspannung der Muskulatur im Rhythmus der Bewegungen die Intensität verstärken.	• Wenn du für ein **Warm-up** dehnst, dann ist dein Ziel, die Muskulatur auf die anstehenden Belastungen vorzubereiten, Fasern zu aktivieren und die Versorgungslage im Muskel zu verbessern. Beim **Cool-down** geht es darum, die Durchblutung anzuregen, Spannung aus trainierter Muskulatur zu nehmen und damit die Regeneration fördern. • Für beides gilt: Dehne moderat und keinesfalls zu intensiv. • Während du beim Cool-down sowohl dynamisch als auch statisch dehnen kannst, solltest du beim Warm-up nur dynamisch dehnen.

So trainierst du deine Faszien

Zu Recht ist die Selbstmassage mit der harten Schaumstoffrolle beziehungsweise einem Ball seit einigen Jahren en vogue. Denn Faszientraining ist die perfekte Ergänzung zum »normalen« Training. Dabei ist das »klassische« Ausrollen nur ein Element der »Pflege« deines Fasziengewebes, konkreter: deines muskulären Bindegewebes, der Myo-Faszie (siehe Seite 17). Um dieses zu hegen und zu pflegen und dynamisch und geschmeidig zu halten, bedarf es mehr. Wenn du umfassend dein Fasziengewebe trainieren willst, solltest du auch die folgenden Dinge in dein Training integrieren, sofern du es nicht bereits tust:

a) Mobilisationsübungen, beispielsweise das Ausschwingen von Armen und Beinen, und all diejenigen Übungen, die du als »Warm-up«-geeignet in der Tabelle ab Seite 44 markiert findest.
b) Stretching-Übungen, die du ebenfalls als solche in der genannten Tabelle findest.
c) Federnde Bewegungen wie kleine Sprünge oder lockeres Abstoßen mit den Händen.

Warum ist so ein vielseitiges Training wichtig für die Faszie? Das Fasziengewebe ist komplex aufgebaut, im Gegensatz zum Muskelgewebe zeigt die Faserstruktur etwa in alle Richtungen. Mit Stretching und Mobilisationsübungen erreichst du Lockerungs- und Dehneffekte in alle Faserausrichtungen. Das flexible Gewebe ist zudem quasi wie eine Feder aufgebaut, wobei die Zellen zusätzlich spiralförmig angeordnet sind. Diese »Sprungfeder«-Struktur, die du mit den federnden Bewegungen trainierst, sorgt tatsächlich für zusätzliche Energie. Zum Beispiel auch bei alltäglichen Bewegungen wie dem Laufen: Hier kommt nicht alle Energie aus der Muskulatur, sondern auch aus der Federkraft deines Bindegewebes.

Doch zurück zum Ausrollen, dem Kern des Faszientrainings: Bei dieser Selbstmassage übst du mit der Rolle oder dem Ball Druck auf das Gewebe darunter aus. Wie bei einer »richtigen« Massage auch werden dabei die Gewebestrukturen aneinandergerieben und weichgedrückt – mit der Folge, dass das Gewebe geschmeidiger wird, erwärmt und wieder Flüssigkeit ins Gewebe gelangen kann. Das sorgt schließlich dafür, dass du schon nach wenigen Behandlungen wieder beweglicher wirst. Nach und nach verschwinden Blockaden und Beschwerden, deine Leistungsfähigkeit nimmt zu und gleichzeitig das Risiko ab, dass du dich verletzen könntest.

So rollst du deine Faszien richtig aus

Hier findest du ein paar zentrale Hinweise, wie du mit Rolle und Ball deinem Gewebe zu Leibe rücken kannst:

1) Zwei Möglichkeiten: stimulieren oder lösen
Bei der **stimulierenden** Selbstmassage rollst du relativ zügig über den gesamten zu bearbeitenden Muskel. Dies ist die perfekte Methode, wenn du das Ausrollen als Warm-up-Element nutzen und so die zu trainierende Muskulatur vorbereiten möchtest.
Im eigentlichen Faszientraining geht es mit dem **Lösen** eine Spur härter zur Sache: Du beginnst wieder mit ein paar Runden stimulierendem Rollen eines Muskels von Gelenk zu Gelenk. Dann bewegst du dich sehr langsam über Rolle oder Ball und »genießt« jeden Zentimeter. Nimm dir pro Muskel etwa 90 Sekunden Zeit und halte dabei durchgehend Druck auf dem Gewebe.

2) Der Bewegungsweg
Rolle von der Peripherie hin zur Körpermitte – starte also von dem aus Herzsicht entfernteren Gelenk: Beim Oberschenkel beginnst du knapp oberhalb des Knies und rollst bist kurz vor das Hüftgelenk. Auch die Abfolge der Körperregionen sollte dieser Vorgabe grundsätzlich folgen: Also erst die Füße, dann die Waden, dann die Oberschenkel etc.

3) Schone die Gelenke!
Übe mit Rolle oder Ball niemals Druck direkt auf ein Gelenk aus – insbesondere bei der Wirbelsäule musst du darauf achten! Rolle nur das weiche Muskel-/Fasziengewebe aus.

4) Koste schmerzhafte Areale voll aus
Das mag brutal klingen, aber ist sehr effektiv: Gehe auf die Suche nach Stellen, die besonders schmerzen. Erhöhe dort absichtlich den Druck und versuche nachzuspüren, wie das Gewebe mit der Zeit langsam weicher wird. Diese schmerzhaften Punkte sind stets besonders hartnäckige Verklebungen, die es zu lösen gilt.

5) Bewege die Extremitäten unter Druck
Eine weitere Intensivierungsmöglichkeit, mit der du hartnäckigen Verklebungen des Gewebes an den Kra-

gen gehst: Lasse die Muskelfasern unter dem Druck der Rolle arbeiten. Beim Ausrollen des vorderen Oberschenkels etwa beugst du dafür unter Druck langsam das Knie und ziehst die Ferse Richtung Po. Du kannst den Unterschenkel auch ein wenig hin und her kippen – dadurch »massierst« du das Fasziengewebe regelrecht über die Rolle.

6) Arbeite 360 Grad

Vernachlässige nicht die »Randbereiche« eines Muskels, sondern rotiere bzw. kippe immer auch leicht nach außen und innen, um einen Muskel wie beispielsweise den Oberschenkel wirklich im vollen 360-Grad-Umfang auszurollen.

7) Rolle oder Ball?

Ein paar Worte zur passenden Gerätschaft: Die normale, große Rolle ist für größere, flächige Muskeln geeignet. Die kleine Rolle eher für Unterarme und Waden. Die Bälle gehen tiefer ins Gewebe und sind so schmerzhafter – je kleiner der Ball, desto mehr Aua.

8) Wo und wie du Faszien-Selbstmassage anwendest

Körperregion	Tool & Ausrichtung
Füße	Kleiner Ball im Stehen
Waden	Große oder kleine Rolle am Boden
Oberschenkel vorn, hinten und an den Seiten	Große Rolle oder Ball am Boden
Gesäß	Große Rolle oder Ball am Boden
Hüftbeuger und Leiste	Kleiner Ball auf Bank oder Tisch
unterer Rücken	Kleiner Ball am Boden
Muskeln der Brustwirbelsäule	Große Rolle am Boden oder Wand
Latissimus	Große Rolle oder Ball am Boden oder Wand
Brustmuskeln	Großer oder kleiner Ball am Boden
Schultern vorn, hinten und an den Seiten	Kleiner Ball an Wand oder Boden
Muskeln der Halswirbelsäule	Kleiner Ball an der Wand
Bizeps und Trizeps	Großer und kleiner Ball an der Wand oder mit der anderen Hand
Unterarme	Kleine Rolle oder kleiner Ball auf Boden, Tisch oder mit der Hand

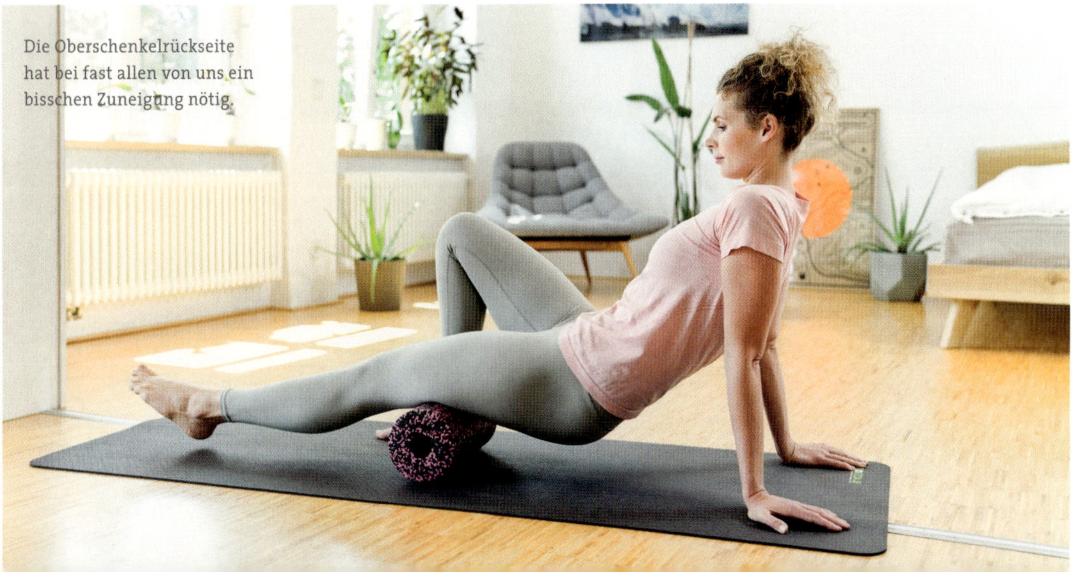

Die Oberschenkelrückseite hat bei fast allen von uns ein bisschen Zuneigung nötig.

DER ÜBUNGSTEIL

DEIN TRAINING UND DEINE ÜBUNGEN

Jetzt geht es ans Eingemachte: Auf den folgenden, ja, sogar restlichen Seiten des Buches findest du über 160 funktionelle Übungen mit deinem eigenen Körpergewicht, ergänzt um viele weitere Alternativen und Varianten: für jede Körperpartie, jedes Leistungslevel und natürlich für jedes erdenkliche Trainingsziel. Bodyweight-Training bedeutet nicht zwingend, vollends ohne Hilfsmittel zu trainieren. Im Gegenteil: Viele nützliche Tools und Helferlein, entweder erworben als Fitnessgerät oder als »zweckentfremdeter« Gegenstand von Dingen, die dich sowieso immer umgeben, sorgen dafür, dein Körpergewichtstraining deutlich zu intensivieren. Deshalb stellen wir dir im Anschluss an die allgemeinen Ausführungen zum Übungskapitel das perfekte Equipment für dein Eigengewichtstraining vor – du wirst die Tools teilweise in den Übungen wiederfinden. Zusätzlich findest du eine inspirierende Zusammenstellung von Hilfsmitteln, die dir deine Umgebung ganz kostenfrei zur Verfügung stellt. Zusammen mit den Infos aus dem Trainingslehrekapitel bist du so bestens gerüstet, deine Trainingszukunft zu planen. Ganz viel Spaß bei deiner Selbstoptimierung!

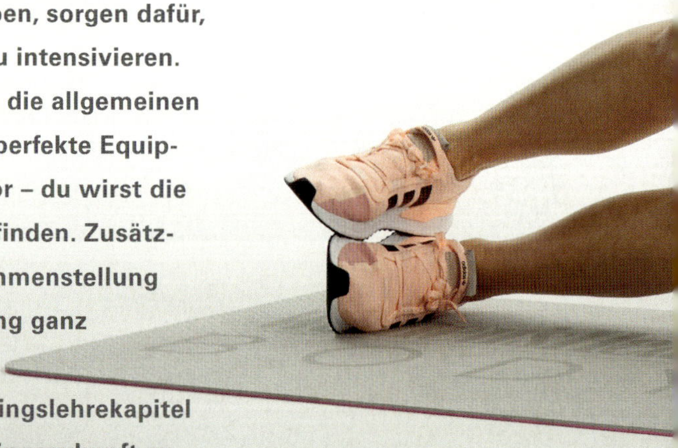

03

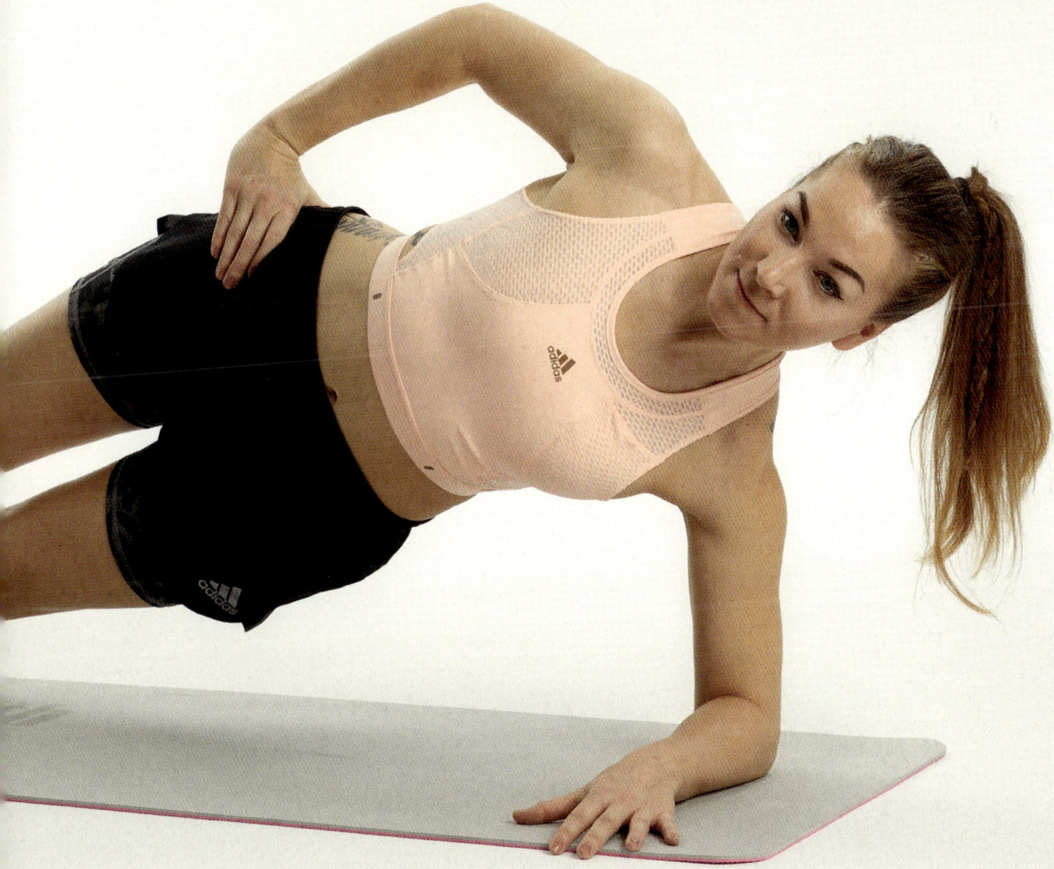

Bevor wir mit den Übungen starten, legen wir mit ein paar allgemeinen Hinweisen zu deren Ausführung los und erklären die Informationen, die dir bei den Übungsbeschreibungen begegnen.

Aufteilung der Übungen

Die 161 Übungen sind aufgeteilt in 3 Unterkapitel entsprechend der 3 Funktionskreise Beine, Rumpf und Arme (siehe Seite 15). Wichtig: Diese grobe Nebeneinanderstellung der genannten Funktionskreise ist NICHT begrenzend gedacht! Die Aufteilung dient einzig der Sortierung anhand grundlegender Bewegungsmuster – auf Basis aller natürlichen Bewegungen, die du ausführen kannst, vom Gehen bis zum Armstrecken. Was vielmehr das Besondere der Übungszusammenstellung ist: Fast alle Übungen dieses Buches sind bewusst komplexer Natur – ganz im Sinne des Funktionellen Trainings – und sprechen oftmals mindestens 2 Funktionskreise an. Die Unterteilung, nochmals dargestellt in der folgenden Tabelle, folgt also quasi nur dem Ursprungsbereich einer Bewegung.

Bewegungsformen	**Seite**	**Primärer Funktionskreis**
Schreiten, Laufen, Springen	48	Beine
Beine beugen, strecken, heben	68	
Hüfte beugen, strecken, rotieren	90	
Rumpf beugen, strecken, drehen, halten	104	Rumpf
Arme wegdrücken, heranziehen, beugen, strecken, rotieren	160	Arme

Je komplexer eine Bewegung wird, desto weniger eindeutig ist manchmal zu sagen, was die eigentliche Grundübung ist. Beispiel Burpees: Ist das nun ein Stütz, eine Kniebeuge, oder ein Sprung? Letztlich egal – Hauptsache, du machst sie!

Hinweise zu den Übungen

1) Jede Übungsbeschreibung kommt mit einer groben Einschätzung (in 5 Stufen von * = wenig bis ***** = viel), die angibt, wie diese Übung mit Blick auf die folgenden Trainingsziele geeignet ist: Abnehmen, Bodyshaping oder auch Muskelaufbau, Gesundheitsförderung, mehr Kraft, mehr Ausdauer, mehr Beweglichkeit. Das Ganze ist natürlich als eine grobe Orientierung zu verstehen – sollte aber eine Vielzahl aller Trainingswünsche abdecken.

2) Zusätzlich ist bei jeder Übung angegeben, ob sie für Einsteigerinnen oder Fortgeschrittene geeignet ist. Natürlich sind Einsteigerübungen sehr wohl geeignet für Fortgeschrittene und dürfen auch von diesen durchgeführt werden! Lediglich die Fortgeschrittenenübungen sind eben (noch) nicht so gut geeignet, wenn du dich als Einsteigerin siehst. Wann du den Status einer Fortgeschrittenen erreichst? In der Regel nach 3–6 Monaten konsequentem Training. Taste dich aber immer vorsichtig an neue Bewegungsmuster heran.

3) Sowohl für Einsteigerinnen als auch für Fortgeschrittene sind bei vielen Übungen zusätzliche Alternativen, Einstiegs- oder Powervarianten zu finden. Damit hast du noch mehr Trainingsmöglichkeiten, und bei der ein oder anderen Fortgeschrittenenübung mit einer Einsteigervariante die Möglichkeit, auch in diese hineinzuschnuppern.

4) Die Tabelle ab Seite 44 enthält alle Übungen dieses Buches und liefert alle Angaben zu Zielen, Anspruch etc. Hier kannst du dir bequem die für dein Ziel und dein Leistungslevel passenden Übungen auswählen, um damit deine Workouts zu gestalten. Damit die Tabelle auch als Übungsregister dienen kann, sind die Übungen zur leichteren Auffindbarkeit alphabetisch sortiert. Zusätzlich findest du dort auch Hinweise an passender Stelle, welche Übungen zum Warm-up oder Cool-down geeignet und welche primär zum Dehnen gedacht sind.

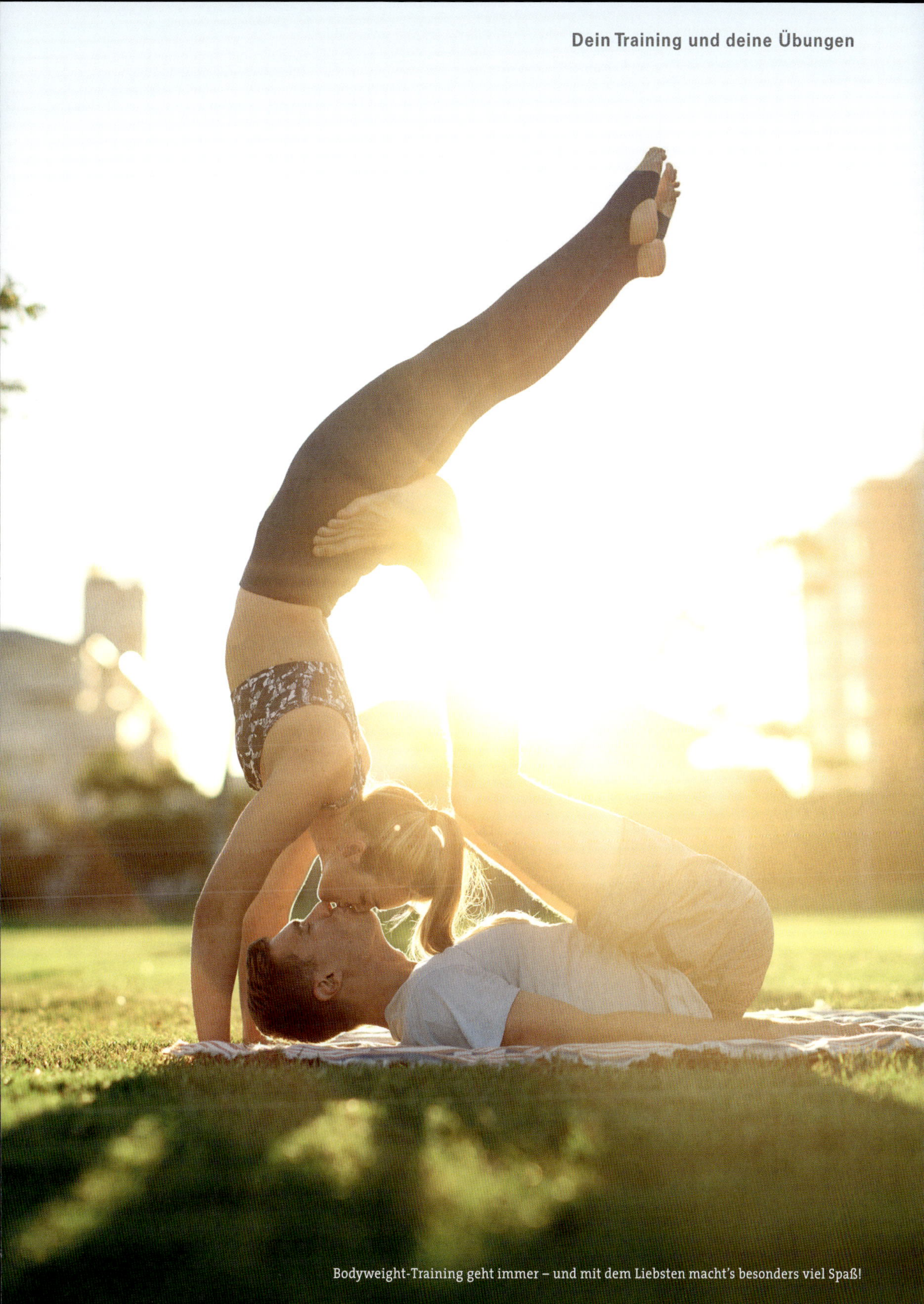

Bodyweight-Training geht immer – und mit dem Liebsten macht's besonders viel Spaß!

Tools als perfekte Trainingspartner zum Functional Bodyweight-Training

So erreichst du mehr! Ein paar Equipmentempfehlungen für dein Training – in der Reihenfolge der Aufzählung würden wir dir die Anschaffung dieser Hilfsmittel empfehlen.

Schlingentrainer

Simpel, aber genial ist dieses vielseitige Gurtsystem: Es ist kompakt und leicht und eine Art Fitnessstudio für die Sporttasche. Du kannst es immer und überall nutzen, wo es eine stabile Aufhängungsmöglichkeit gibt: egal ob Baum, Balken oder Zimmertür. Ein Schlingentrainer ermöglicht dir Dutzende von Bodyweight-Übungen. Bei vielen davon ist auch noch eine oftmals stufenlose Intensivierungsmöglichkeit möglich – je nachdem, in welchem Winkel du trainierst.

Matte

Der Klassiker und im wahrsten Sinne die Basis für deine Bodenübungen. Eine Matte schont deine Gelenke, deine Füße (zum Beispiel, wenn du barfuß Yogaübungen absolvierst) und deine Haut bei liegenden Übungen, aber auch bei dynamischen Übungen wie den Burpees. Apropos Yoga: Dir werden viele verschiedene Arten von Matten begegnen. Yogamatten sind dünner als Fitnessmatten, zumeist bis etwa 0,8 Millimeter. Darauf hast du einen festeren Stand. Fitnessmatten sind oftmals etwas dicker gepolstert: Bis etwa 1,5 Zentimeter Stärke ist ideal für dein Fitnesstraining – alles darüber hinaus könnte eventuell zu weich werden.
Ob dick oder dünn: Deine Matte muss absolut rutschfest sein.

Klimmzug-Vorrichtung

Diese ist, der Name sagt es, insbesondere für Klimmzüge hilfreich. Aber auch für alle Übungen, bei denen du hängend trainierst – selbst das Hängen selbst ist eine ausgezeichnete Übung! Nur in dieser »Haltung« kannst du auf ideale Weise die Muskulatur des oberen Rückens trainieren – ohne feste Griffmöglichkeit würdest du für Ruderzüge beispielsweise Trainingsgewichte benötigen.
Empfehlenswerte Klimmzugstangen gibt's zum Einhängen oder zum Verschrauben im Türrahmen oder als feste Wand- oder Deckenbefestigungen. Extrem praktisch sind mobile Klimmzug-Sets, die du sowohl daheim (an einem Wandadapter) als auch outdoor (dort schlingst du sie um Bäume, Pfähle etc.) nutzen kannst. In der Regel lassen sich diese Vorrichtungen einfach »umdrehen«, sodass aus einer Klimmzug- eine Dipstation wird. Übrigens: Klimmzugvorrichtungen eignen sich hervorragend zur Befestigung von Schlingentrainern, aber auch Ringen (siehe gegenüber) etc.

Faszienrolle und Ball

Auf Faszientraining (siehe Seite 36) solltest du nicht verzichten. Und unverzichtbar für die Selbstmassageübungen sind Faszienrollen und Bälle. Deine Standardausrüstung sollte bestehen aus einer klassischen Rolle (etwa 30 Zentimeter lang, Durchmesser 15 Zentimeter), einem größeren Ball (Durchmesser etwa 12 Zentimeter) und einem kleineren Ball (Durchmesser etwa 6 bis 8 Zentimeter). Mit diesen kannst du sowohl flächig (Rolle) als auch punktuell tiefer hineingehend (Bälle) dein Gewebe massieren. Ebenfalls erhältlich: Duobälle (oft entlang der Wirbelsäule eingesetzt) und kleine Rollen (für Unterarme, auch Waden).

Gymnastikball

Mit diesen großen, auch Swiss Ball oder Petziball genannten Bällen kannst du hervorragend für eine instabile Ablage von Körper, Beinen oder auch Armen sorgen. Dein Körper muss dann gegen das Wackeln und Wegrollen des Balles anarbeiten – das intensiviert jede Eigengewichtsübung, spricht tiefere Muskelregionen an und ist so auch aus funktionellen Gesichtspunkten eine äußerst sinnvolle Bereicherung.

Widerstandsbänder

Du kennst sie als Theraband, Deuserband & Co.: Die Tools aus dehnbarem Latex gibt's in allen möglichen Formen, Farben und Stärken. Für das Bodyweight-Training sind vor allem geschlossene Bänder (Loops) geeignet: Dazu zählen die Minibänder, die lokal für zusätzliche Spannung bei einfachen Moves sorgen, und auch die Deuserbänder, die du u.a. auch zur Unterstützung bei Klimmzügen nutzen kannst: Dafür einfach einmal das Band durch sich selbst ziehen und so an der Stange befestigen, unten dann mit Fuß oder Knie einsteigen.

Propriozeptive Tools wie Balance-Trainer
Nutze diese Tools, die es unter anderem als Wackelbrett, Therapiekreisel, Bosuball oder einfach als dicke Kissen gibt, um punktuell einen instabilen Untergrund zu schaffen, der ebenfalls jede Übung im Stehen, im Stütz etc. intensiviert. Probiere am besten verschiedene Tools aus, um zu sehen, was dir am meisten bringt.

Springseil
Der Kardio-Klassiker im Home-Gym ist auch heute noch ein ideales Hilfsmittel, um deinen Körper zum Warm-up, als Fatburner oder als Ausdauertool in Bewegung zu bringen. Mit dem Springseil macht das »Laufen« oder Hüpfen auf der Stelle einfach mehr Spaß, und außerdem steigert es dein Koordinationsvermögen ungemein.

Parallettes
Hierbei handelt es sich ganz simpel um zwei Griffe, die du für Stützübungen am Boden verwenden kannst. Einfach auf den Boden stellen und darauf abstützen – das ist perfekt insbesondere für anspruchsvolle Stützübungen wie Dips, Handstand oder L-Sit. Du kannst damit aber auch den Bewegungsweg bei Liegestützen oder Dip-Bewegungen erweitern.

Plyo-Box
Schweißtreibend, Kalorien verbrennend und Schnellkraft fördernd: Die Boxen nutzt du zum Draufsteigen, Rauf- oder Runterspringen (und bei Bedarf natürlich auch zum Abstützen): Plyo-Boxes gibt es in unterschiedlichen Varianten und Höhen. Einige sind höhenverstellbar, andere quaderförmig mit drei verschiedenen Seitenlängen und somit Höhen zum Trainieren.

Ringe
Dieses klassische Turngerät für Hänge- und Zugübungen ist eine perfekte Ergänzung (oder Alternative) zu einer Klimmzugvorrichtung, da die Ringe im Gegensatz zu einer starren Stange verschiedene Griffvarianten erlauben und sich bei komplexeren Übungen deiner Handgelenkstellung anpassen.

Trainingsbank
Falls du gar keine Möglichkeit hast, eine Übung wie »Around the World« (siehe Seite 188) auszuführen, kann dir auch eine Trainingsbank helfen. Diese wird zwar vorrangig beim Hanteltraining eingesetzt, gibt dir aber auch bei anderen Übungen im Liegen, sowohl rücklings als auch auf dem Bauch, mehr Bewegungsfreiraum im Vergleich zur Matte.

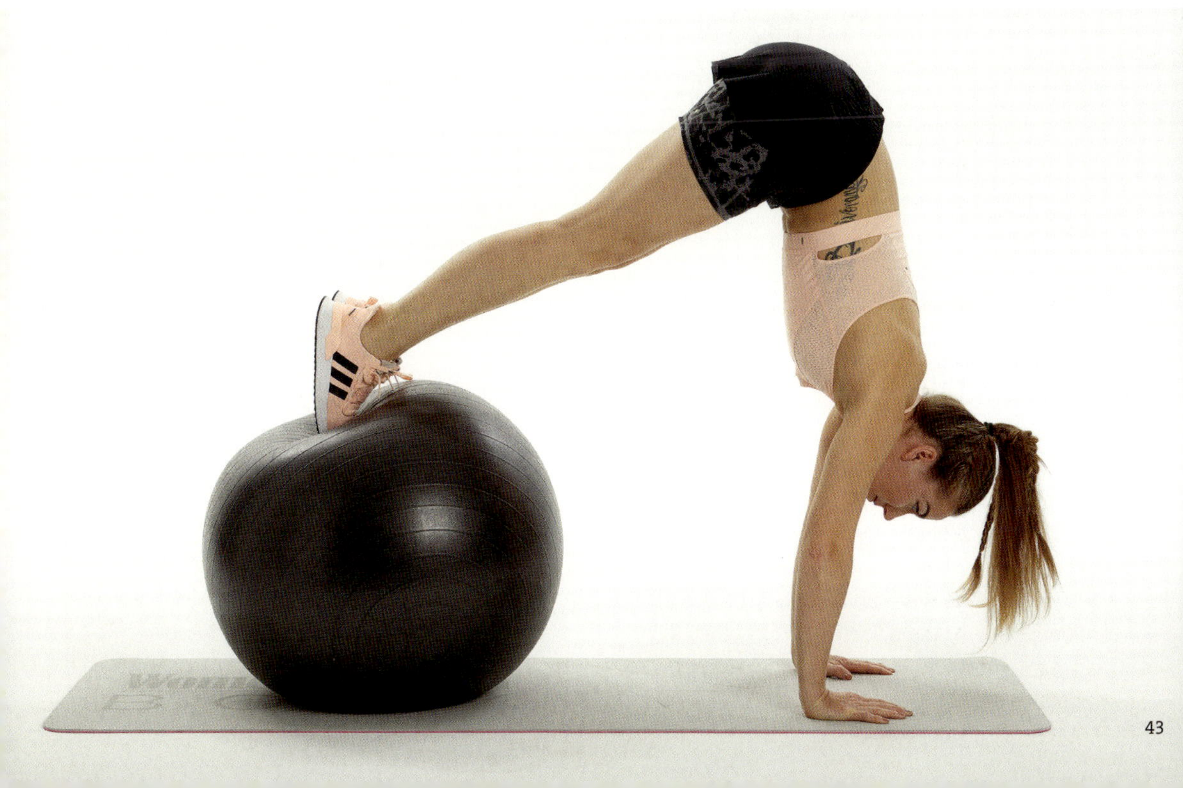

Alle Übungen im Überblick

Wirksamkeit je Ziel:
- ● bedingt wirksam (*/**)
- ● wirksam (***)
- ● sehr wirksam (****/*****)

Beanspruchung der Funktionskreise:
- ● sehr gefordert
- ○ mit gefordert

(W) perfekt für Warm-up / Cool-down

(S) gute Stretching-Übung

Übungsname	Seite	Level: für alle	Level: Fortgeschrittene	Funktionskreise: Beine	Funktionskreise: Rumpf	Funktionskreise: Arme	Ziele: Abnehmen	Ziele: Muskelaufbau	Ziele: Gesundheit	Ziele: Kraft	Ziele: Ausdauer	Ziele: Beweglichkeit
Abduktionsbewegungen im Schlingentrainer	89		●	●	●	●	*/**	****/*****	***	****/*****	*/**	***
Arm- und Beinstrecken auf dem Gymnastikball	154		●	○	●	○	***	***	****/*****	***	*/**	***
Arm- und Beinstrecken im hohen Vierfüßlerstand (Bear Plank-Variationen)	126		●	●	●	●	****/*****	***	***	****/*****	***	***
Armrollen mit Mobilisation der Brust- und Halswirbelsäule	189 (S/W)	●				●	*/**	*/**	***	*/**	*/**	****/*****
Around the World	188	●			○	●	*/**	*/**	***	***	*/**	***
Ausfallschritt-Kniebeugen auf einer Linie	50	●		●	○		*/**	***	***	***	*/**	****/*****
Ausfallschritt-Wechselsprünge	55	●		●	●		****/*****	****/*****	****/*****	****/*****	****/*****	***
Ausfallschritte	49	●		●	○		****/*****	***	***	***	***	***
Ausfallschritte mit hochgestreckten Armen und Rumpfdrehung	51	●		●	●	●	***	***	****/*****	***	*/**	****/*****
Ausfallschritte vor und zurück ohne Absetzen	53	●		●	○		****/*****	****/*****	****/*****	****/*****	****/*****	***
Ausfallschritte, rückwärtige mit Kicks nach vorn	54 (W)	●		●	○		****/*****	***	****/*****	****/*****	****/*****	****/*****
Bauchrollen mit dem Gymnastikball	186		●		●	●	***	***	***	****/*****	*/**	***
Bauchrollen mit dem Schlingentrainer	185 (S)	●			●	●	***	***	***	****/*****	*/**	***
Bein-Curls am Boden mit Handtuch	88		●	●	●		*/**	****/*****	***	****/*****	*/**	***
Beinbewegungen, einseitige in der Kniebeugeposition	56 (W)	●		●	○		*/**	***	***	***	*/**	****/*****
Beinheben	152	●		○	●		***	***	*/**	***	*/**	*/**
Beinheben im Hang	116		●	●	●	●	****/*****	****/*****	***	****/*****	*/**	***
Beinschere	151	●		○	●		****/*****	***	*/**	***	*/**	*/**
Beinschwingen im Liegestütz mit dem Schlingentrainer	102		●	●	●	●	***	***	***	****/*****	*/**	****/*****
Beinschwünge über einen Stuhl	90 (W)	●		●	○		*/**	*/**	***	*/**	*/**	****/*****
Brücke, dynamische	97	●		●	●	○	*/**	***	***	***	*/**	***
Brust- und Rumpfrotationen in Rücklage	112 (S)	●			●	○	*/**	*/**	***	*/**	*/**	****/*****
Crunch-Bewegungen im Einbeinstand	144 (W)	●		○	●		***	*/**	***	*/**	*/**	***
Crunch-Bewegungen in der Seitlage	145	●		○	●		***	***	***	***	*/**	***
Crunch-Hopser, seitliche	59		●	●	●		***	***	***	*/**	****/*****	****/*****
Crunches mit dem Gymnastikball	118	●		○	●	○	****/*****	***	***	****/*****	***	***
Crunches mit Handtuchzug	148	●		○	●	○	***	***	*/**	***	*/**	*/**
Crunches, gedrehte mit eingeklemmtem Handtuch	147	●		○	●		***	***	***	***	*/**	*/**
Crunches, sternförmige	149	●		○	●	○	****/*****	***	*/**	***	*/**	***
Dehn-Ausfallschritte mit Rumpfdrehung	110 (S/W)		●	●	●	●	***	*/**	****/*****	*/**	*/**	****/*****
Dehn-Rumpfrotationen im Sitzen	113 (S)	●		○	●		*/**	*/**	***	*/**	*/**	****/*****
Dehnen der Gesäß-/Piriformismuskulatur (Taube)	86 (S)	●		●			*/**	*/**	****/*****	*/**	*/**	****/*****
Dehnen in der Vorbeuge im Stehen	85 (S)	●		●			*/**	*/**	***	*/**	*/**	****/*****
Dehnen, seitliches aus der Kriegerhaltung	107 (S)	●		●	●		*/**	*/**	****/*****	***	*/**	****/*****
Dehnung von Brustbereich und Hüftbeuger mit dem Schlingentrainer	189 (S)	●		●	○	●	*/**	*/**	***	*/**	*/**	****/*****
Dehnung von Gesäß und Rückenstrecker am Schlingentrainer	114 (S)		●	●	●	○	***	***	***	***	*/**	****/*****
Dips an einer Erhöhung	178	●			○	●	***	****/*****	*/**	****/*****	*/**	*/**
Einbeinstand	88 (S)	●		●	○		*/**	*/**	***	*/**	*/**	****/*****

Übungsname	Seite	Level: für alle	Level: Fortgeschrittene	Funktionskreise: Beine	Funktionskreise: Rumpf	Funktionskreise: Arme	Ziele: Abnehmen	Ziele: Muskelaufbau	Ziele: Gesundheit	Ziele: Kraft	Ziele: Ausdauer	Ziele: Beweglichkeit
Eselstritte	128	●		●	●	●	●	●	●	●	●	●
Flys im Stütz mit einem Handtuch	169	●			●	●	●	●	●	●	●	●
Hampelmann	57	●		●	●	●	●	●	●	●	●	●
Handstand	176		●		●	●	●	●	●	●	●	●
Handstand, einarmiger	174		●	●	●	●	●	●	●	●	●	●
Handstandschwünge aus dem Liegestütz	129		●	●	●	●	●	●	●	●	●	●
Hockstütz (Krähe)	175		●		●	●	●	●	●	●	●	●
Hüftdrehen im Unterarmstütz	134	●		●	●	●	●	●	●	●	●	●
Hüftdrehungen mit dem Gymnastikball	91	●		●	●	●	●	●	●	●	●	●
Hüftheben	152	●			●		●	●	●	●	●	●
Hüftheben mit den Beinen auf einer Erhöhung	92	●		●	●		●	●	●	●	●	●
Hüftheben mit diagonalem Abkippen von Arm und Bein	95		●	●	●	●	●	●	●	●	●	●
Hüftheben mit eingeklemmtem Handtuch	94	●		●	●		●	●	●	●	●	●
Hüftheben mit Rumpfaufdrehen	94	●		●	●	●	●	●	●	●	●	●
Hüftheben, einbeiniges	93	●		●	●		●	●	●	●	●	●
Hüftmobilisation im Vierfüßlerstand	101	●		●	●		●	●	●	●	●	●
Hüftmobilisation in Bauchlage	111		●	●	●		●	●	●	●	●	●
Hund-Kobra-Kombinationen	120	●		●	●	●	●	●	●	●	●	●
Käfer	146	●		●	●	●	●	●	●	●	●	●
Katzenbuckel	119	●			●		●	●	●	●	●	●
Klappmesser mit dem Gymnastikball	117		●	●	●	●	●	●	●	●	●	●
Klimmzug-Halten mit Handtuch	181	●			●	●	●	●	●	●	●	●
Klimmzüge im Hammergriff	180		●		●	●	●	●	●	●	●	●
Klimmzüge im Sitzen mit dem Schlingentrainer	181	●		●	●	●	●	●	●	●	●	●
Klimmzüge im Untergriff	179		●		●	●	●	●	●	●	●	●
Kniebeuge-Mini-Handstand-Kombinationen	74		●	●	●	●	●	●	●	●	●	●
Kniebeuge-Seittritt-Kombinationen	76	●		●	●		●	●	●	●	●	●
Kniebeuge-Tritt-Kombinationen	75	●		●	●		●	●	●	●	●	●
Kniebeugen	69	●		●	●		●	●	●	●	●	●
Kniebeugen mit Handtuch über dem Kopf	70	●		●	●	●	●	●	●	●	●	●
Kniebeugen, einbeinige mit abgelegtem Fuß (Bulgarian Split Squats)	77	●		●	●		●	●	●	●	●	●
Kniebeugen, einbeinige mit angezogenem Fuß	81		●	●	●		●	●	●	●	●	●
Kniebeugen, einbeinige mit kleinen Sprüngen	78		●	●	●		●	●	●	●	●	●
Kniebeugen, einbeinige mit Rumpfdrehung am Schlingentrainer	80		●	●	●		●	●	●	●	●	●
Kniebeugen, einbeinige mit Rumpfvorbeugen	79	●		●	●		●	●	●	●	●	●
Kniebeugen, einbeinige mit vorgestrecktem Bein (Pistol Squats)	81		●	●	●		●	●	●	●	●	●
Kniebeugen, einbeinige mit vorgestrecktem Bein (Pistol Squats) am Schlingentrainer	82	●		●	●	●	●	●	●	●	●	●
Kniebeugen, Kosaken-	83	●		●	●		●	●	●	●	●	●
Kniebeugen, schräge im Schlingentrainer	73	●		●	●	●	●	●	●	●	●	●
Kniebeugen, Sumo-	71	●		●	●		●	●	●	●	●	●

Wirksamkeit je Ziel:
- bedingt wirksam (*/**)
- wirksam (***)
- sehr wirksam (****/*****)

Beanspruchung der Funktionskreise:
- sehr gefordert
- mit gefordert

perfekt für Warm-up / Cool-down

gute Stretching-Übung

Übungsname	Seite	Level: für alle	Level: Fortgeschrittene	Funktionskreise: Beine	Funktionskreise: Rumpf	Funktionskreise: Arme	Ziele: Abnehmen	Ziele: Muskelaufbau	Ziele: Gesundheit	Ziele: Kraft	Ziele: Ausdauer	Ziele: Beweglichkeit
Kniebeugen, V-Schritt-	72	●		sehr gefordert	mit gefordert		***	****/*****	***	****/*****	*/**	***
Kombination aus Curls, Seitheben und Armrotationen	187	●			mit gefordert	sehr gefordert	*/**	***	***	***	*/**	***
Kopfstand	157		●	mit gefordert	sehr gefordert	mit gefordert	*/**	*/**	***	***	*/**	***
Körperrotationen im Stand	106	●		mit gefordert	sehr gefordert	mit gefordert	***	*/**	****/*****	***	*/**	****/*****
Körperschaukel in Bauchlage	153		●	mit gefordert	sehr gefordert	mit gefordert	*/**	*/**	***	*/**	*/**	****/*****
Krebsgang	100	●		sehr gefordert	sehr gefordert	sehr gefordert	****/*****	*/**	***	*/**	***	****/*****
Liegestütz-Strecksprung-Kombinationen (Burpees)	64	●		sehr gefordert	sehr gefordert	sehr gefordert	****/*****	***	****/*****	***	****/*****	****/*****
Liegestütz-Vierfüßlerstand-Wechsel, dynamische	172		●	mit gefordert	sehr gefordert	sehr gefordert	****/*****	***	*/**	****/*****	***	***
Liegestütz-Wechselsprünge (Mountain Climbers)	121	●		sehr gefordert	sehr gefordert	mit gefordert	****/*****	*/**	***	***	****/*****	*/**
Liegestütz-Wechselsprünge im Schlingentrainer	121		●	sehr gefordert	sehr gefordert	sehr gefordert	****/*****	*/**	*/**	****/*****	****/*****	*/**
Liegestütz-Wechselsprünge, einbeinige	122	●		sehr gefordert	sehr gefordert	sehr gefordert	***	***	*/**	***	***	***
Liegestütz-Wechselsprünge, einbeinige im Schlingentrainer	122		●	sehr gefordert	sehr gefordert	sehr gefordert	***	****/*****	*/**	****/*****	***	***
Liegestütz, Knieanziehen und Beinstrecken im	123	●		mit gefordert	sehr gefordert	mit gefordert	****/*****	*/**	***	***	***	***
Liegestütz, Seitsprünge im	127	●		mit gefordert	sehr gefordert	mit gefordert	****/*****	***	***	***	***	*/**
Liegestütze	162	●		mit gefordert	mit gefordert	sehr gefordert	****/*****	****/*****	***	****/*****	*/**	*/**
Liegestütze mit den Füßen im Schlingentrainer	164		●	mit gefordert	sehr gefordert	sehr gefordert	****/*****	****/*****	***	****/*****	*/**	***
Liegestütze mit Rumpfdrehungen	166	●		mit gefordert	sehr gefordert	sehr gefordert	****/*****	****/*****	***	****/*****	***	***
Liegestütze mit Zurückschieben des Pos (Blast-off Push-ups)	168		●	sehr gefordert	sehr gefordert	sehr gefordert	***	***	****/*****	***	***	****/*****
Liegestütze, einarmige am Schlingentrainer	161	●			sehr gefordert	sehr gefordert	*/**	****/*****	*/**	****/*****	*/**	*/**
Mobilisation des Schulter-Brust-Bereichs und der Beinrückseiten	190	●		sehr gefordert	mit gefordert	sehr gefordert	*/**	*/**	***	*/**	*/**	****/*****
Oberkörperwischer in der Vorbeuge	106	●		mit gefordert	sehr gefordert		*/**	*/**	****/*****	*/**	*/**	****/*****
Raubtiergang	170		●	mit gefordert	sehr gefordert	sehr gefordert	****/*****	***	*/**	****/*****	*/**	***
Raupengang	130	●		sehr gefordert	sehr gefordert	sehr gefordert	*/**	*/**	***	***	*/**	****/*****
Roll-over-Bewegungen	115		●	mit gefordert	sehr gefordert		*/**	*/**	***	*/**	*/**	****/*****
Rollbewegungen, seitliche auf einem Gymnastikball	141		●	mit gefordert	sehr gefordert	mit gefordert	*/**	*/**	***	***	*/**	*/**
Rückenbrücke, hohe	177		●	sehr gefordert	sehr gefordert	sehr gefordert	***	***	***	****/*****	*/**	****/*****
Rückenbrücke, lange	139		●	mit gefordert	sehr gefordert	mit gefordert	*/**	*/**	***	***	*/**	*/**
Rudern, einarmig mit Rumpfdrehen am Schlingentrainer	184	●			sehr gefordert	sehr gefordert	*/**	***	***	***	*/**	***
Rudern, hängendes	182	●		mit gefordert	sehr gefordert	sehr gefordert	****/*****	****/*****	***	****/*****	*/**	*/**
Rudern, hängendes am Schlingentrainer auf einem Bein	183		●	sehr gefordert	sehr gefordert	sehr gefordert	****/*****	****/*****	***	****/*****	*/**	***
Rumpfaufdehnen, seitliches im einarmigen Stütz	100	●		sehr gefordert	sehr gefordert	mit gefordert	*/**	*/**	****/*****	*/**	*/**	****/*****
Rumpfaufdrehen aus dem hohen Vierfüßlerstand	125	●		sehr gefordert	sehr gefordert	sehr gefordert	****/*****	***	***	*/**	****/*****	***
Rumpfaufdrehen im Vierfüßlerstand	109	●		sehr gefordert	sehr gefordert	sehr gefordert	***	*/**	****/*****	*/**	*/**	****/*****
Rumpfbeugen im rückwärtigen Stütz mit dem Schlingentrainer	99		●	sehr gefordert	sehr gefordert	sehr gefordert	***	***	***	****/*****	*/**	****/*****
Rumpfbeugen mit gestrecktem Handtuch (Good Mornings)	105	●		mit gefordert	sehr gefordert	mit gefordert	***	***	****/*****	***	*/**	****/*****
Rumpfdrehen im Knien	143	●			sehr gefordert		***	***	***	***	*/**	*/**
Rumpfdrehen im Liegestütz mit dem Gymnastikball	103		●	sehr gefordert	sehr gefordert	sehr gefordert	***	***	****/*****	****/*****	***	****/*****
Rumpfdrehen im Sitzen (Russian Twists)	143	●		mit gefordert	sehr gefordert		***	***	***	***	*/**	*/**
Rumpfvorbeugen im Ausfallschritt mit Schulterdehnung	79	●		sehr gefordert	sehr gefordert	sehr gefordert	*/**	*/**	****/*****	*/**	*/**	****/*****
Schulterdehnen mit Händen hinter dem Rücken	191	●				sehr gefordert	*/**	*/**	*/**	*/**	*/**	****/*****
Schulterdrücken, umgekehrtes	167		●		mit gefordert	sehr gefordert	***	****/*****	***	****/*****	*/**	***
Seitstütz, hoher mit Arm- und Beinheben	135	●		sehr gefordert	sehr gefordert	sehr gefordert	*/**	*/**	***	***	*/**	*/**

Übungsname	Seite	Level: für alle	Level: Fortgeschrittene	Funktionskreise: Beine	Funktionskreise: Rumpf	Funktionskreise: Arme	Ziele: Abnehmen	Ziele: Muskelaufbau	Ziele: Gesundheit	Ziele: Kraft	Ziele: Ausdauer	Ziele: Beweglichkeit
Seitstütz, Unterarm-	135	●		●	●	●	●	●	●	●	●	●
Seitstütz, Unterarm- mit Beinheben	135	●		●	●	●	●	●	●	●	●	●
Seitstütz, Unterarm- mit Kicks nach vorn	138		●	●	●	●	●	●	●	●	●	●
Seitstütz, Unterarm- mit Rumpfdrehungen	136	●		●	●	●	●	●	●	●	●	●
Seitstütz, Unterarm- mit seitlichen Crunches	137		●	●	●	●	●	●	●	●	●	●
Seitwärtsrollen	142	●		●	●	●	●	●	●	●	●	●
Sit-ups mit einseitigem Beinstrecken	149		●	●	●		●	●	●	●	●	●
Sit-ups, V-	150		●	●	●	●	●	●	●	●	●	●
Spagatbewegungen im Schlingentrainer	84		●	●	●	●	●	●	●	●	●	●
Sprünge aus dem Ausfallschritt	58	●		●	●		●	●	●	●	●	●
Sprünge aus der Kniebeuge (Squat Jumps)	58	●		●	●		●	●	●	●	●	●
Sprünge, einbeinige in den Unterarmstand	156		●	●	●	●	●	●	●	●	●	●
Sprünge, Skater-	60	●		●	●		●	●	●	●	●	●
Sprünge, Stern- aus der tiefen Hocke	61		●	●	●	●	●	●	●	●	●	●
Sprünge, Sumo-Squat	66	●		●	●		●	●	●	●	●	●
Sprünge, vertikale Hock- (Tuck Jumps)	62		●	●	●	●	●	●	●	●	●	●
Sprünge, vertikale Spreiz- aus dem Ausfallschritt	63		●	●	●	●	●	●	●	●	●	●
Sprünge, weite explosive	61	●		●	●	●	●	●	●	●	●	●
Sprungkombinationen, Hock-Stütz- mit 180-Grad-Drehungen	65	●		●	●	●	●	●	●	●	●	●
Standwaage-Beinstreck-Kombinationen	87		●	●	●	●	●	●	●	●	●	●
Step-up-Ausfallschritt-Kombinationen	52	●		●	●		●	●	●	●	●	●
Step-ups, schnelle	57	●		●	●		●	●	●	●	●	●
Streck-Drehkombinationen in der Sumo-Kniebeuge	108		●	●	●	●	●	●	●	●	●	●
Stütz, dynamischer rückwärtiger mit Abklatschen des Fußgelenks	98	●		●	●	●	●	●	●	●	●	●
Stütz, rückwärtiger mit Beinstrecken	96		●	●	●	●	●	●	●	●	●	●
Superwoman mit Abklatschen des Fußgelenks	154	●		●	●	●	●	●	●	●	●	●
Superwoman-Rudern mit Handtuch	155	●		●	●	●	●	●	●	●	●	●
Turkish Get-up	158	●		●	●	●	●	●	●	●	●	●
Turkish Get-up ohne Armeinsatz	159		●	●	●	●	●	●	●	●	●	●
Unterarmstütz	131	●		●	●	●	●	●	●	●	●	●
Unterarmstütz im Schlingentrainer	131	●		●	●	●	●	●	●	●	●	●
Unterarmstütz mit Seitschritten	133	●		●	●	●	●	●	●	●	●	●
Unterarmstütz-Liegestütz-Kombinationen	171	●		●	●	●	●	●	●	●	●	●
Unterarmstütz, einarmiger mit Armstrecken	132		●	●	●	●	●	●	●	●	●	●
Unterarmstütz, rückwärtiger	140	●		●	●	●	●	●	●	●	●	●
Unterarmstütz, rückwärtiger am Schlingentrainer	140	●		●	●	●	●	●	●	●	●	●
Unterarmstütz, Zweipunkt-	132	●		●	●	●	●	●	●	●	●	●
Vierfüßlergang	67	●		●	●	●	●	●	●	●	●	●
Wall Climbs	173		●	●	●	●	●	●	●	●	●	●
Wandsitzen	68	●		●	●		●	●	●	●	●	●
Wechselschritte im einarmigen Stütz	124		●	●	●	●	●	●	●	●	●	●

ÜBUNGEN FÜR DEN FUNKTIONSKREIS BEINE

In diesem Kapitel haben wir Übungen für dich zusammengestellt, deren natürliche Bewegungen ihren Ursprung im Funktionskreis Beine haben. Salopp gesagt könntest du sie auch Bein- und Poübungen nennen. Doch das wird weder den nachfolgenden Übungen noch dem funktionellen Ansatz dieses Buches gerecht. Diesem folgend sollen dir auf allen Übungsseiten stets komplexe Bewegungen mit überwiegend mindestens zwei angesprochenen Funktionskreisen präsentiert werden.

Und genau so ist es, beginnend mit diesem ersten Übungskapitel, das folgende Grundübungen versammelt:

→ das Schreiten, Laufen & Springen (ab der gegenüberliegenden Seite),

→ das Beugen, Strecken und Heben der Beine (ab Seite 68) und

→ das Beugen, Strecken und Rotieren der Hüfte (ab Seite 90).

Beintraining ist im Grund essenziell für alles und jede(n) – hier sind die Gründe:

→ Deine Beine nutzt du tagaus, tagein.

→ Es gibt keine Sportart, in der die Beine nicht eine wichtige Rolle spielen.

→ Beine und Po machen den größten Teil der Muskulatur an deinem Körper aus. Diese solltest du allein schon aus gesundheitlichen Gründen erhalten.

→ Diese große Masse an Muskelgewebe hilft dir extrem gut beim Abnehmen – du weißt ja, dass Muskulatur dein bester Freund im Kampf gegen Körperfett ist.

→ Das Training der großen Muskeln an Beinen und Po ist hervorragend geeignet, auch deinem Bauchfett an den Kragen zu gehen!

Vor diesem Hintergrund ist klar: Mindestens an einem Tag pro Woche solltest du deine Bein- und Pomuskulatur fordern. Ganz nach dem Motto: »Never skip a leg day«!

Ausfallschritte

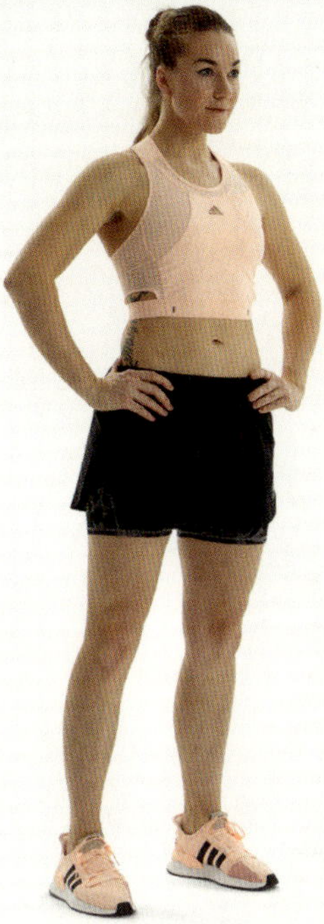

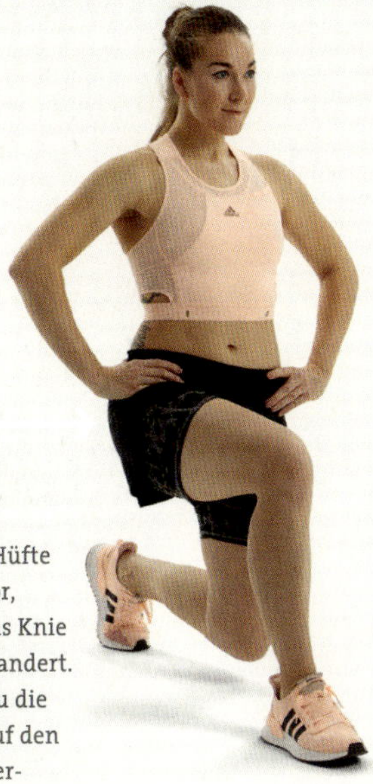

Schiebe die Hüfte ein wenig vor, ohne dass das Knie nach vorn wandert. So erhöhst du die Spannung auf den hinteren Oberschenkel.

POWERVARIANTE

Ausfallschritte mit Rumpfdrehung

• Drehe aus der Endposition der Grundübung heraus den Oberkörper über das vordere Bein, hier nach rechts. Versuche, soweit wie möglich zu kommen – Beine inklusive der Knie bleiben aber unverändert nach vorn ausgerichtet.

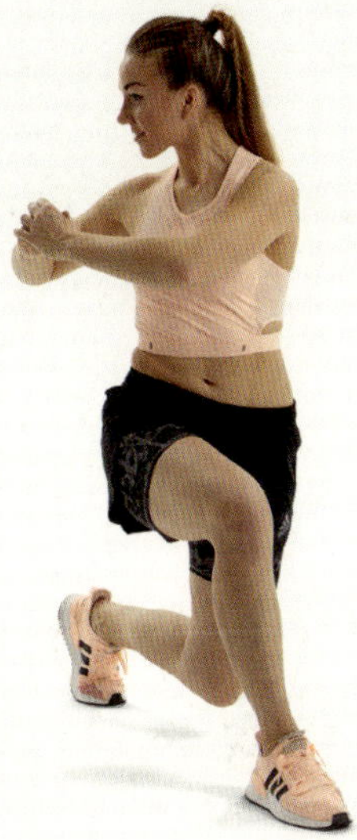

A
- Stelle dich hüftbreit auf und richte deinen Körper gerade aufrecht aus. Stemme die Hände in die Hüfte oder lasse die Arme locker hängen. Du kannst sie auch aktiv bei jedem Schritt mitbewegen (siehe Seite 53).

B
- Mache mit rechts einen großen Schritt nach vorn. Beuge das rechte Knie, bis es etwa rechtwinklig steht. Das hintere Knie sollte fast den Boden berühren. Die Bewegungsidee, wenn der Ausfallschritt gesetzt ist: Senke deinen Körpers nach unten ab – es geht nicht darum, ihn nach vorn zu drücken. Auf diese Weise verhinderst du auch, dass du dein Knie zu weit nach vorn schiebst. Dein Oberkörper bleibt stets aufrecht.
- Drücke dich aus dem vorderen Fuß zurück in die Ausgangsposition.
- Nun setzt du den linken Fuß in einem großen Schritt nach vorn. Anschließend fährst du wechselweise im Satz fort. Alternativ kannst du auch einen Satz nur mit einem Bein absolvieren und im nächsten Durchgang das andere fordern.

EINE TOLLE ALTERNATIVE: RÜCKWÄRTIGE AUSFALLSCHRITTE

Für fast jeden normalen Ausfallschritt gilt: Du kannst ihn auch nach hinten ausführen. Dazu setzt du aus der Startposition heraus ein Bein nach hinten, nicht nach vorn. Setze es dabei ähnlich weit weg auf und ende in einer ähnlichen Endposition. Rückwärtige Ausfallschritte beanspruchen die Muskulatur, deren Ansteuerung und damit dein zentrales Nervensystem auf eine ganz andere Weise. Was dir auffallen wird: Unterschiede beim Halten des Gleichgewichts, aber auch eine andere Belastungsempfindung: zum Beispiel, weil das zum Schritt gesetzte Bein von hinten deutlich weniger zum Wiederaufrichten beiträgt. Wenn du mal einen Schritt nach vorn und einen nach hinten ausführst, wirst du den Unterschied spüren. Die Übung auf Seite 53 kombiniert übrigens beide Schrittrichtungen.

Geeignet für Einsteiger	Abnehmen	Muskelaufbau	Gesundheit	Kraft	Ausdauer	Beweglichkeit
	••••	•••	•••	•••	•••	•••

Ausfallschritt-Kniebeugen auf einer Linie

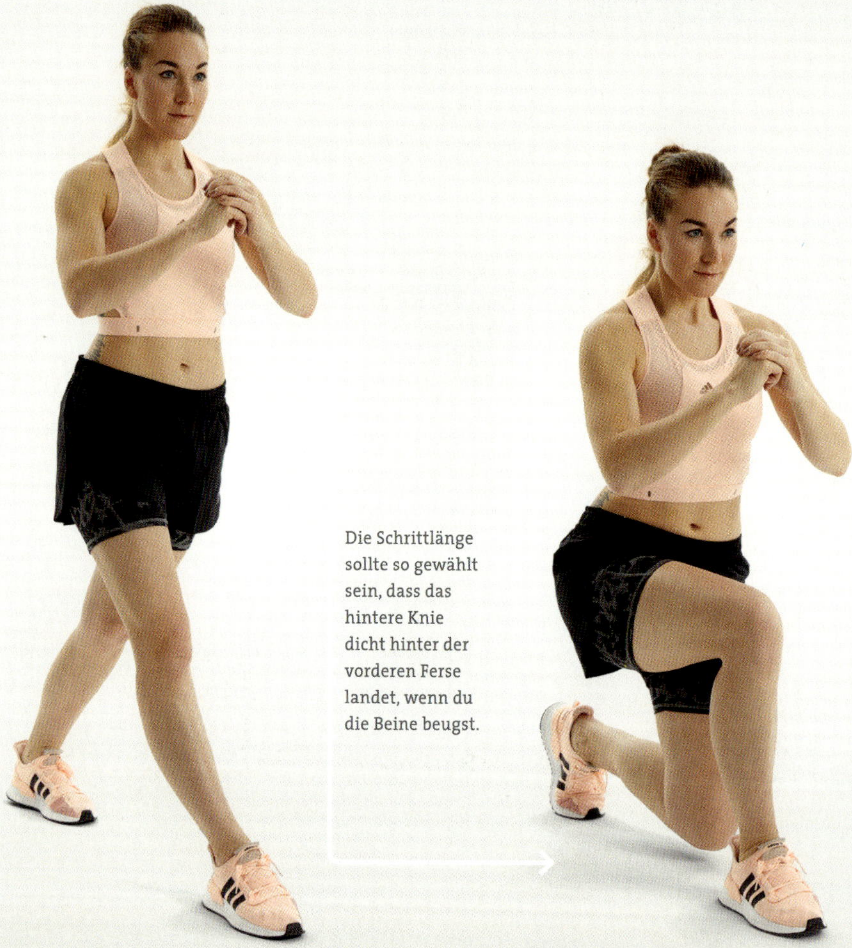

Die Schrittlänge sollte so gewählt sein, dass das hintere Knie dicht hinter der vorderen Ferse landet, wenn du die Beine beugst.

A

- Stelle dich aufrecht hin, dann setze den rechten Fuß etwa zwei, drei Fußlängen weiter vorn auf, und zwar auf einer Linie mit dem hinteren Fuß. Zur Orientierung nutze bei Bedarf beispielsweise Fliesen- oder Gehwegfugen. Du wirst sofort merken, dass sich das kippelig anfühlt.
- Finde die Balance in dem Ausfallschritt. Richte den Oberkörper gerade aufrecht aus und bringe die Hände vor die Brust. Halte im aufrechten Stand die hintere Ferse am Boden – so bekommst du zusätzlichen Stretch auf die Rückseite des hinteren Beins.

B

- Beuge die Knie, bis das hintere Knie fast den Boden berührt. Dein vorderes Knie steht über dem vorderen Fuß.
- Diese Position zwei bis drei Sekunden halten, dann drücke dich wieder hoch.

POWERVARIANTE

Schreite wie beschrieben auf einer Linie vorwärts. Drücke dich jeweils mit dem vorderen Fuß beim Hochkommen nach vorn ab und setze dann das zuvor hintere Bein nach vorn. Lande im gleichen Abstand wie zuvor. Besonders herausfordernd wird's, wenn du rückwärts auf einer Linie schreitest.

Geeignet für Einsteiger	Abnehmen	Muskelaufbau	Gesundheit	Kraft	Ausdauer	Beweglichkeit
	••	•••	•••	•••	••	••••

Ausfallschritte mit hochgestreckten Armen

und Rumpfdrehung

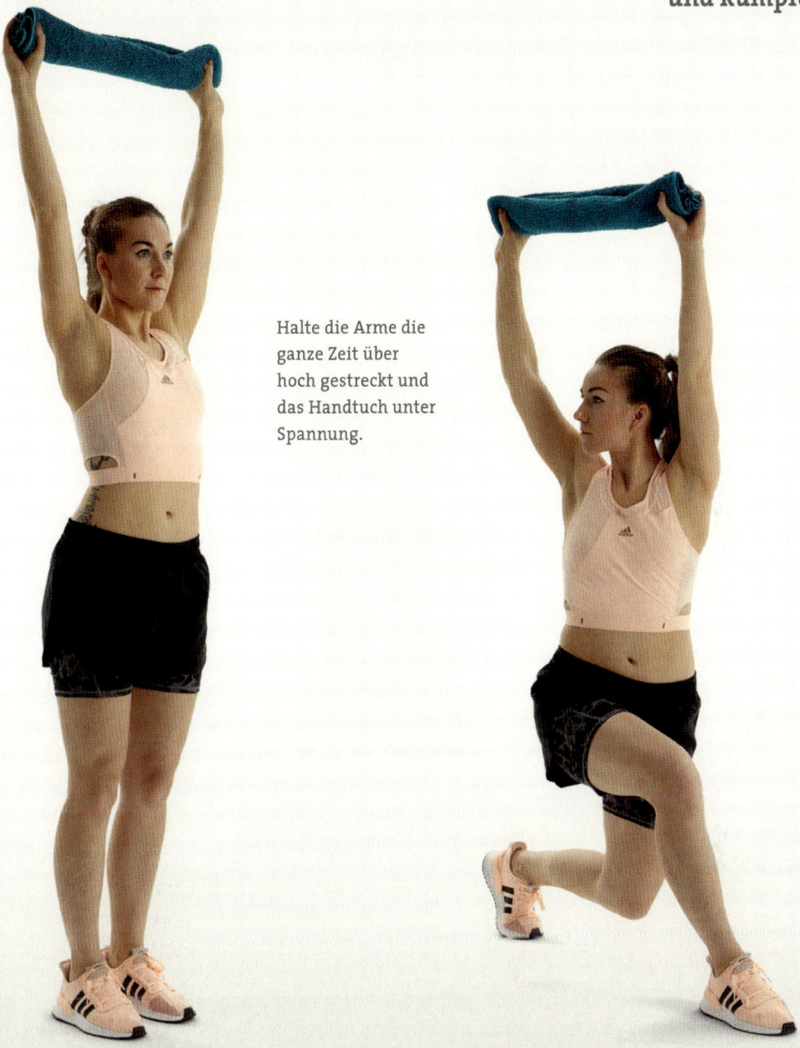

Halte die Arme die ganze Zeit über hoch gestreckt und das Handtuch unter Spannung.

A
- Rolle ein Handtuch der Länge nach auf und greife die Enden jeweils mit einer Hand. Stelle dich aufrecht hin. Ziehe das Handtuch stramm und führe die Arme gestreckt zur Decke. Um eine aufrechte Haltung zu bewahren, ziehe die Schulterblätter aktiv nach hinten unten und halte sie dort, ohne zu verkrampfen.

B
- Setze den rechten Fuß in einem großen Schritt nach vorn und beuge die Knie, bis das hintere fast den Boden berührt. Senke deinen Körper bewusst ab, anstatt ihn nach vorn zu schieben.
- Drehe den Oberkörper aus der tiefen Position über das vordere Bein, hier nach rechts. Die Arme machen die Bewegung des Oberkörpers mit.
- Drehe dich zurück mit dem Blick nach vorn und drücke dich dann aus dem vorderen Fuß wieder zurück in die Startposition.
- Als Nächstes machst du einen Ausfallschritt mit links und drehst dich zur linken Seite. Fahre dann wechselseitig für den Rest des Satzes fort.

EINSTIEGSVARIANTE

Führe die Übung ohne Drehung aus.

Geeignet für Einsteiger	Abnehmen	Muskelaufbau	Gesundheit	Kraft	Ausdauer	Beweglichkeit
	•••	•••	••••	•••	••	••••

Step-up-Ausfallschritt-Kombinationen

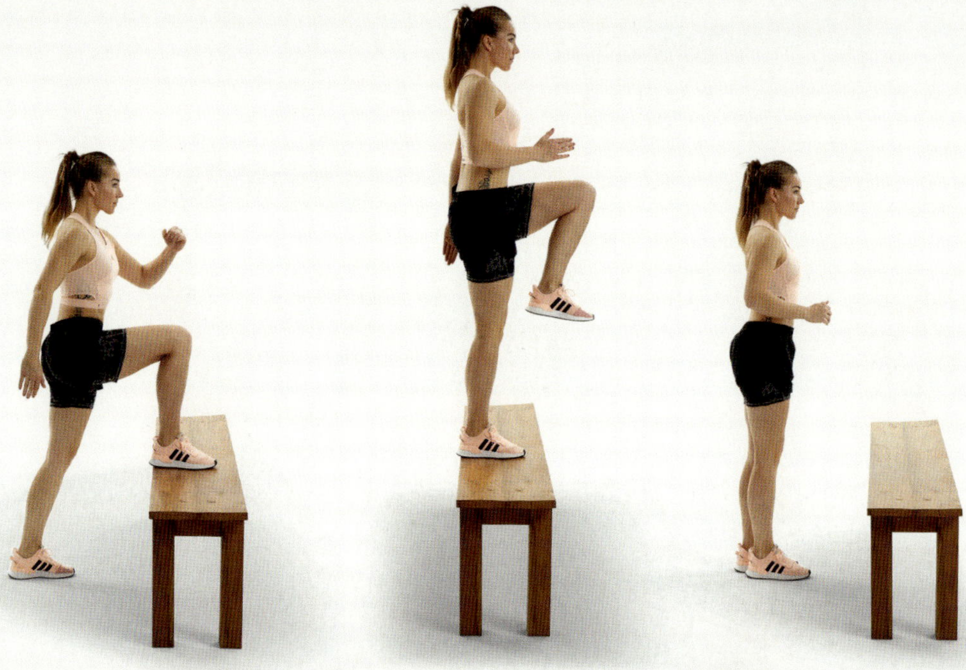

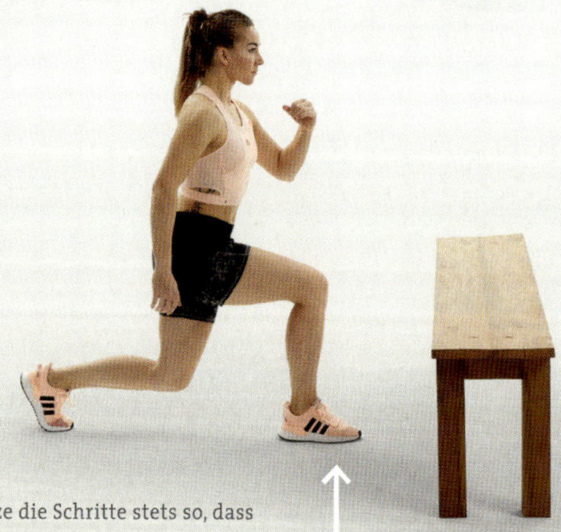

Setze die Schritte stets so, dass in einem Satz immer ein Bein arbeiten muss: In den Bildern ist es das rechte, mit dem du dich zum einen hochdrückst, zum anderen die Kraft für den rückwärtigen Ausfallschritt aufbaust.

A
- Stelle dich vor eine stabile Bank. Setze den rechten Fuß darauf ab, dann gehe in eine »Marsch-Haltung«, bei der dein linker Arm nach vorn, der rechte eher nach hinten ausgerichtet ist.

B
- Drücke dich dynamisch mit rechts nach oben in den aufrechten Stand, ohne den linken Fuß abzustellen. Ziehe vielmehr das linke Knie nach oben, bis der Oberschenkel etwa waagerecht steht. Deine Arme »marschieren« mit: Der linke Arm zieht nach hinten, der rechte schnellt vor.

C
- Beuge das rechte Knie wieder und setze den linken Fuß erst wieder auf dem Boden vor der Bank auf. Lasse dich dabei nicht absacken, sondern steuere mit der Kraft des rechten Oberschenkels dagegen und lasse dich bewusst langsam herab.
- Nimm den rechten Fuß von der Bank und setze ihn neben den linken. Jetzt verlagerst du das Gewicht wieder auf rechts, dann …

D
- … machst du mit links einen großen Ausfallschritt nach hinten, bis das linke Knie fast den Boden berührt. Über Position C geht es zurück in Position A, dann wieder von vorne los.

- Dein Oberkörper bleibt während des gesamten Ablaufs aufrecht. Zudem zeigen Knie und Füße immer in dieselbe Bewegungsrichtung nach vorn.
- Wechsele im nächsten Durchgang die Beine.

Geeignet für Einsteiger	Abnehmen	Muskelaufbau	Gesundheit	Kraft	Ausdauer	Beweglichkeit
	●●●●●	●●●●	●●●●	●●●●	●●●●	●●●

Ausfallschritte vor und zurück ohne Absetzen

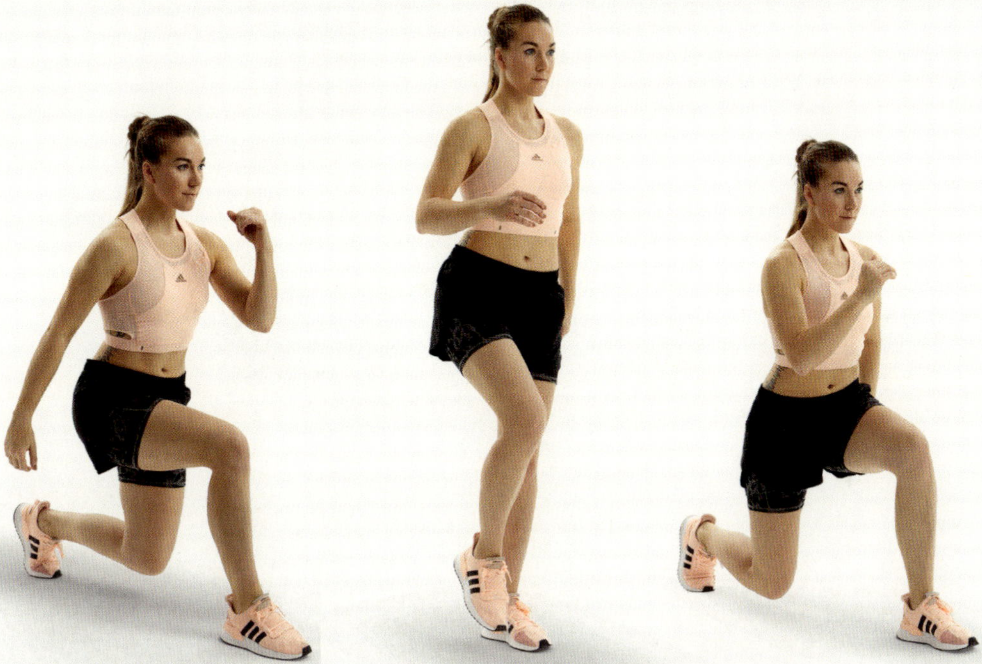

Im gesamten Satz bleibt der eine Fuß des Standbeins unbewegt am Boden. Das (hier linke) Bein muss so die Drückarbeit verrichten, während das freie (hier rechte) Bein immer abwechselnd nach vorn und hinten in den Ausfallschritt geht.

A
- Stelle dich hüftbreit hin, aktiviere deine Rumpfmuskulatur und richte deinen Oberkörper gerade aus.
- Mache mit rechts einen großen Ausfallschritt nach vorn, bis das hintere Knie fast den Boden berührt und der vordere Oberschenkel etwa waagerecht steht. Die Arme gehen wie beim Laufen gegengleich mit.

B
- Drücke dich vorrangig aus dem linken Fuß wieder zurück nach hinten. Ohne den rechten Fuß aufzusetzen, führst du diesen ….

C
- … direkt nach hinten in einen rückwärtigen Ausfallschritt, der etwa ebenso groß wie der Schritt nach vorn sein sollte. Lande sauber in der Endposition, in der auch beide Knie wieder etwa rechtwinklig gebeugt sind.
- Drücke dich sofort wieder aus dem linken Bein heraus nach vorn und setze nahtlos an zum nächsten Ausfallschritt nach vorn mit dem rechten Bein.
- Absolviere den gesamten Satz wie beschrieben zügig und wechsele erst im nächsten Satz die Beine.

Geeignet für Einsteiger	Abnehmen	Muskelaufbau	Gesundheit	Kraft	Ausdauer	Beweglichkeit
	••••	••••	••••	••••	••••	•••

Rückwärtige Ausfallschritte mit Kicks nach vorn

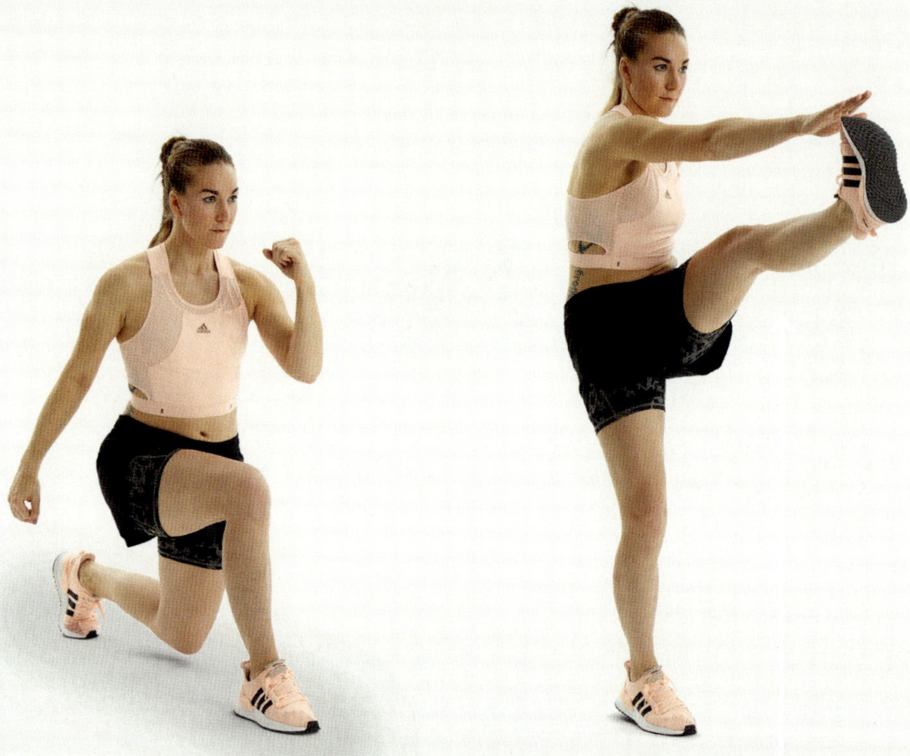

Bewege das kickende Bein möglichst auf einer Linie vor und zurück. Hier hilft dir deine Rumpfmuskulatur, um »auf Spur« zu bleiben.

A

- Stelle dich im hüftbreiten Stand aufrecht hin. Aktiviere die Rumpfmuskeln, dann setze den linken Fuß in einem großen Ausfallschritt nach hinten. Die Arme schwingen gegengleich mit: Der linke Arm ist vorn aktiviert, der rechte zeigt eher nach hinten – du wirst die Arme jetzt gleich zum Schwungholen brauchen.

B

- Drücke dich explosiv mit dem rechten Fuß zurück in den aufrechten Stand und kicke dann das gestreckte linke Bein hoch nach vorn, bis es etwa waagerecht steht. Als Orientierung kannst du deinen rechten Arm gerade vorstrecken und dann deine rechte Hand mit der linken Fußspitze anpeilen.
- Lande zügig und möglichst ohne Zwischenbewegungen wieder im Ausfallschritt.
- Schließe sofort den nächsten Kick an und absolviere die Bewegungen möglichst schnell.
- Im nächsten Satz kommt das andere Bein zum Einsatz.

Geeignet für Einsteiger	Abnehmen	Muskelaufbau	Gesundheit	Kraft	Ausdauer	Beweglichkeit
	●●●●●	●●●	●●●●	●●●●	●●●●	●●●●

Ausfallschritt-Wechselsprünge

POWERVARIANTE

Wippe in jeder Ausfallschrittposition jeweils dreimal auf und ab, bevor du springst – als würdest du immer kleine Ausfallschritt-Kniebeugebewegungen absolvieren.

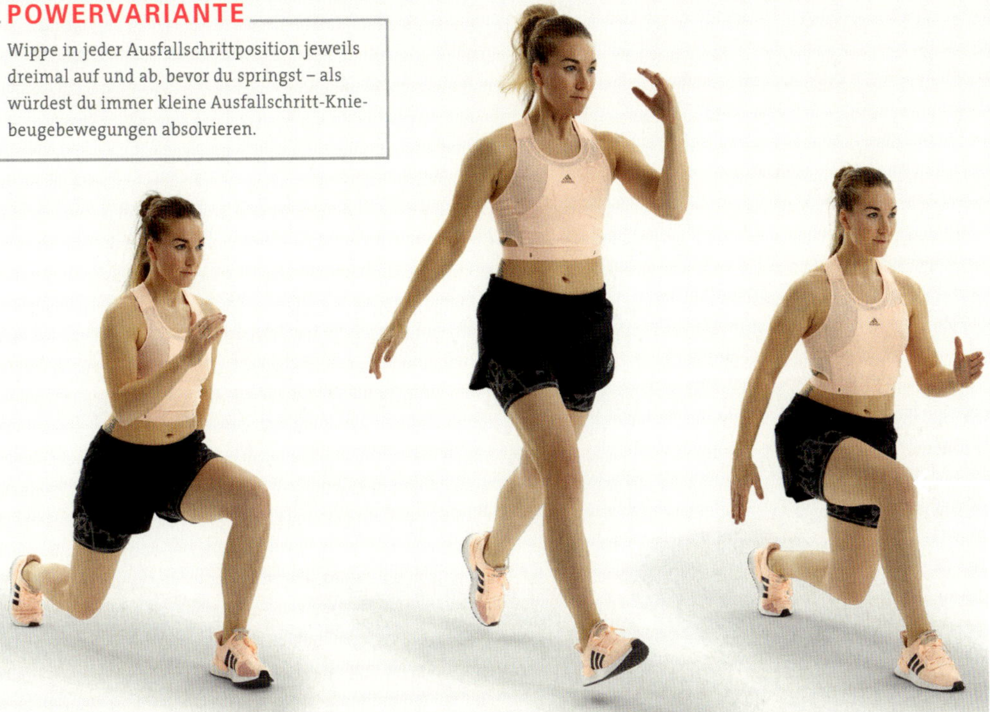

Finde in jeder Landeposition eine sichere Haltung, bei der das vordere Knie rechtwinklig gebeugt und das hintere knapp über dem Boden ist.

A
- Stelle dich hüftbreit mit geradem Oberkörper hin. Setze den linken Fuß nach vorn in einen großen Ausfallschritt. Deine Arme gehen aktiv mit: Der rechte Arm ist vorn, der linke hinten – nutze sie für die folgende Sprungbewegung.

B
- Drücke dich explosiv aus beiden Füßen heraus nach oben ab. In der Luft wechselst du blitzschnell die Arm- und Beinstellungen, sodass du schließlich …

C
- … in der umgekehrten Ausfallschrittposition landest: Jetzt ist dein rechtes Knie vorn etwa rechtwinklig gebeugt, das linke Knie ist hinten und steht knapp über dem Boden.
- Fahre ohne Pause fort und springe sofort wieder zurück, dann immer weiter für den Rest des Satzes. Dein Oberkörper bleibt stets gerade ausgerichtet.

SAFETY FIRST BEIM SPRUNGTRAINING

Für alle Sprungübungen, vor allem die intensiven, gilt: Wärme dich vorher gut auf! Die einwirkenden Kräfte insbesondere bei den Landungen sind teilweise enorm – vielleicht noch nicht bei dieser Übung, aber spätestens bei den Übungen ab Seite 58. Das gilt in besonderem Maße dann, wenn dir deine Waage signalisiert, dass du zu viel Körpergewicht mit dir herumträgst (das wird sich ja bald ändern, sofern du willst).

Geeignet für Einsteiger	Abnehmen	Muskelaufbau	Gesundheit	Kraft	Ausdauer	Beweglichkeit
	•••••	••••	••••	••••	••••	•••

Einseitige Beinbewegungen in der Kniebeugeposition

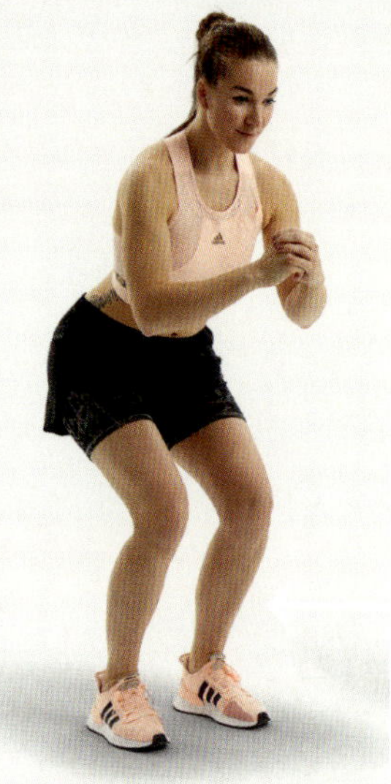

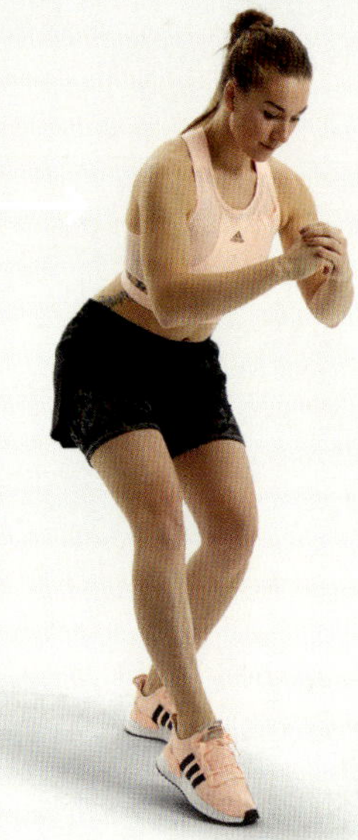

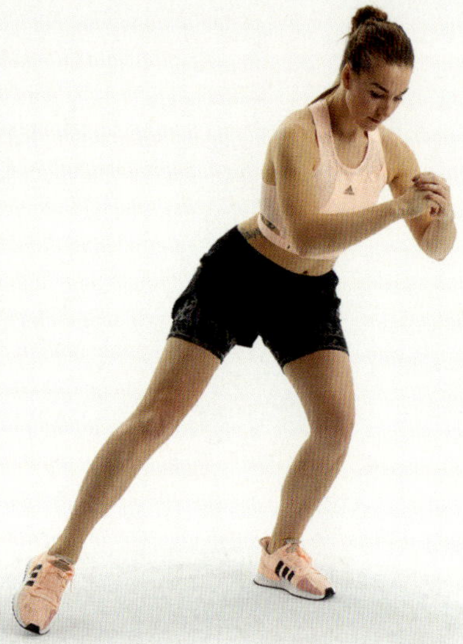

Standbein und Oberkörper bleiben die ganze Zeit über unbewegt in Position. Um das Knie abzusichern, drücke es stets aktiv leicht nach außen.

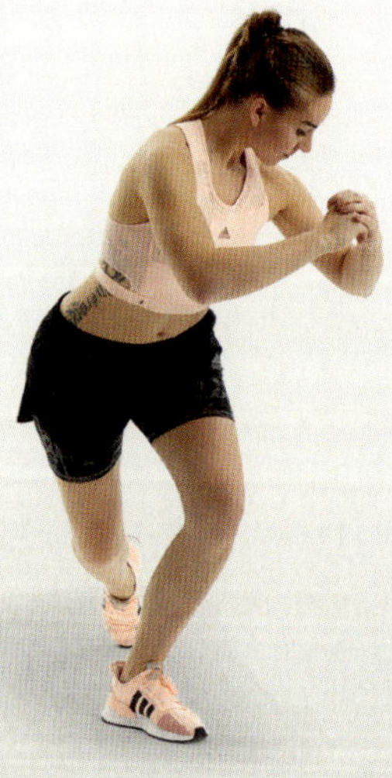

A ▶ Stelle dich hüftbreit auf und führe die Hände locker vor der Brust zusammen. Baue Rumpfspannung auf, dann schiebe den Po etwas nach hinten und beuge die Knie, bis diese etwa rechtwinklig gebeugt sind. Halte den Oberkörper möglichst aufrecht und den Rücken gerade.

B ▶ Verlagere das Gewicht auf den linken Fuß, dann führe mit dem rechten Fuß den gesamten Satz über sternförmige Schritte aus, ohne den Fuß dabei zu belasten. Tippe also mit der rechten Fußspitze erst einmal schräg nach vorn rechts, dann …

C ▶ … seitlich nach rechts und schließlich auch …

D ▶ … hinter dem linken Bein vorbei weit nach links hinten auf den Boden.

POWERVARIANTE

Absolviere die Übung auf weichem Untergrund, also etwa einer Matte, einem Kissen, im Sand etc.

- ▶ Setze den Fuß spielerisch immer wieder an anderer Stelle auf, sodass du viele unterschiedliche Belastungen erreichst. Versuche dabei den maximal möglichen Radius von vorn vor dem Standbein bis hinten hinter dem Standbein auszuschöpfen.
- ▶ Du kannst auch mit dem Tempo spielen – aber bleibe stets sauber in der Ausführung und halte das Standbein schön durchgehend gebeugt.
- ▶ Im nächsten Durchgang wechselst du die Beine.

Geeignet für Einsteiger	Abnehmen	Muskelaufbau	Gesundheit	Kraft	Ausdauer	Beweglichkeit
	••	•••	•••	•••	••	••••

Schnelle Step-ups

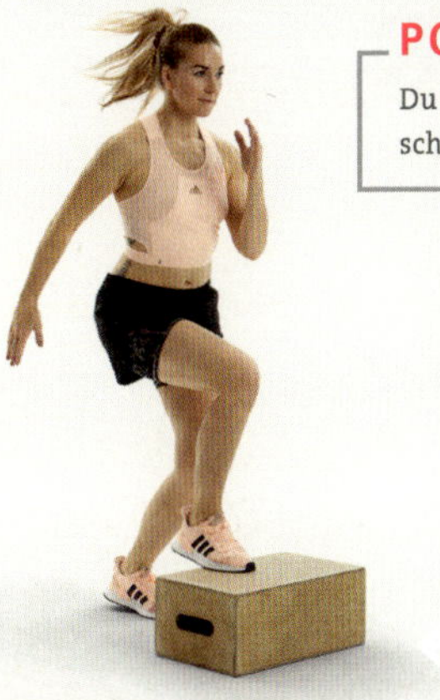

POWERVARIANTE

Du kannst auch beidbeinig blitzschnell auf und ab springen.

Wenn du eine nicht fixierte Erhöhung wie diese Kiste hier nutzt, kannst du diese für mehr Halt auch gegen eine Wand schieben, damit sie nicht verrutscht.

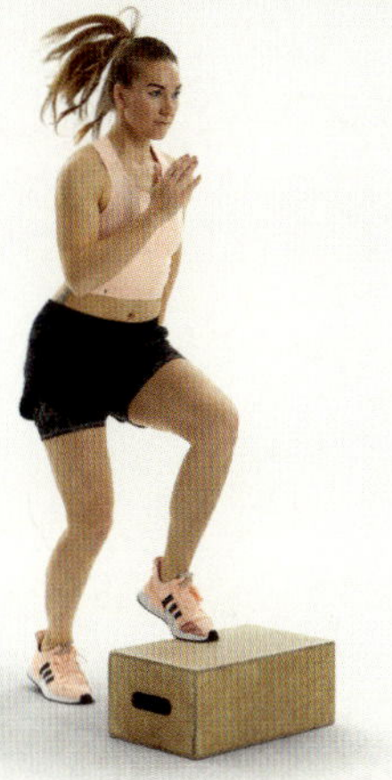

A
- Stelle deinen rechten Fuß auf eine kleine Erhöhung (Höhe ungefähr zwischen Kantstein und Parkbank, etwa eine Treppenstufe). Baue Spannung im Rumpf auf und richte die Arme gegengleich zur Fußstellung aus, sodass der linke Arm vorn ist.

B
- Stoße dich mit beiden Füßen ab und wechsele blitzschnell die Schrittstellung, sodass der linke Fuß auf der Erhöhung landet. Die Arme schwingen mit.
- Drücke dich sofort wieder ab, wechsele die Füße und ziehe so mit maximalem Tempo den gesamten Satz durch. Halte dein Becken stets gerade und lasse die jeweils tiefe Seite nicht absacken.

Geeignet für Einsteiger	Abnehmen	Muskelaufbau	Gesundheit	Kraft	Ausdauer	Beweglichkeit
	•••••	•••	••••	••	••••	••

Hampelmann

Um die Spannung in den Beinen zu erhöhen, gehe leicht auf die Zehenspitzen.

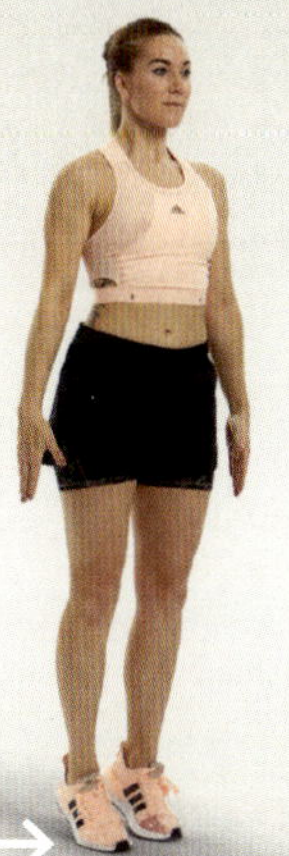

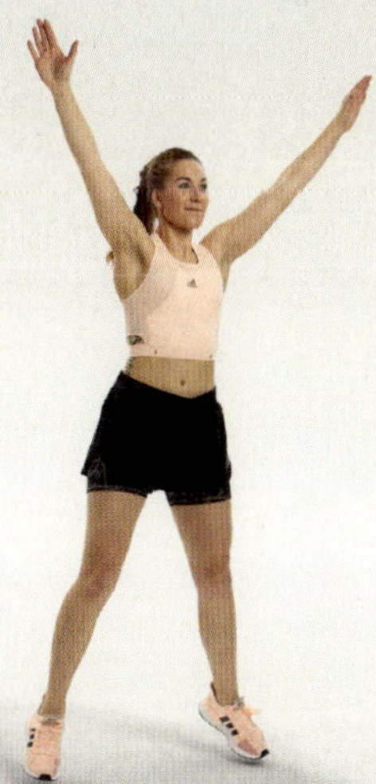

A
- Stelle dich aufrecht mit geschlossenen Füßen hin und lege die Arme an.

B
- Springe beidbeinig ab und drücke die Füße auseinander. Gleichzeitig führst du die gestreckten Arme seitlich hoch.
- Lande breitbeinig mit den Armen über dem Kopf. Springe sogleich zurück in die Ausgangsposition.
- Ohne Pause springst du für den Rest der Zeit in dieser Folge weiter. Wenn du die Übung zum Warm-up nutzt, übertreibe es nicht mit der Anstrengung.

Geeignet für Einsteiger	Abnehmen	Muskelaufbau	Gesundheit	Kraft	Ausdauer	Beweglichkeit
	•••••	•	••••	•	••••	••

Sprünge aus der Kniebeuge

(Squat Jumps)

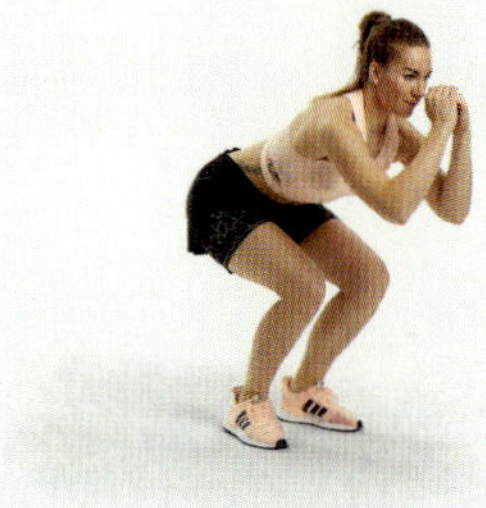

Die Arme schwingen dynamisch gestreckt nach hinten.

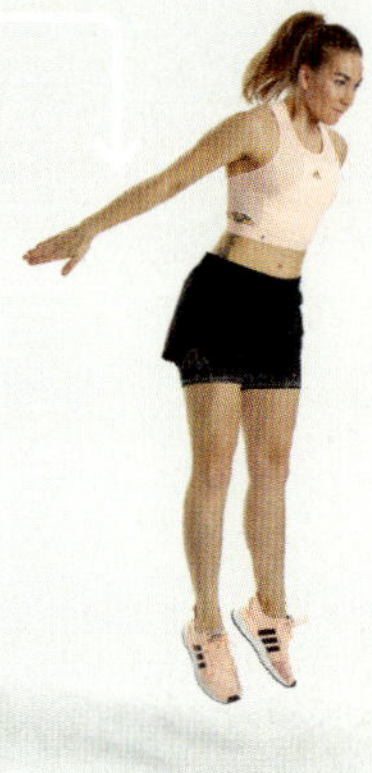

POWERVARIANTE

Führe die Übung aus der Sumo-Kniebeuge aus (siehe Seite 71) und lande auch wieder breitbeinig. Um die Knie zu schonen, zeigen die Füße leicht nach außen.

A
- Stelle dich etwa hüftbreit hin. Baue Rumpfspannung auf, dann schiebe dein Gesäß nach hinten und beuge den Oberkörper mit geradem Rücken vor. Die Hände führst du vor dem Gesicht zusammen.

B
- Springe explosiv nach oben und drücke die Beine dabei kräftig durch.
- Lande möglichst sanft und federe die Kräfte ab, indem du die Beine sofort beugst und wieder in die Ausgangsposition zurückkehrst.
- Drücke dich möglichst ohne Pause sofort wieder nach oben ab. Derart dynamisch bestreitest du den gesamten Satz.

Geeignet für Einsteiger	Abnehmen	Muskelaufbau	Gesundheit	Kraft	Ausdauer	Beweglichkeit
	●●●●	●●●	●●●●	●●●	●●●●	●●

Sprünge aus dem Ausfallschritt

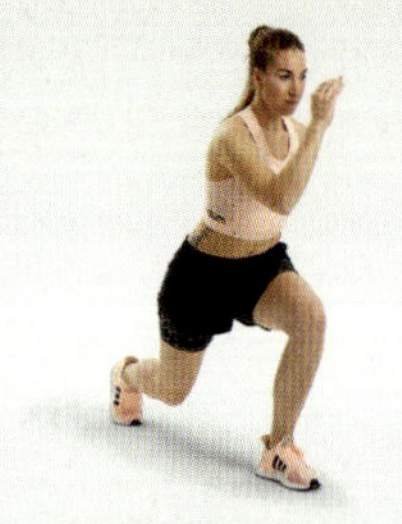

Halte den Oberkörper ebenso wie die Hüfte stets gerade und ausgerichtet nach vorn.

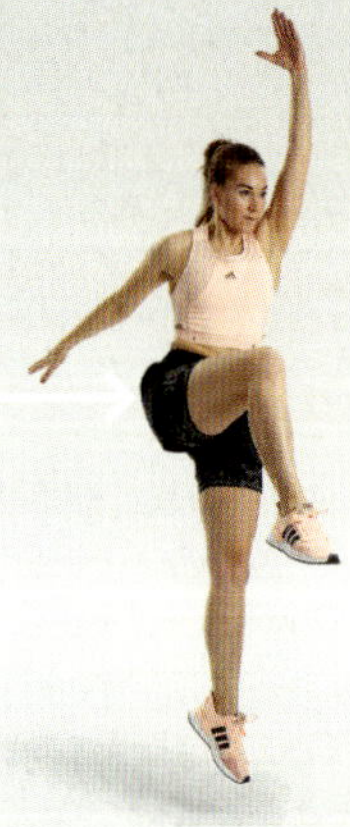

A
- Stelle dich normal aufrecht hin, dann mache mit rechts einen Ausfallschritt nach hinten. Die Arme gehen mit: Der rechte Arm ist vorn angewinkelt, der linke nach hinten gestreckt.

B
- Drücke dich explosiv aus dem linken Bein heraus nach vorn oben ab und strecke in der Luft den Fuß durch. Deinen linken Arm reißt du nach oben, während dein rechter nach hinten zieht. Baue eine schöne große Bogenspannung auf – vielleicht spürst du einen Stretch in deiner linken Flanke.
- Lande wieder mit links und setze ohne Zwischenschritt den rechten Fuß wieder in den rückwärtigen Ausfallschritt, sodass du in der Startposition endest.
- Kurz sammeln, dann sofort zum nächsten Sprung ansetzen und in der Folge fortfahren.
- Im nächsten Durchgang wechselst du die Beine.

Geeignet für Einsteiger	Abnehmen	Muskelaufbau	Gesundheit	Kraft	Ausdauer	Beweglichkeit
	●●●●	●●●	●●●●	●●●	●●●●	●●●●

Seitliche Crunch-Hopser

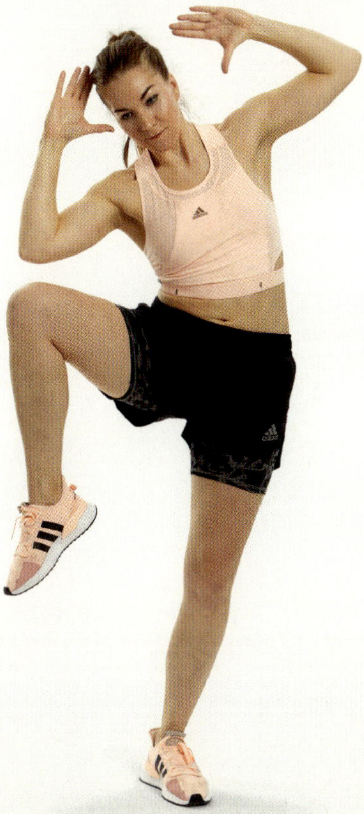

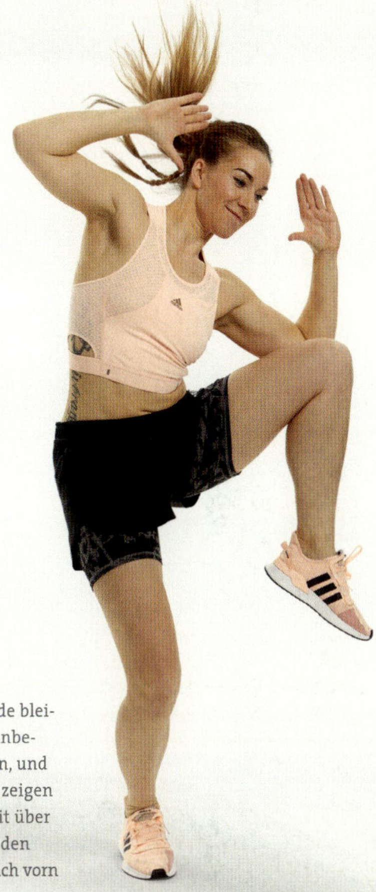

Arme und Hände bleiben komplett unbewegt in Position, und die Ellenbogen zeigen die gesamte Zeit über nach außen zu den Seiten, ohne nach vorn zu wandern.

A

- Stelle dich aufrecht hin und spanne den Rumpf an. Halte die Finger locker neben deinem Kopf oder führe die Fingerspitzen hinter die Ohren. Verlagere dein Gewicht auf links, dann ziehe das rechte Knie seitlich hoch und beuge deinen Rumpf nach rechts, sodass Knie und Ellenbogen sich (fast) berühren.

EINSTIEGSVARIANTE

Du kannst die Übung auch etwas weniger dynamisch ohne Springen ausführen.

B

- Aus dieser seitlichen Crunch-Haltung drücke dich mit dem linken Fuß dynamisch nach oben ab, beuge deinen Rumpf zügig zur linken Seite, sodass der linke Ellenbogen und das linke Knie zusammenwandern. Zugleich landest du auf dem rechten Fuß.
- Ohne Pause drückst du dich bei diesen »seitlichen Hampelmännern« zu den Seiten, bis der Satz beendet ist.
- Arbeite trotz Tempo sauber. Halte das Becken gestreckt und knicke nicht im Oberkörper nach vorn ab.

Geeignet für Fortgeschrittene	Abnehmen	Muskelaufbau	Gesundheit	Kraft	Ausdauer	Beweglichkeit
	●●●	●●●	●●●	●●	●●●●	●●●●●

Skater-Sprünge

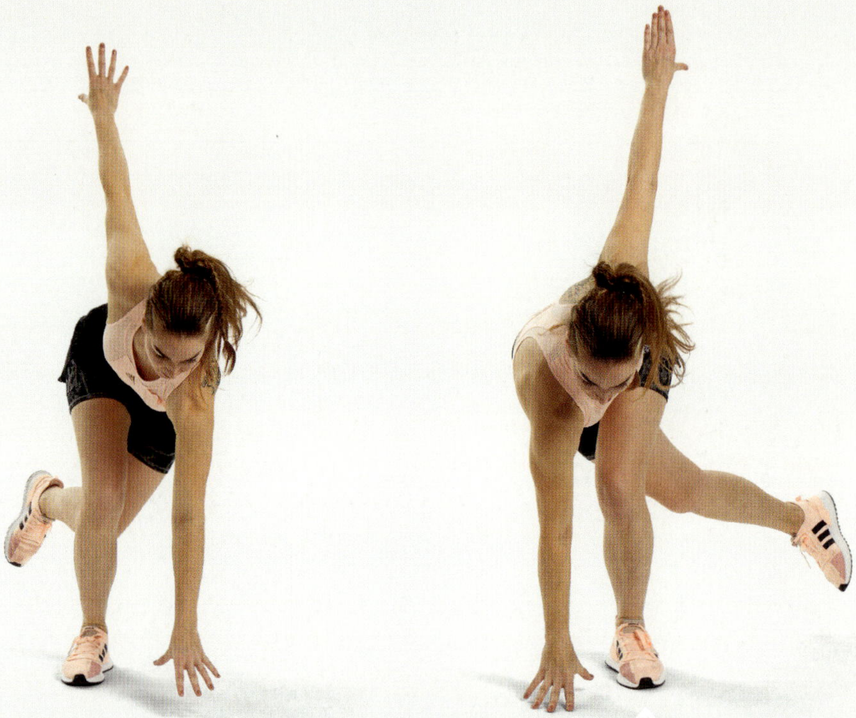

Lande möglichst immer sanft. Dazu beuge stets das Knie, um die Landung abzufedern, und aktiviere es dabei jedes Mal leicht nach außen, damit es nicht unter Druck nach innen wandert.

A

- Stelle dich aufrecht hin, schiebe deinen Po etwas nach hinten und gehe in die Knie. Beuge dabei deinen Oberkörper mit geradem Rücken nach vorn. Hebe nun den rechten Fuß leicht an, dann drückst du dich mit dem linken explosiv nach rechts ab – so landest du in der hier abgebildeten ersten Position.
- Schwinge den linken Fuß hinter dem rechten Bein vorbei. Der rechte Arm ist nach hinten oben geschwungen, der Linke ist vorn – die Hand darf zur Not kurz am Boden abstützen. Aus dieser Position …

B

- … drückst du dich nun mit dem rechten Fuß explosiv maximal nach links ab.
- Lande mit dem linken Fuß und beuge hier wieder das Knie. Das rechte Bein schwingt hinter das linke. Nun ist der rechte Arm vorn unten, der linke Arm hinten oben.
- Drücke dich sofort wieder ab nach links und fahre den gesamten Satz über dynamisch fort, ohne eine Pause zu machen.
- Halte das jeweils freie Bein möglichst den ganzen Satz über in der Luft, sodass du immer nur mit einem Fuß Kontakt zum Boden hast.

Geeignet für Einsteiger	Abnehmen	Muskelaufbau	Gesundheit	Kraft	Ausdauer	Beweglichkeit
	•••	•••	•••	••••	•••	••••

Weite explosive Sprünge

Nach jeder Landung ist es wichtig, dass du kurz deine Körperhaltung überprüfst, bevor du zum nächsten Sprung ansetzt.

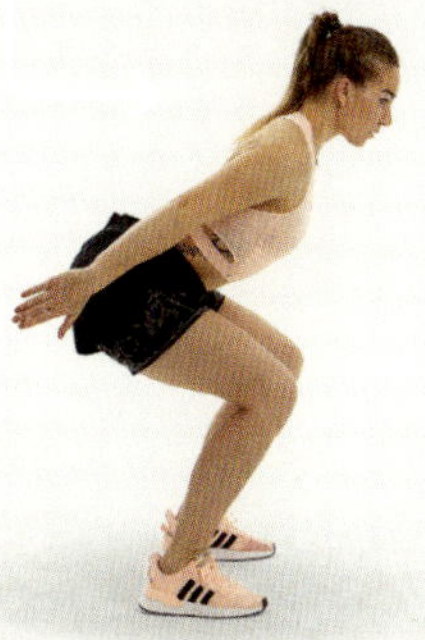

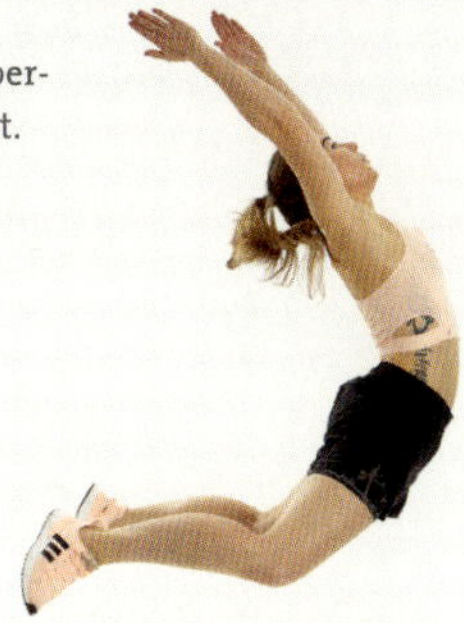

A
- Stelle dich hüftbreit auf und spanne den Rumpf an.
- Schiebe den Po nach hinten und gehe tief in die Knie. Dein Oberkörper kippt mit geradem Rücken etwas vor. Die Arme wandern In Vorbereitung auf den Sprung zum Schwungholen nach hinten.

B
- Springe explosiv nach vorn oben und dabei soweit wie möglich weg von deiner Startposition.
- Die Arme schwingen dabei weit nach oben mit. Baue eine schöne Bogenspannung mit dem ganzen Körper auf, indem du auch die Hüfte nach vorn drückst. So springst du noch weiter und profitierst von einem größeren Trainingseffekt auf nahezu den gesamten Körper.
- Komme möglichst sanft federnd wieder auf und beuge zum Abfangen der Kräfte sofort die Knie. Setze dann aus einer erneut sauberen Startposition möglichst zügig zum nächsten und allen weiteren Sprüngen an.

Geeignet für Einsteiger	Abnehmen	Muskelaufbau	Gesundheit	Kraft	Ausdauer	Beweglichkeit
	•••	•••••	•••	•••••	•••	••••

Sternsprünge aus der tiefen Hocke

EINSTIEGSVARIANTE

Stelle dich etwas breiter als hüftbreit hin und lande so auch immer wieder – das ist weniger kippelig.

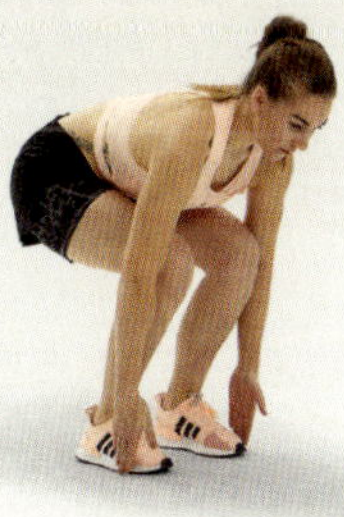

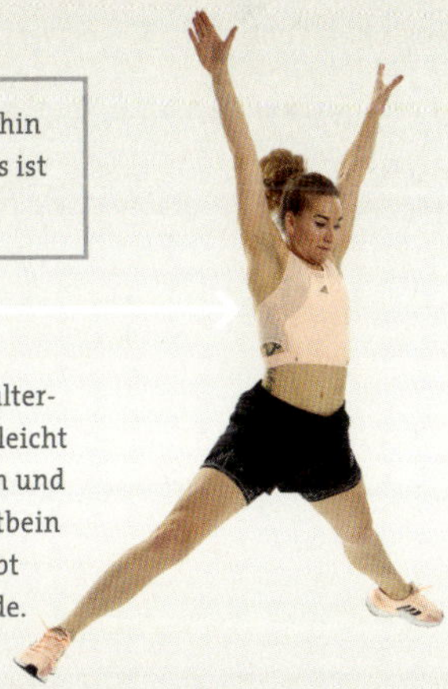

Fixiere deine Schulterblätter dauerhaft leicht nach hinten unten und schiebe dein Brustbein aktiv vor – so bleibt dein Rücken gerade.

A
- Stelle dich mit (fast) geschlossenen Füßen aufrecht hin. Schiebe den Po nach hinten, dann beuge die Knie und den geraden Oberkörper nach vorn. Lege die Hände von außen an die Knöchel. Halte zudem die Knie grundsätzlich leicht nach außen gedrückt und lasse sie nicht nach innen zusammenfallen.

B
- Drücke dich explosiv nach oben ab und spreize in der Luft Arme und Beine möglichst weit auseinander. Schiebe beim Hochdrücken dynamisch die Hüfte vor.
- Bringe die Füße blitzschnell wieder zusammen und lande in derselben engen Schrittstellung. Kehre weiter in einer flüssigen Bewegung in die Ausgangsposition zurück.
- Führe so schnell wie möglich die nächste saubere Wiederholung durch – überprüfe aber in jedem Fall nochmals kurz deine Position.

Geeignet für Fortgeschrittene	Abnehmen	Muskelaufbau	Gesundheit	Kraft	Ausdauer	Beweglichkeit
	••••	••••	•••	••••	•••	•••

Vertikale Hocksprünge

(Tuck Jumps)

Das eigentliche Bewegungsziel ist nicht zwingend, maximal hoch zu springen, sondern dabei die Knie möglichst hoch, auf Brusthöhe oder eben auf die in der Luft »stehenden« Hände zu ziehen.

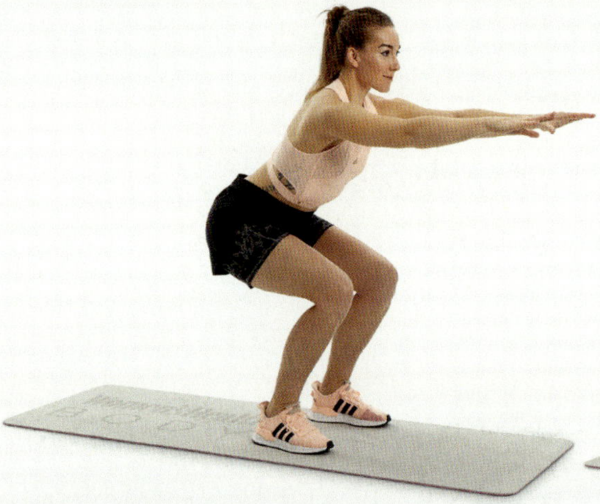

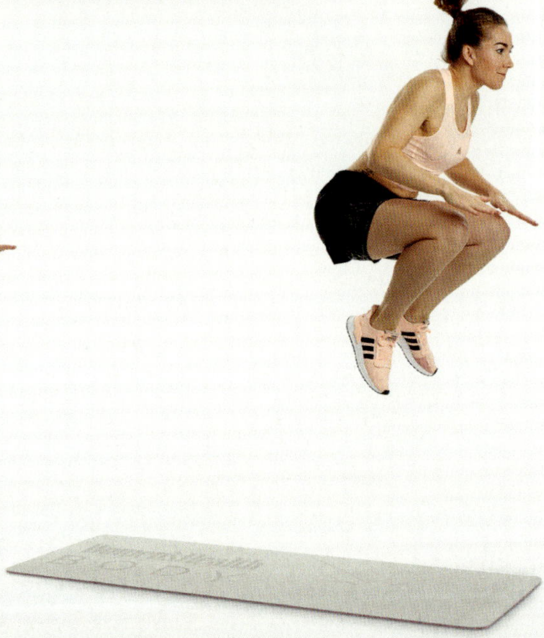

A

- Stelle dich schulterbreit auf einen etwas weicheren (aber nicht zu weichen) Untergrund, zum Beispiel eine Fitnessmatte. Schiebe deinen Po nach hinten und beuge die Knie, bis diese etwa im rechten Winkel stehen.
- Strecke die Arme gerade locker aus – sie liegen ab sofort quasi auf Luft und sind unbeteiligt. Ein wenig im Sprung mit den Händen deinen Knien entgegenzukommen ist okay, aber du solltest sie keinesfalls zum Schwungholen einsetzen. So muss dein Rumpf verstärkt arbeiten.

B

- Drücke dich explosiv nach oben ab – aber so, dass du dabei die Knie – soweit es geht – nach oben ziehen kannst.
- Lande so sanft wie möglich, um deine Sprung-, Knie-, Hüft- und Wirbelsäulengelenke nicht zu überlasten.
- Einsteigerinnen sammeln sich erst wieder in einer sauberen Startposition, bevor sie zum nächsten Sprung ansetzen. Wenn du fortgeschritten bist, kannst du auch nahtlos einen Sprung nach dem anderen absolvieren.

EINSTIEGSVARIANTEN

- Setze zur Erleichterung entgegen der Beschreibung doch die Arme ein und lasse sie wie bei jedem natürlichen Sprung schwingen.
- Beuge die Knie nicht ganz soweit und starte aus einer höheren Position heraus. So kannst du nicht so viel Sprungschwung aufbauen, aber eventuell fällt es dir leichter, die Knie zur Brust zu ziehen.

Geeignet für Fortgeschrittene	Abnehmen	Muskelaufbau	Gesundheit	Kraft	Ausdauer	Beweglichkeit
	•••	•••••	•••	•••••	•••	••••

Vertikale Spreizsprünge aus dem Ausfallschritt

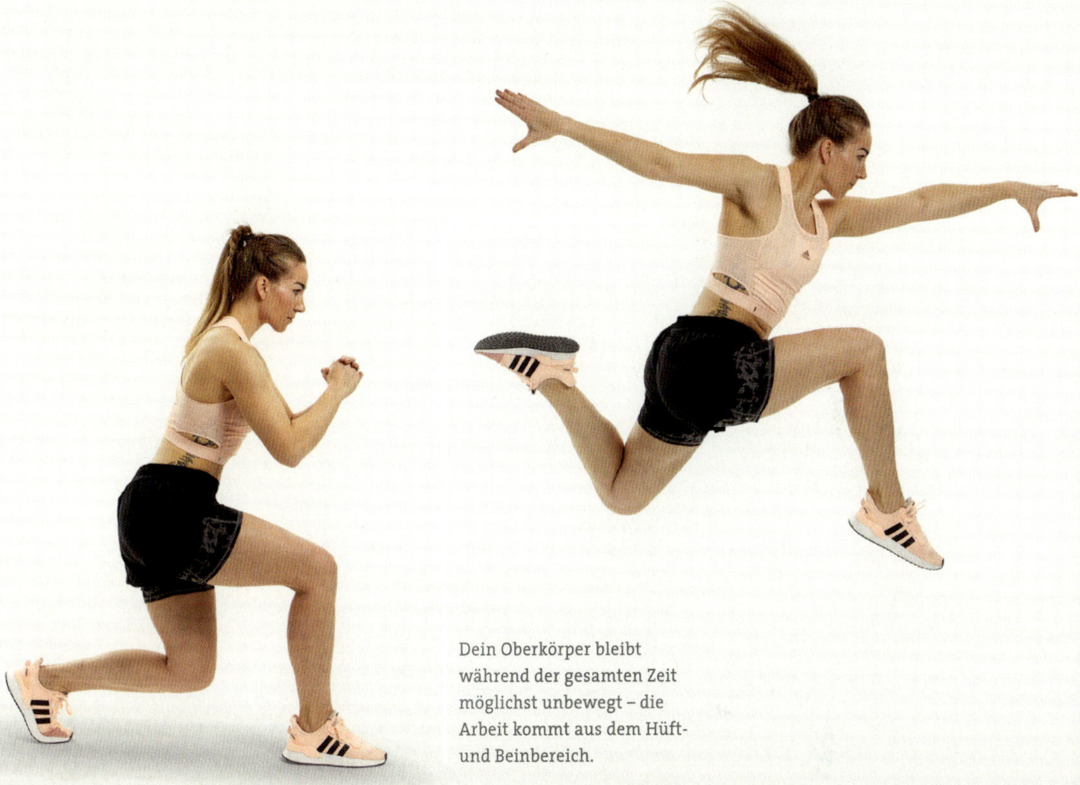

Dein Oberkörper bleibt während der gesamten Zeit möglichst unbewegt – die Arbeit kommt aus dem Hüft- und Beinbereich.

A

- Stelle dich aufrecht und mit geradem Oberkörper hin. Führe die Hände vor der Brust zusammen, dann setze den linken Fuß etwas nach hinten in einen kleinen rückwärtigen Ausfallschritt.
- Baue Rumpfspannung auf, dann …

B

- … drücke dich kräftig aus beiden Beinen nach oben ab. Dein Ziel ist dann, beide Beine in ihrer jeweiligen Position maximal hochzuziehen: das hintere Bein nach hinten oben, das vordere Bein nach vorn oben. Die Arme gehen zum Schwungholen mit und schwingen jeweils nach hinten oder vorn aus.
- Lande möglichst sanft wieder in der ursprünglichen Schrittposition. Einsteigerinnen können auch in einem normalen beidfüßigen Stand landen und erst danach wieder die Ausfallschrittposition einnehmen.
- Schließe zügig die nächste Wiederholung an und wechsele erst im nächsten Satz die Schrittstellung.

ALTERNATIVE

Führe eine Art explosive Wechselsprünge in der Luft aus: Wechsele also die Beine blitzschnell in der Luft wie bei der weniger dynamischen Variante auf Seite 55.

Geeignet für Fortgeschrittene	Abnehmen	Muskelaufbau	Gesundheit	Kraft	Ausdauer	Beweglichkeit
	●●●	●●●●	●●●	●●●●	●●●	●●●●●

Liegestütz-Strecksprung-Kombinationen

(Burpees)

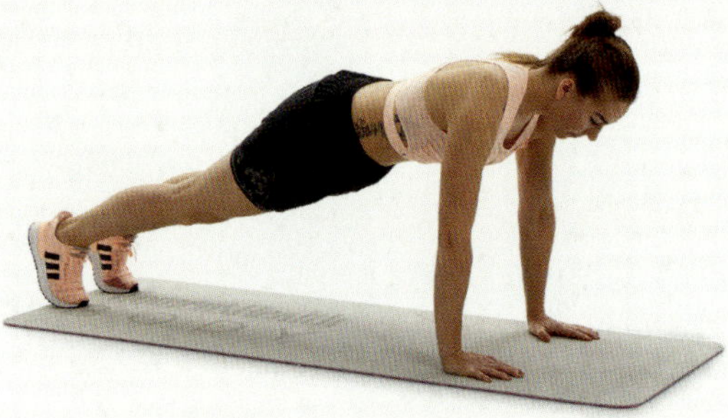

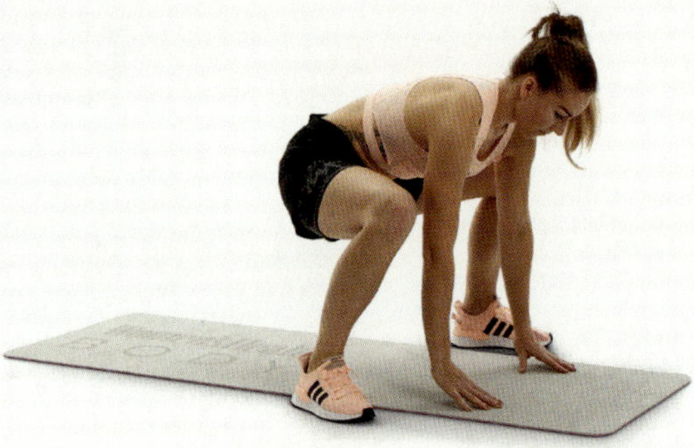

A

▶ Knie dich auf eine Matte und gehe in einen sauberen Liegestütz (siehe Seite 162): Deine Hände stützen unterhalb der Schultern auf, dein Körper ist von Kopf bis Fuß in einer geraden Linie ausgerichtet.

B

▶ Drücke dich mit beiden Füßen ab und setze sie nahe der stützenden Hände auf, bis du in einer Hockposition landest. Halte den Rücken möglichst gerade und spanne auch dein Gesäß an, insbesondere wenn du im Stütz vor und zurück springst.

C

▶ Drücke dich aus den Füßen hoch, strecke also die Beine und springe dynamisch nach oben ab.

▶ Bei der Landung gehst du sofort wieder mit geradem Rücken in die Hockposition unter B, ebenso reibungslos mit einem kleinen Sprung sofort wieder in die Stützposition unter A. Damit hast du eine Wiederholung geschafft.

▶ Setze sofort zur nächsten Wiederholung an und behalte den Satz über ein zügiges Tempo bei.

Die Füße drücken beim Strecksprung komplett vom Boden ab, und deine Arme schwingen einmal ganz nach oben über den Kopf.

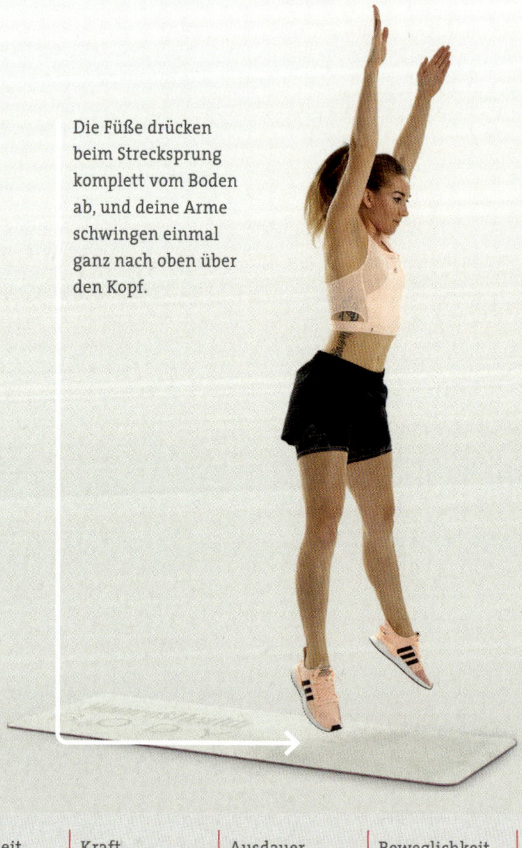

POWERVARIANTEN

- Führe immer einen vollständigen Liegestütz aus, wenn du in der Position bist: Beuge also einmal die Arme, senke deinen Körper gerade ab und drücke dich wieder hoch.
- Führe einarmige Burpees aus: Dazu stützt du jeweils immer nur mit einer Hand ab, die andere legst du auf den Rücken, damit sie nicht beim Schwungholen helfen kann. Seitenwechsel im nächsten Satz nicht vergessen.

Geeignet für Einsteiger	Abnehmen	Muskelaufbau	Gesundheit	Kraft	Ausdauer	Beweglichkeit
	●●●●●	●●●	●●●●	●●●	●●●●	●●●●

Hock-Stütz-Sprung-Kombinationen

mit 180-Grad-Drehungen

Eigne dir eine saubere Sprung- und Landetechnik an: Vor allem deine Knie sollten stets sauber in Richtung der Gelenkachsen arbeiten, also bei »Start« und Landung in Richtung der Füße zeigen.

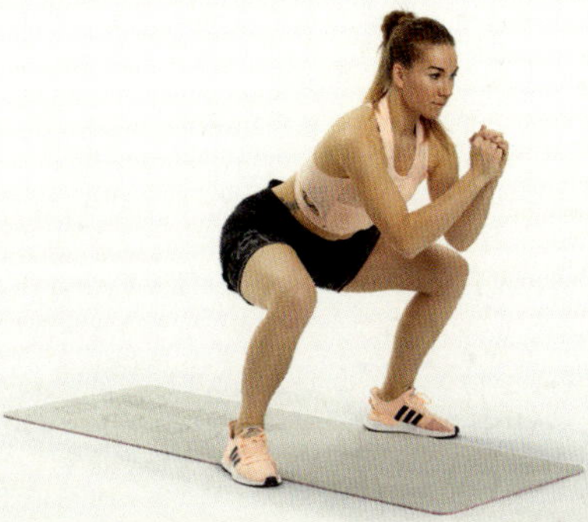

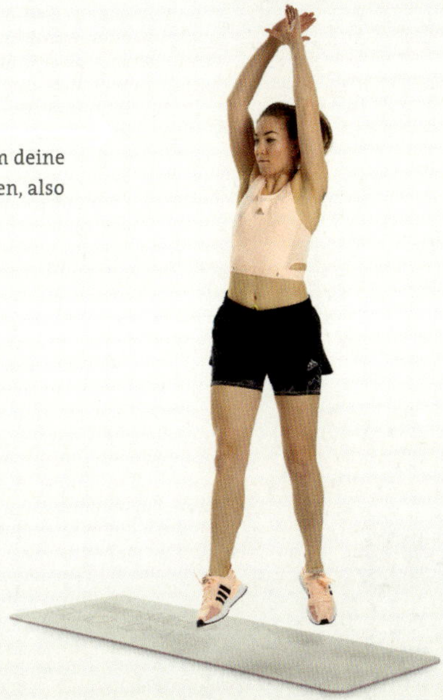

A ▶ Stelle dich etwas mehr als schulterbreit über einer Matte auf – diese benötigst du für den nachfolgenden Liegestütz. Baue Rumpfspannung auf und schiebe dein Gesäß nach hinten. Beuge die Beine, bis die Oberschenkel etwa waagerecht sind. Neige den Oberkörper mit geradem Rücken leicht nach vorn. Die Hände führst du vor der Brust zusammen.

B ▶ Drücke dich explosiv nach oben ab. Nimm dabei die Arme weit über den Kopf und leite eine Drehung des gestreckten Körpers um die Längsachse ein.

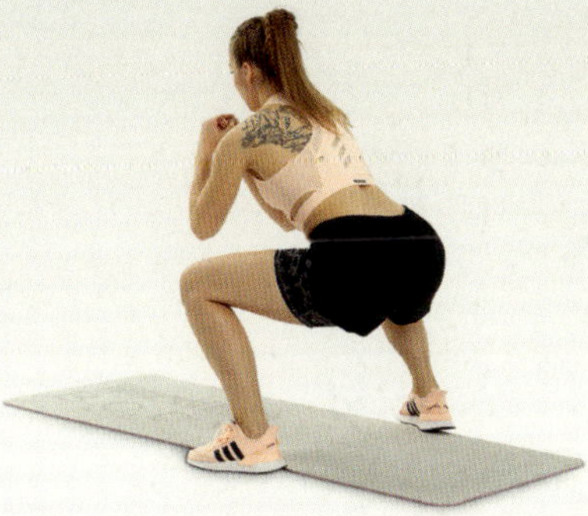

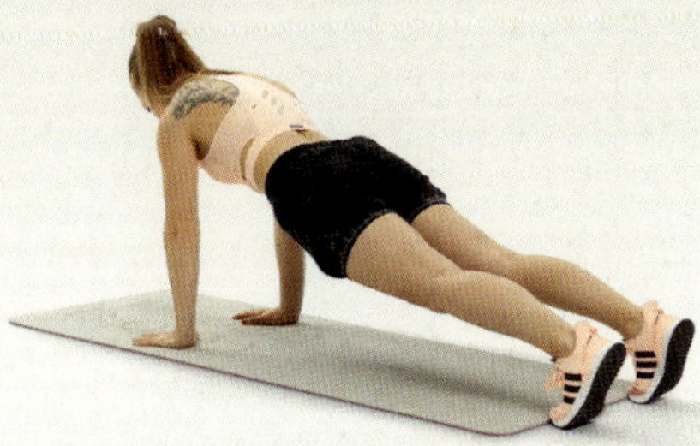

C ▶ Nach einer Drehung von 180 Grad (Powervariante: Schaffst du auch 360 Grad?) lande wieder in derselben Hockposition wie am Anfang – du schaust also nun in die andere Richtung.

D ▶ Ohne Pause stützt du dich vor deinem Körper schulterbreit mit den Händen ab, springst dann mit den Füßen nach hinten wieder in eine saubere Liegestützposition.

▶ Springe ebenfalls ohne Pause wieder zurück in die Hocke, setze dann sogleich zum nächsten Sprung an und drehe dich wieder in die Position unter A. Damit ist eine Wiederholung beendet.

▶ Absolviere auf Zeit so viele saubere Wiederholungen wie möglich.

▶ Drehe nach der halben Zeit (oder alternativ im kompletten zweiten Satz) in die andere Richtung.

Geeignet für Einsteiger	Abnehmen	Muskelaufbau	Gesundheit	Kraft	Ausdauer	Beweglichkeit
	••••	•••	••••	•••	••••	••••

Sumo-Squat-Sprünge

Um in die tiefe Squat-Position zu kommen, schiebst du stets zunächst den Po nach hinten, dann beugst du die Beine, bis die Oberschenkel etwa waagerecht stehen.

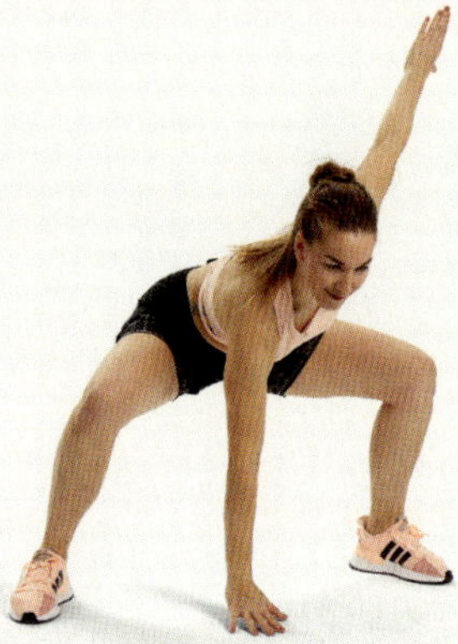

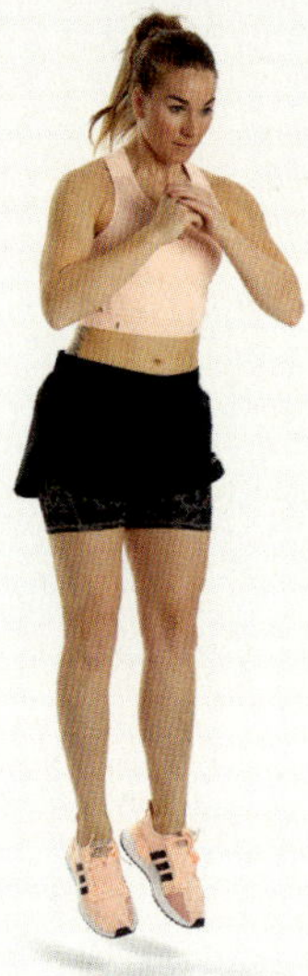

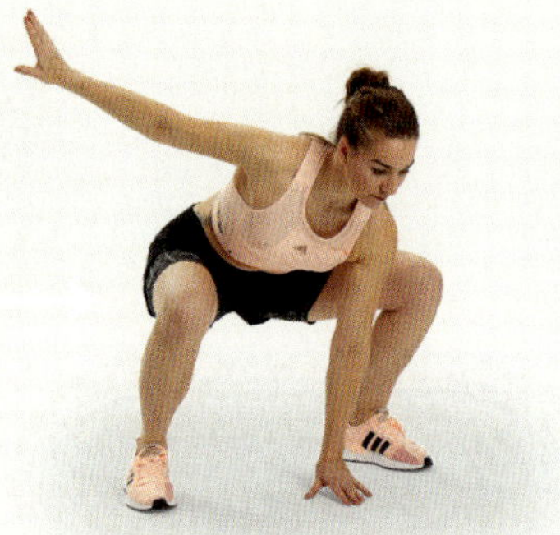

A
- Stelle dich etwa doppelt schulterbreit auf – die Füße zeigen dabei leicht nach außen. Baue Rumpfspannung auf, dann neige den Oberkörper mit geradem Rücken nach vorn und führe die rechte Hand vor dir senkrecht auf den Boden. Der linke Arm schwingt nach hinten oben.

B
- Drücke dich dynamisch nach oben ab. Richte dabei deinen geraden Oberkörper auf, indem du die Hüfte nach vorn schiebst. Bringe in der Luft die Hände vor der Brust locker zusammen, dann landest du wieder…

C
- … in der breiten Squat-Position. Dieses Mal setzt du die linke Hand vor dem Körper auf den Boden auf und schwingst den rechten Arm nach hinten oben.
- Springe sogleich wieder nach oben ab und wechsele im Laufe des Satzes spielerisch immer wieder die Arme von Sprung zu Sprung. Absolviere dabei so viele saubere Wiederholungen wie möglich.

Geeignet für Einsteiger	Abnehmen	Muskelaufbau	Gesundheit	Kraft	Ausdauer	Beweglichkeit
	●●●●	●●●	●●●●	●●●	●●●●	●●

Vierfüßlergang

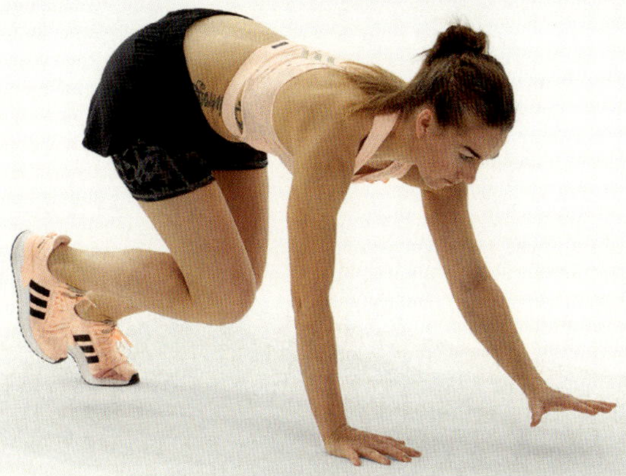

A

- Knie dich auf den Boden und stütze dich vorn mit den Händen ab. Hebe die Knie vom Boden und schiebe das Gesäß nach oben. Dein Kopf bleibt möglichst immer in Verlängerung zur Wirbelsäule, wobei dein Blick etwas weiter vorn auf den Boden gehen darf.
- Fange an, auf allen Vieren zu »laufen«: Setze zunächst die linke Hand und den rechten Fuß nach vorn, dann …

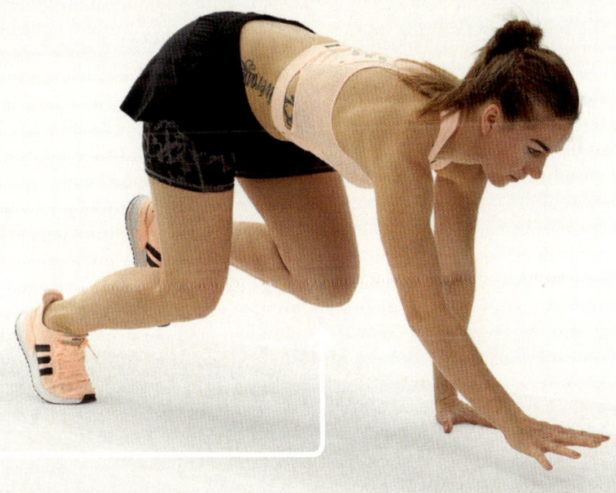

Die Beine bleiben stets in etwa rechtwinklig gebeugt.

B

- … folgen die rechte Hand und der linke Fuß.
- Krabbele in dieser Form zügig durch den Raum, ohne die Knie abzusetzen.

ALTERNATIVEN

- Bewege dich im Passgang durch den Raum: Bewege also bei einem »Schritt« immer eine Seite (den linken Arm und linken Fuß gemeinsam, beim nächsten »Schritt« den rechten Arm und rechten Fuß gemeinsam).
- Bewege dich im »Bärengang«: Dazu halte die Beine dauerhaft möglichst gestreckt und das Gesäß weit nach oben geschoben.
- Spiele mit deiner Bewegungsrichtung: Mache unterschiedlich enge Kurven, bewege dich seitlich oder lege auch mal den Rückwärtsgang ein.

Geeignet für Einsteiger	Abnehmen	Muskelaufbau	Gesundheit	Kraft	Ausdauer	Beweglichkeit
	●●●●●	●●	●●●	●●	●●●	●●●●

Wandsitzen

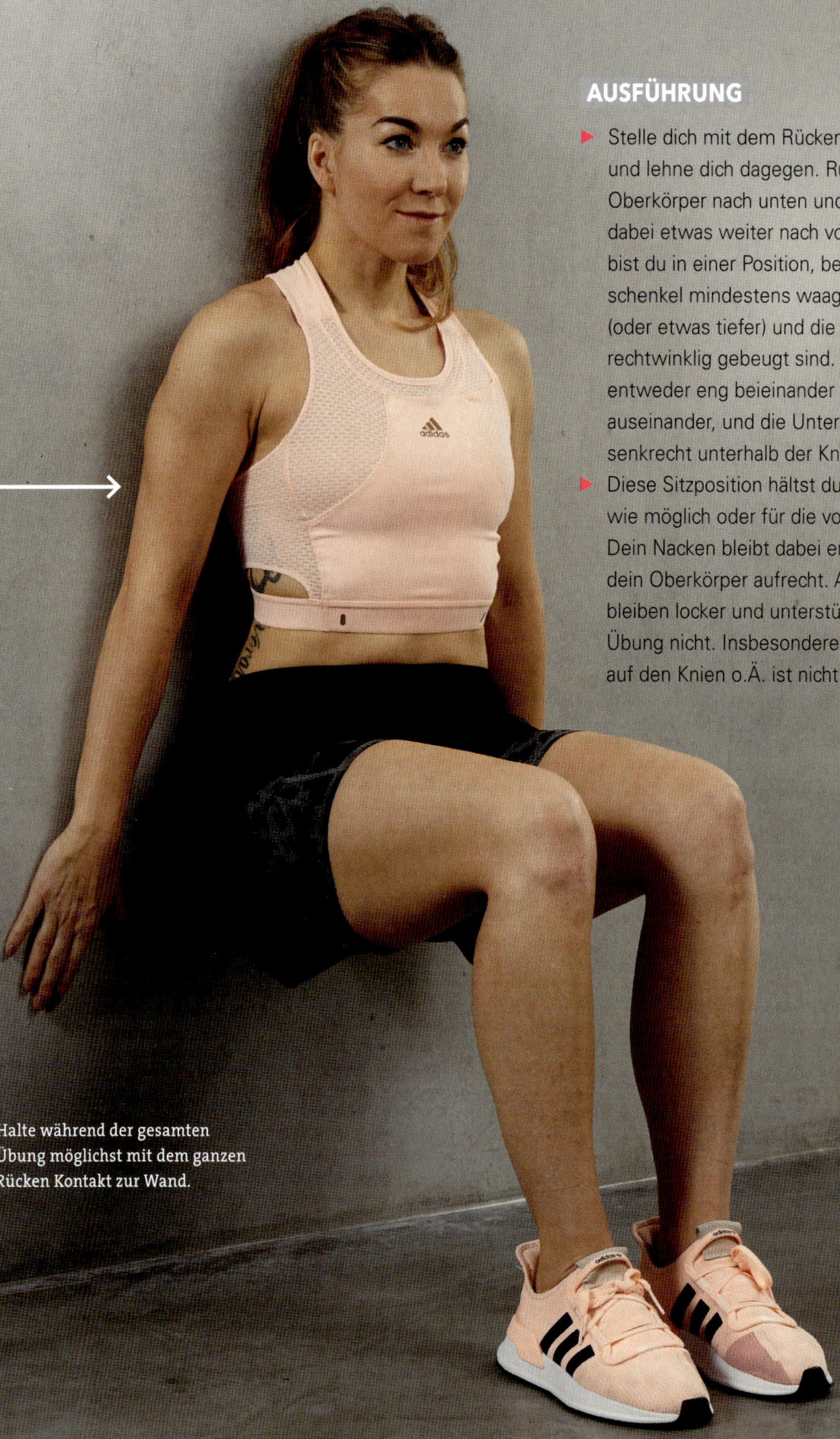

Halte während der gesamten Übung möglichst mit dem ganzen Rücken Kontakt zur Wand.

AUSFÜHRUNG

- Stelle dich mit dem Rücken vor eine Wand und lehne dich dagegen. Rutsche mit dem Oberkörper nach unten und setze die Füße dabei etwas weiter nach vorn: Am Ende bist du in einer Position, bei der die Oberschenkel mindestens waagerecht stehen (oder etwas tiefer) und die Knie etwa rechtwinklig gebeugt sind. Die Füße sind entweder eng beieinander oder hüftbreit auseinander, und die Unterschenkel stehen senkrecht unterhalb der Knie.
- Diese Sitzposition hältst du nun solange wie möglich oder für die vorgegebene Zeit. Dein Nacken bleibt dabei entspannt und dein Oberkörper aufrecht. Auch die Arme bleiben locker und unterstützen bei der Übung nicht. Insbesondere das Abstützen auf den Knien o.Ä. ist nicht erlaubt.

Geeignet für Einsteiger	Abnehmen	Muskelaufbau	Gesundheit	Kraft	Ausdauer	Beweglichkeit
	••	••••	••	••••	••	•

Kniebeugen

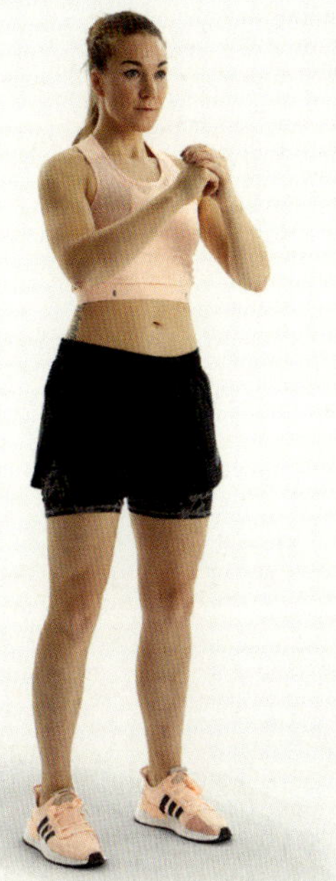

Die Fersen bleiben auch in der tiefen Position stets am Boden.

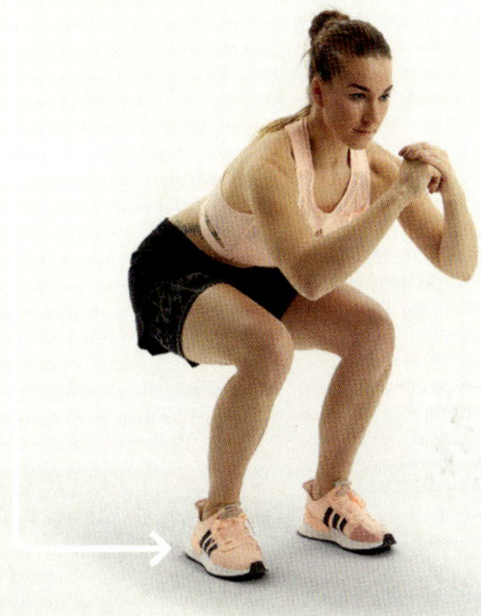

A

- Stelle dich hüftbreit aufrecht hin, aktiviere deine Rumpfmuskulatur und führe die Hände vor der Brust zusammen.

B

- Schiebe deinen Po nach hinten und beuge dabei die Knie, bis die Oberschenkel wenigstens waagerecht stehen. Drücke dabei die Knie aktiv nach außen: So schützt du die Gelenke und verhinderst, dass diese bei der einsetzenden Ermüdung im Laufe des Trainings nach innen fallen.
- Halte auch den Rücken durchweg gerade.
- Drücke dich langsam kontrolliert wieder nach oben. Strecke die Beine einmal komplett durch, dann schließt du sofort die nächste Wiederholung an.

EINSTIEGSVARIANTE

Stelle dich mit dem Rücken vor einen Hocker oder vor eine Bank. Bei der Übungsausführung landest du dann in der tiefen Position sitzend auf der Kante. Versuche, dich nicht wirklich hinzusetzen, sondern die Bank nur zu berühren und den Impuls dafür zu nutzen, dich gleich wieder hochzudrücken.

DENK IMMER DARAN, DEINE KNIE ZU SICHERN

Bei fast jeder Kniebeuge- und Beinübung solltest du darauf achten, dass das Knie des Standbeins gesichert ist: Indem du es aktiv leicht nach außen gedrückt hältst, kann es sauber in Bewegungsrichtung (die der Fuß vorgibt) arbeiten.

POWERVARIANTEN

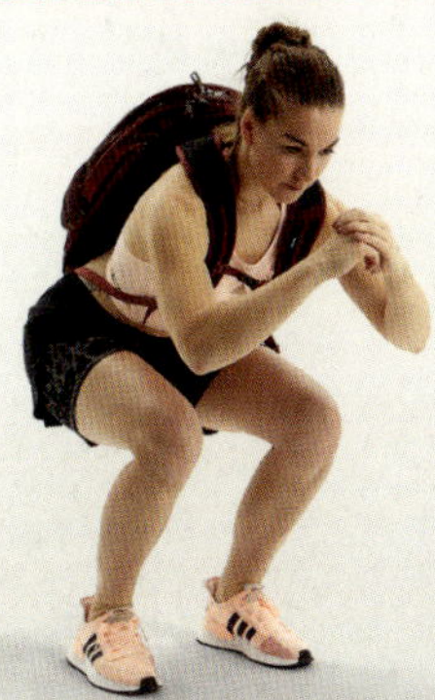

- Gehe ganz tief in die Knie, bis du im Idealfall mit dem Gesäß fast auf den Fersen sitzt.
- Setze dir zur Intensivierung einen beliebig schwer gepackten Rucksack auf den Rücken.

Geeignet für Einsteiger	Abnehmen	Muskelaufbau	Gesundheit	Kraft	Ausdauer	Beweglichkeit
	●●●●	●●●●	●●●	●●●●	●●	●●

Kniebeugen mit Handtuch über dem Kopf

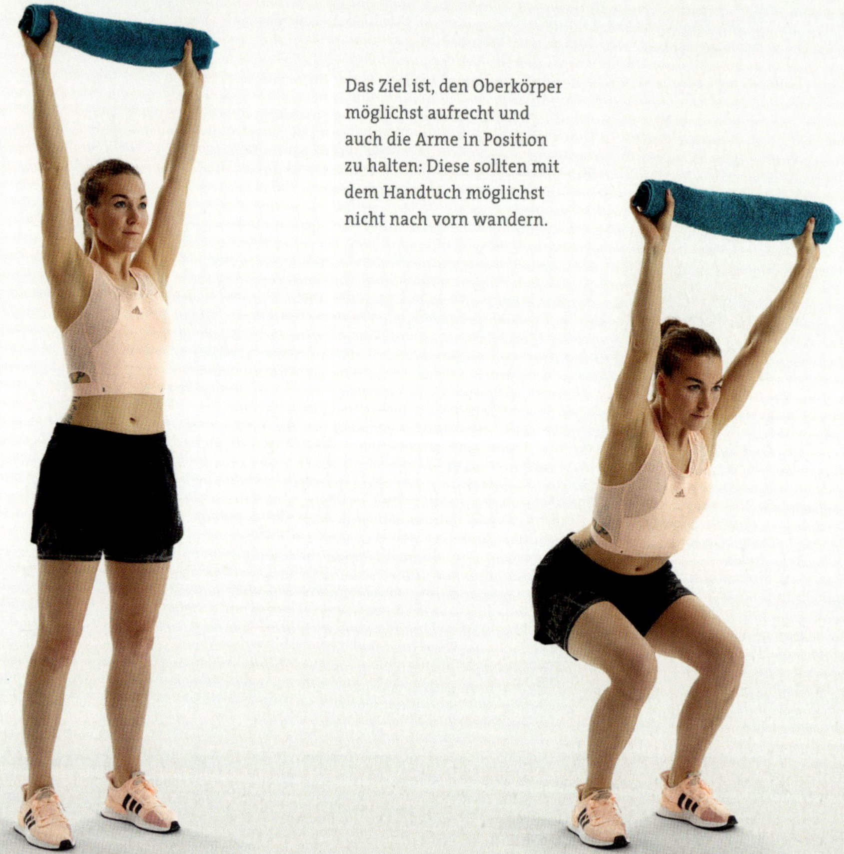

Das Ziel ist, den Oberkörper möglichst aufrecht und auch die Arme in Position zu halten: Diese sollten mit dem Handtuch möglichst nicht nach vorn wandern.

A

- Rolle ein Handtuch über die Längsseite zusammen und greife die Enden mit jeweils einer Hand. Ziehe die Enden auseinander und halte das Handtuch dauerhaft unter Spannung.
- Stelle dich hüftbreit auf und strecke die Arme über Kopf. Ziehe die Schulterblätter aktiv nach hinten unten und halte sie dort.

B

- Schiebe das Gesäß nach hinten und beuge die Knie, bis dein Po etwa auf Höhe der Knie ist. Halte die Fersen permanent am Boden und den Rücken stets gerade.
- Drücke dich auf demselben Weg wieder nach oben und fahre mit der nächsten Wiederholung fort.

Geeignet für Einsteiger	Abnehmen	Muskelaufbau	Gesundheit	Kraft	Ausdauer	Beweglichkeit
	••••	•••	••••	••••	••	•••••

Sumo-Kniebeugen

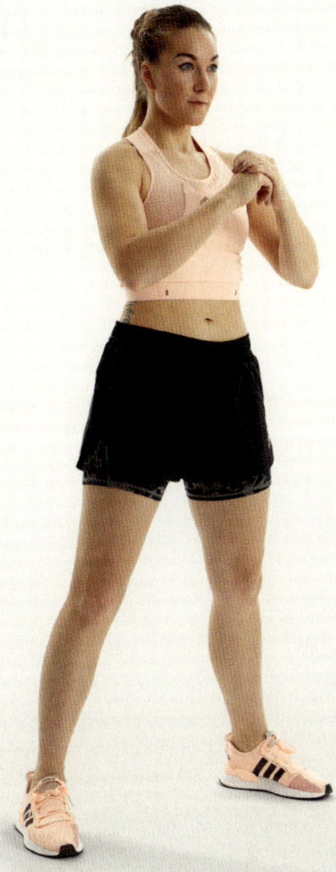

Um deine Gelenke zu schonen, halte die Knie auf dem gesamten Bewegungsweg, auch in der tiefen Position, stets aktiv nach außen gedrückt.

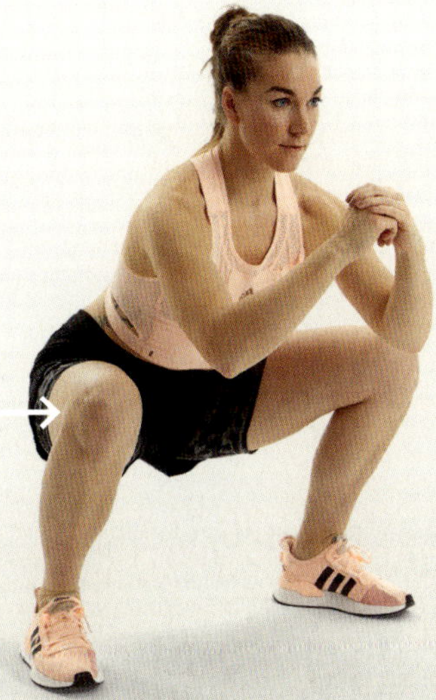

A

- Stelle dich etwa doppelt hüftbreit auf und drehe die Zehen ein wenig nach außen. Halten deinen Körper aufrecht, aktiviere die Rumpfmuskeln und bringe deine Hände vor der Brust zusammen.

B

- Schiebe deinen Po nach hinten und gehe dann langsam tief in die Knie, bis deine Oberschenkel wenigstens waagerecht stehen – im Idealfall ist dein Gesäß nun tiefer als die Knie.
- Halte die Endposition kurz, dann drücke dich zügig kontrolliert wieder hoch. Schließe direkt die nächste Wiederholung an.

POWERVARIANTE

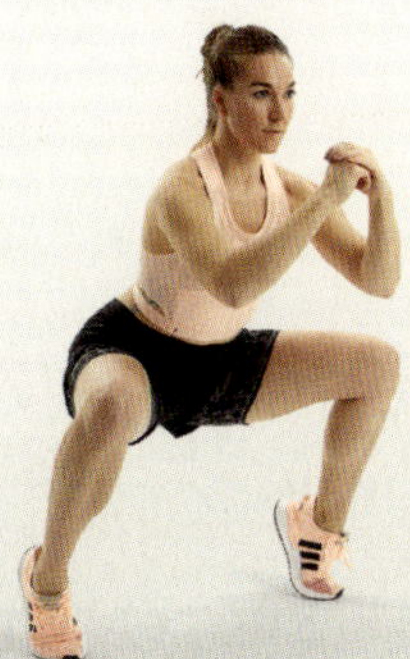

Absolviere die Übung durchgehend auf Zehenspitzen. Oder gehe alternativ erst in der tiefen Position auf die Zehenspitzen und drücke dich so zurück in den aufrechten Stand. In beiden Fällen muss die Wadenmuskulatur massiv arbeiten.

Geeignet für Einsteiger	Abnehmen	Muskelaufbau	Gesundheit	Kraft	Ausdauer	Beweglichkeit
	••••	••••	•••	••••	••	•••

V-Schritt-Kniebeugen

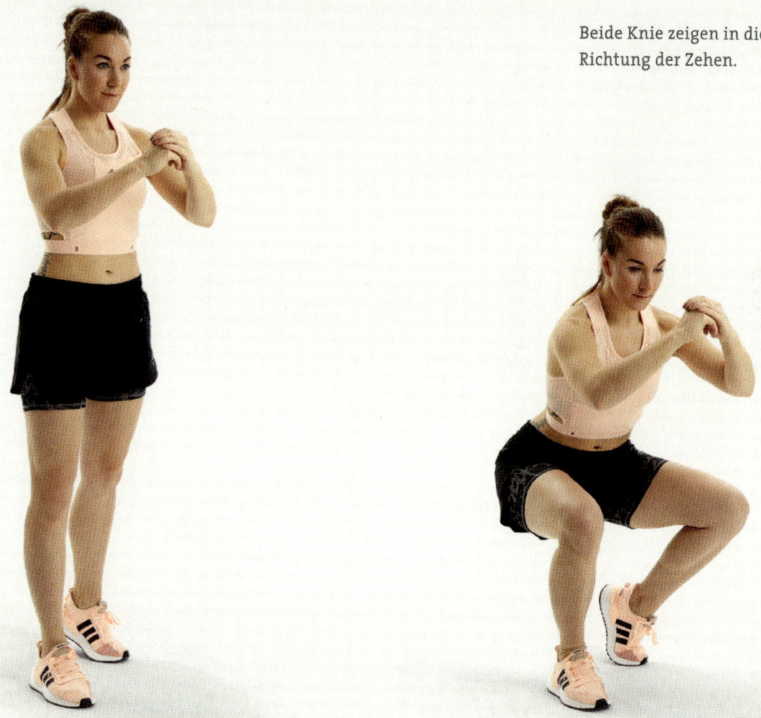

Beide Knie zeigen in die jeweilige Richtung der Zehen.

A

- Stelle dich aufrecht hin. Deine rechte Fußspitze zeigt nach vorn. Deinen linken Fuß setzt du einen Schritt nach hinten versetzt und drehst die Zehen etwas nach außen. Beide Füße stehen etwa schulterbreit auseinander, und wenn du dir eine Linie geradeaus zwischen deinen Beinen vorstellst, sind die Füße in Relation etwa hüftbreit auseinander.
- Führe die Hände vor der Brust zusammen und baue Rumpfspannung auf.

B

- Schiebe das Gesäß nach hinten und beuge die Knie. Verlagere das Gewicht dabei auf den rechten Fuß. Der linke Fuß steigt auf die Zehenspitzen. Beide Oberschenkel sind etwa waagerecht, und dein Oberkörper bleibt möglichst aufrecht – er ist in Richtung des vorderen Fußes ausgerichtet.
- Drücke dich auf demselben Weg wieder nach oben und fahre mit der nächsten Wiederholung fort, wobei der Schwerpunkt der Belastung bis zum Ende des Satzes auf dem rechten Bein bleibt. Im nächsten Satz wechselst du dann die Schrittstellung.

Geeignet für Einsteiger	Abnehmen	Muskelaufbau	Gesundheit	Kraft	Ausdauer	Beweglichkeit
	•••	••••	•••	••••	••	•••

Schräge Kniebeugen im Schlingentrainer

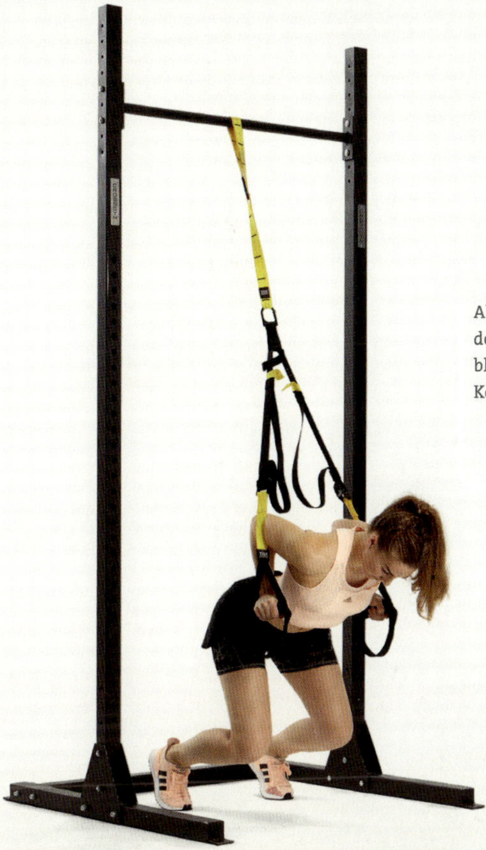

Abgesehen von der Beinbewegung bleibt der restliche Körper unbewegt.

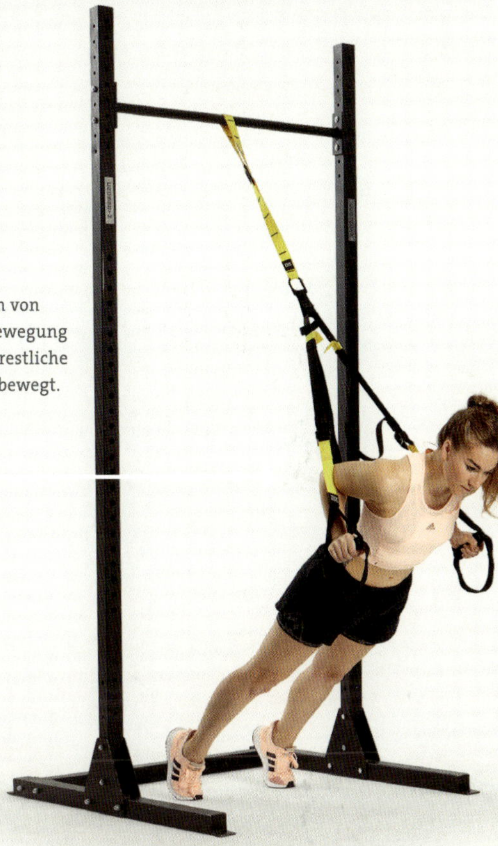

A

- Stelle die Schlaufen eines Schlingentrainers etwa hüfthoch ein. Fasse beide Griffe von oben und stelle dich unter die Aufhängung. Gehe schulterbreit in die Knie und lasse den Oberkörper gerade nach vorn kippen, während du dich auf den Griffen abstützt. Beuge die Arme, sodass sich die Griffe neben deinem Rumpf befinden. Steige auf die Zehenspitzen.

B

- Drücke dich aus den Zehen nach vorn oben und strecke deine Beine, bis dein Körper von Kopf bis Fuß auf einer Linie ausgerichtet ist.
- Schiebe das Gesäß auf derselben Bewegungsebene wieder nach hinten und kehre in die Ausgangsposition zurück. Schließe sogleich die nächste Wiederholung an.

POWERVARIANTE

Führe die Übung dynamischer durch und absolviere kleine Hopser nach vorn oben.

Geeignet für Einsteiger	Abnehmen	Muskelaufbau	Gesundheit	Kraft	Ausdauer	Beweglichkeit
	●●●	●●●	●●●	●●●	●●	●●●

Kniebeuge-Mini-Handstand-Kombinationen

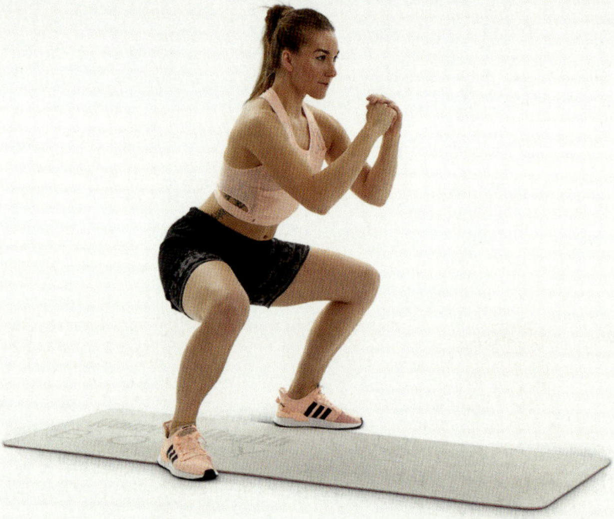

A

- Stelle dich etwa doppelt hüftbreit über eine Matte, die du gleich zum Abstützen mit den Händen benötigst. Aktiviere die Rumpfmuskeln, dann schiebe das Gesäß nach hinten und gehe in eine breite Kniebeuge. Die Knie sind nach außen aktiv gesichert, die Hände nimmst du vor die Brust.

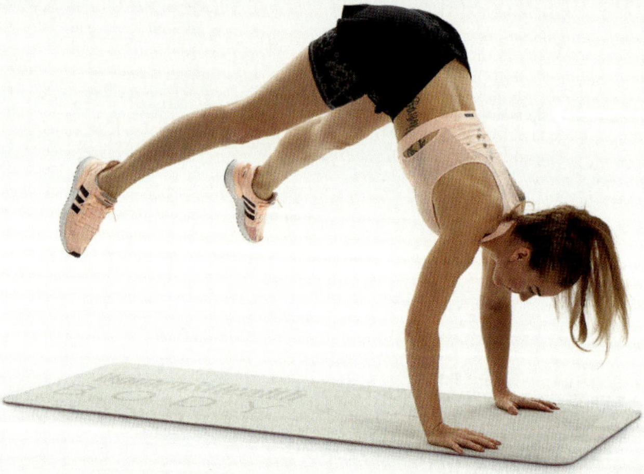

Am Ende der Bewegung steht dein Oberkörper beinahe senkrecht über den gestreckten Armen, als würdest du in einer Art Handstand landen.

B

- Kippe deinen Körper explosiv nach vorn und setze die Hände weiter vorn schulterbreit auf. Drücke dich gleichzeitig aus den Füßen ab und strecke die Beine nach hinten aus.
- Wenn du zurückkippst, setze die Füße wieder in gleichem Abstand auf und drücke dich aus den Händen zusätzlich ab, um direkt wieder in der Startposition zu landen.
- Insgesamt sollte die Ausführung eine Art »Kippbewegung« sein: Du »springst« quasi aus den Füßen in die Endposition und mit dem Druck aus den Händen in die Startposition. Es sollte kein langsames Nach-vorn-Kippen werden, und auch kein langsames Wiederaufrichten, nachdem die Füße wieder auf dem Boden sind.
- Schließe ohne Pause die nächste Wiederholung an und absolviere den Satz möglichst dynamisch.

Geeignet für Fortgeschrittene	Abnehmen	Muskelaufbau	Gesundheit	Kraft	Ausdauer	Beweglichkeit
	••••	••	•••	•••	•••	••••

Kniebeuge-Tritt-Kombinationen

Strecke parallel deinen rechten Arm gerade nach vorn aus, sodass deine Fußspitze auf Schulterhöhe die Handfläche berührt. Der linke Arm zieht durch den Schwung nach hinten.

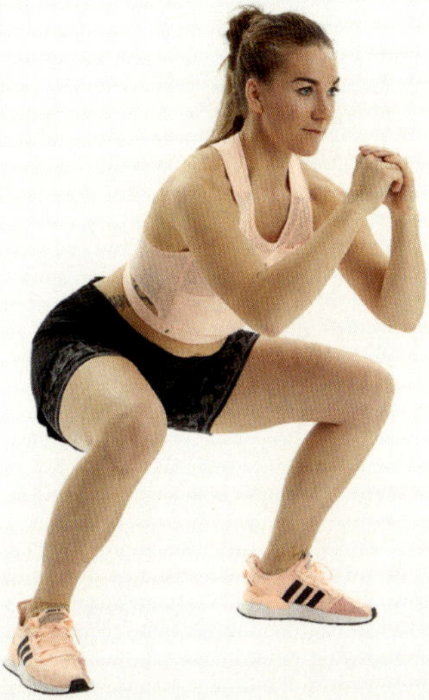

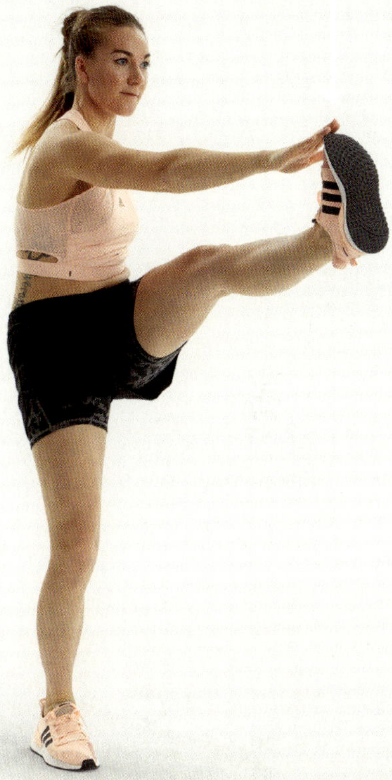

A

- Stelle dich etwa doppelt hüftbreit auf – die Fußspitzen zeigen leicht zur Seite. Spanne die Rumpfmuskeln an, dann schiebe deinen Po nach hinten und gehe in eine breite Kniebeuge, bei der die Oberschenkel etwa waagerecht stehen und du deine Knie aktiv nach außen sicherst. Die Hände bringe vor dem Gesicht zusammen.

B

- Schiebe explosiv deine Hüfte nach vorn und strecke so deine Beine. Dabei verlagerst du das Gewicht mehr auf den rechten Fuß. Mit dem linken Bein kickst du explosiv nach vorn oben.
- Stelle den Fuß wieder wie zuvor ab und gehe ohne Pause dynamisch in die tiefe Ausgangsposition zurück – auch die Hände nehmen wieder die Ursprungsposition ein.
- Schließe sofort die nächste Wiederholung an und absolviere den Satz möglichst dynamisch. Du kannst wählen: Entweder du trittst einen Satz lang immer mit demselben Bein und nimmst dafür im Folgesatz das andere Bein. Oder aber du kickst immer abwechselnd mit links und rechts.

Geeignet für Einsteiger	Abnehmen	Muskelaufbau	Gesundheit	Kraft	Ausdauer	Beweglichkeit
	●●●●●	●●●	●●●●	●●●●	●●●●	●●●●

Kniebeuge-Seittritt-Kombinationen

Bleibe auch beim Sidekick in einer aufrechten Position mit dem Oberkörper – betone das Heben des Beins, anstatt »einfach« nur nach links zur Seite zu kippen.

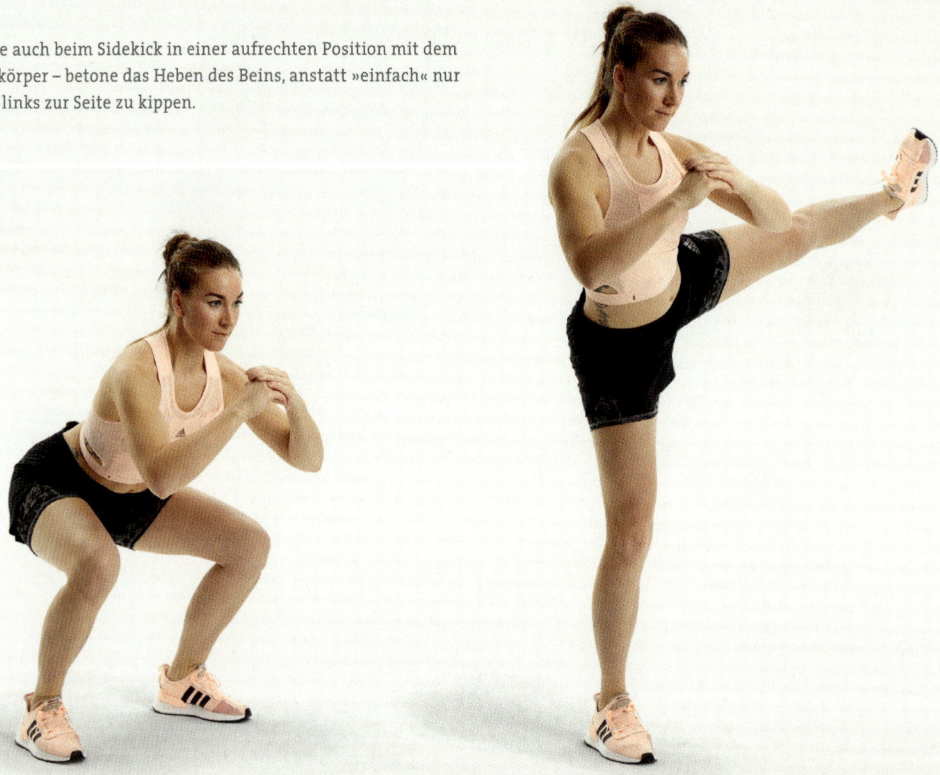

A

- Stelle dich schulterbreit aufrecht hin, spanne deine Rumpfmuskulatur an und bringe deine Hände vor der Brust zusammen.
- Schiebe deinen Po nach hinten und beuge die Knie, bis deine Oberschenkel etwa waagerecht stehen. Deine Knie sind auch hier – wie bei jeder Übung dieser Art – aktiv nach außen gesichert.

B

- Strecke dynamisch deine Beine und drücke dich so nach oben. Hebe dabei den linken Fuß an und tritt mit dem linken Bein so hoch wie möglich gestreckt zur Seite.
- Ziehe zügig das Bein wieder an und setze es wieder in der Ausgangsschrittstellung ab. Gehe dann sofort in die nächste Kniebeuge runter.
- Die Übung geht bis zum Ende zügig ausgeführt weiter: Drücke dich wieder hoch und tritt dieses Mal mit dem rechten Bein zur rechten Seite. Fahre so in maximalem Tempo, aber bei immer sauberen Ausführungen für den Rest des Satzes wechselseitig fort.

Geeignet für Einsteiger	Abnehmen	Muskelaufbau	Gesundheit	Kraft	Ausdauer	Beweglichkeit
	••••	•••	••••	•••	•••	••••

Einbeinige Kniebeugen mit abgelegtem Fuß

(Bulgarian Split Squats)

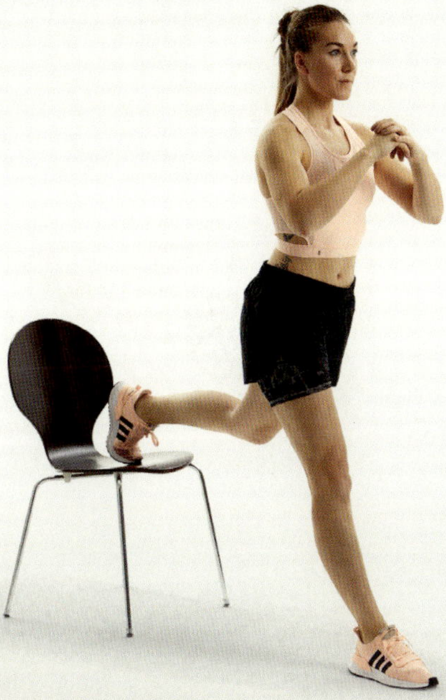

Bewegungsidee:
Senke den Oberkörper senkrecht ab, als würdest du dich »setzen«.

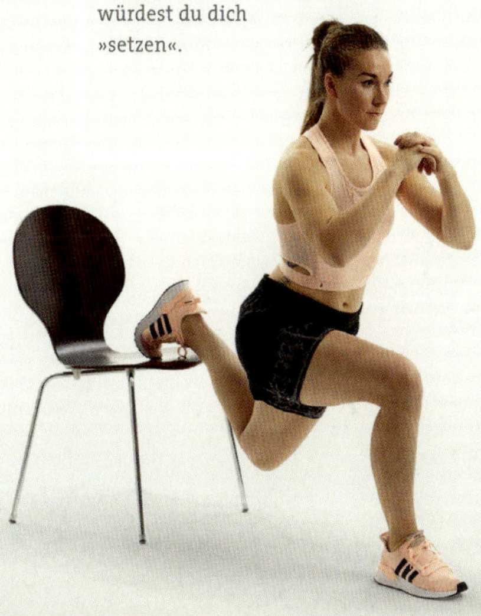

A

- Positioniere dich mit dem Rücken etwa einen halben Meter entfernt vor einen Stuhl, eine Bank oder ein Sofa/Bettkante. Lege den linken Fuß mit dem Spann auf der Erhöhung ab oder stelle den Fuß auf die Zehen.
- Je weiter entfernt du von der Fußablage stehst, desto weniger wandert das Knie des Standbeins nach vorn, desto größer wird auch der Stretch auf den Hüftbereich des abgelegten Beins.
- Strecke das rechte Bein, aktiviere die Rumpfmuskeln am gerade ausgerichteten Oberkörper und finde deine Balance. Halte die Hände vor der Brust zusammen.

B

- Beuge das rechte Knie, bis der Oberschenkel etwa waagerecht steht. Das Knie des Standbeins sollte etwa oberhalb des Fußes bleiben und nicht zu weit nach vorn schieben. Ansonsten stelle den Fuß etwas weiter weg von der Beinablage auf.
- Drücke dich wieder hoch, dann schließe weitere Wiederholungen an.
- Wechsele im nächsten Satz das Standbein.

POWERVARIANTEN

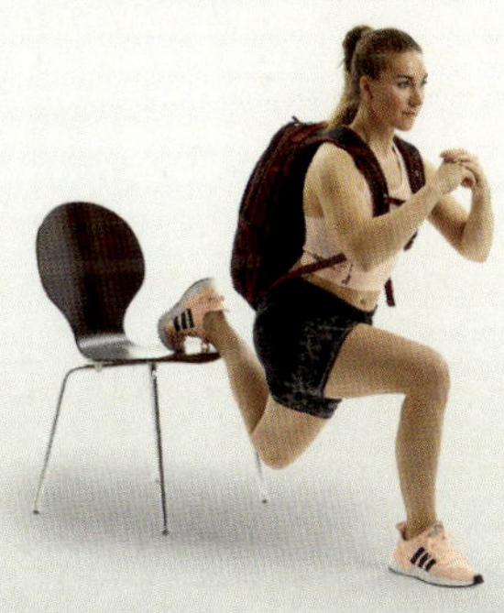

- Gehe in der tiefen Position auf die Zehenspitzen und drücke dich dann darauf wieder nach oben – deine Wade wird weinen vor Glück.
- Absolviere auch diese Übung mit einem beliebig schwer gepackten Rucksack.

Geeignet für Einsteiger	Abnehmen	Muskelaufbau	Gesundheit	Kraft	Ausdauer	Beweglichkeit
	•••	••••	•••	••••	••	•••

Einbeinige Kniebeugen mit kleinen Sprüngen

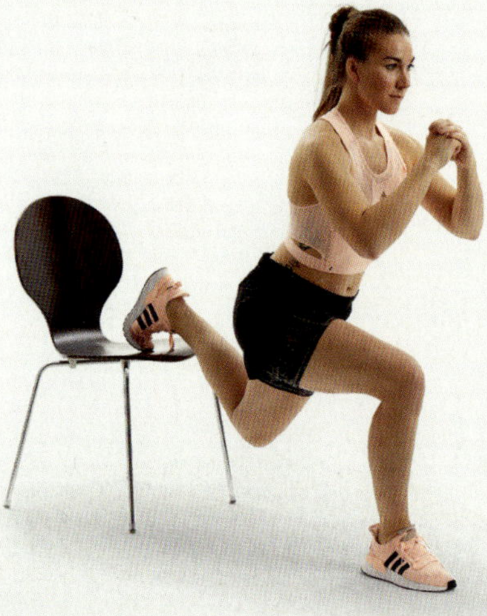

Konzentriere dich auf die senkrechte Auf-und-Ab-Bewegung und lasse die Arme unbewegt – so müssen Rumpf und Beine mehr arbeiten.

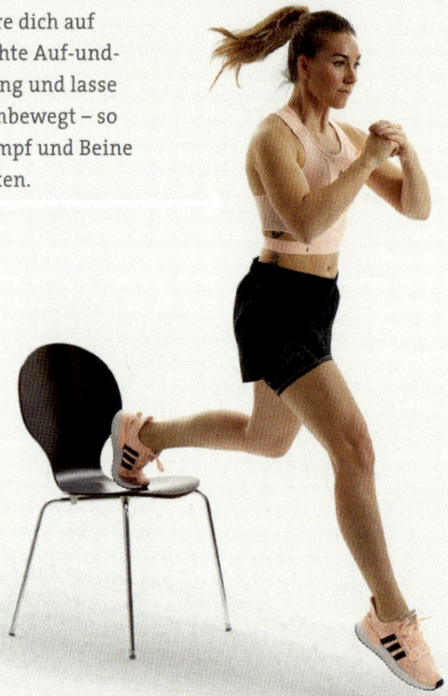

A

- Dies ist eine dynamische Variante der Übung zuvor: Stelle dich wie dort beschrieben vor eine Ablage für deinen Fuß. Lege diesen (hier im Bild: den linken) so ab, dass dein Standbein etwa einen halben Meter davor abstützt. Die Hände führst du vor der Brust zusammen, nachdem du Körperspannung aufgebaut und deine Balance gefunden hast.
- Beuge das rechte Knie, bis der Oberschenkel etwa waagerecht steht. Es sollte auch hier nicht nach vorn über den Fuß hinausschieben.

B

- Drücke dich nun aus der tiefen Position kontrolliert zügig nach oben und springe mit dem Fuß des Standbeins in einem kleinen Hopser leicht ab. Lande sogleich und gehe nahtlos sauber in die nächste Kniebeuge über – absolviere so alle Wiederholungen in zügigem Tempo.
- Im nächsten Satz kommt das andere Bein dran.

POWERVARIANTE

Führe die Übung mit einem Schlingentrainer durch: Diesen nutzt du, um dein freies Bein abzulegen. Stecke dafür deinen Fuß durch die Schlaufen (oder modifiziere die Schlaufen zu einer wie im Kasten auf Seite 80 beschrieben), die etwa Waden- bis Kniehoch hängen. Setze den Fuß des Standbeins weit genug vorn auf, um eine saubere Kniebeugebewegung zu gewährleisten. Dann springe wie hier beschrieben bei jedem Hochdrücken leicht ab (Einstiegsvariante: das Springen weglassen).

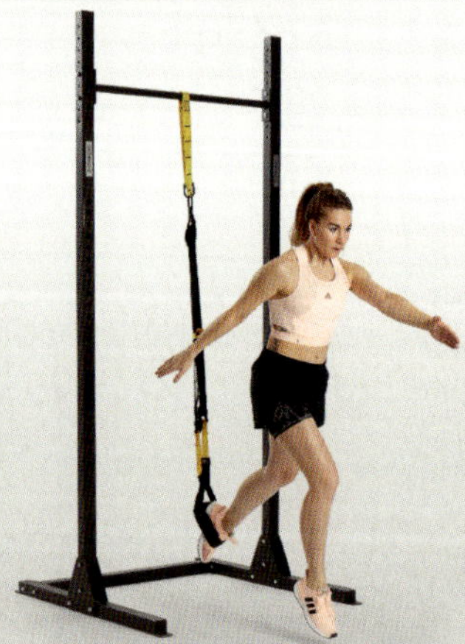

Geeignet für Fortgeschrittene	Abnehmen	Muskelaufbau	Gesundheit	Kraft	Ausdauer	Beweglichkeit
	••••	••••	•••	••••	•••	•••

Einbeinige Kniebeugen mit Rumpfvorbeugen

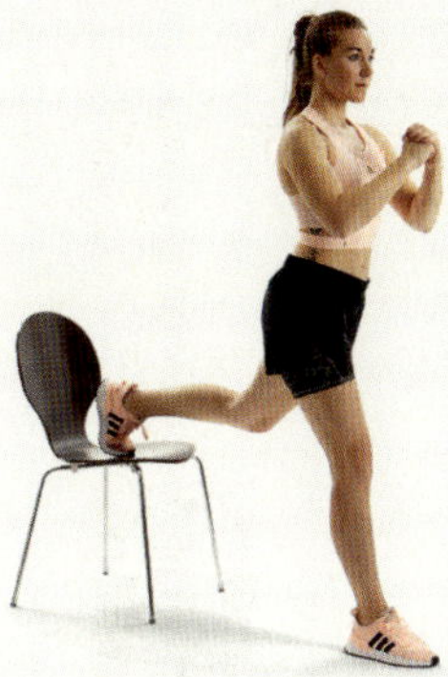

Halte den Rücken unbedingt gerade, und auch die Hüfte sollte nicht zur Seite absinken.

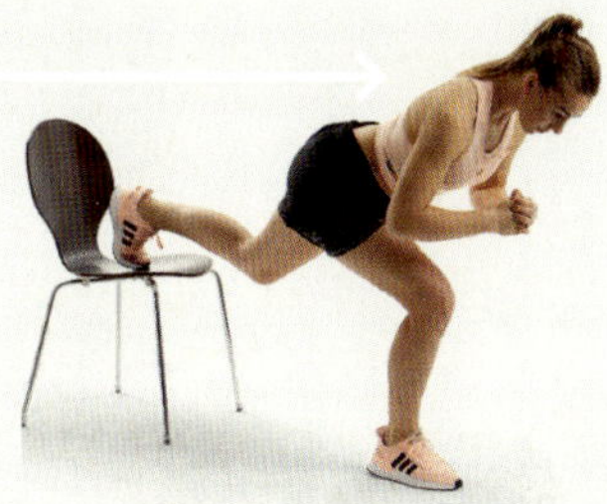

A
- Stelle dich – wie in den Übungen zuvor beschrieben – vor eine Ablagemöglichkeit für deinen Fuß. Nimm eine saubere Ausgangsposition ein, bei der der linke Fuß abgelegt ist und der aufgerichtete Körper über dem gestreckten rechten Bein im Lot steht. Die Hände sind wie üblich vor der Brust zusammengeführt.

B
- Beuge das rechte Knie langsam. Knicke dabei gleichzeitig den Oberkörper gerade nach vorn ab – die Hüfte arbeitet hier wie ein Scharnier. Beide Bewegungen sollten sauber parallel erfolgen. Schiebe die Brust dauerhaft aktiv vor und halte die Schulterblätter zusammen – so bleiben Oberkörper und Rücken gerade. In der Endposition ist der Oberkörper etwa in Verlängerung zum hinteren Oberschenkel und maximal abgesenkt.
- Halte die Position kurz, dann kehre langsam kontrolliert in die Startposition zurück.
- Im nächsten Satz wechselst du die Beine.

Geeignet für Einsteiger	Abnehmen	Muskelaufbau	Gesundheit	Kraft	Ausdauer	Beweglichkeit
	•••	••••	••••	••••	••	••••

Rumpfvorbeugen im Ausfallschritt

mit Schulterdehnung

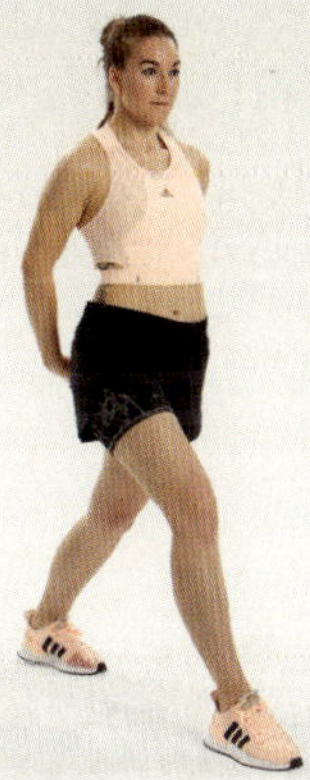

Die Sohlen beider Füße bleiben dauerhaft im Kontakt zum Boden.

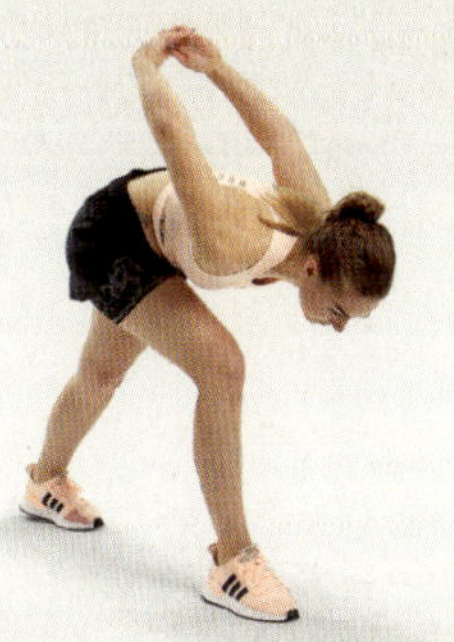

A
- Stelle dich aufrecht hin, dann mache mit rechts einen Ausfallschritt nach vorn. Auf der Schrittachse sollten die Füße hüftbreit auseinander stehen. Verteile das Gewicht auf beide Beine.
- Verschränke die Finger hinter dem Rücken ineinander – die Handflächen zeigen nach oben.

B
- Beuge das rechte Knie und knicke dabei gleichzeitig mit der Hüfte ab, sodass dein gerader Oberkörper nach vorn kippt. In der Endposition sollte dein Oberkörper waagerecht stehen – und du eine intensive Dehnung im hinteren Bein erspüren.
- Führe die leicht gebeugten Arme nach oben, bis du eine Dehnung im Schulterbereich spürst.
- Halte die Position für einige Sekunden (als klassische Dehnübung auch länger – siehe Seite 33).
- Im nächsten Satz änderst du die Schrittstellung.

Geeignet für Einsteiger	Abnehmen	Muskelaufbau	Gesundheit	Kraft	Ausdauer	Beweglichkeit
	•	••	••••	••	•	•••••

Einbeinige Kniebeugen mit Rumpfdrehung

am Schlingentrainer

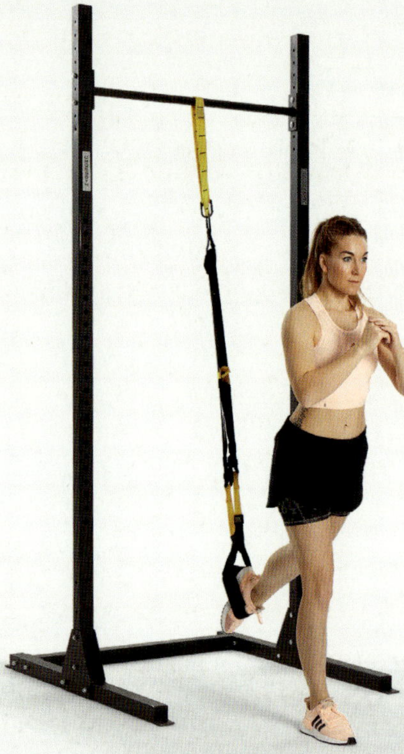

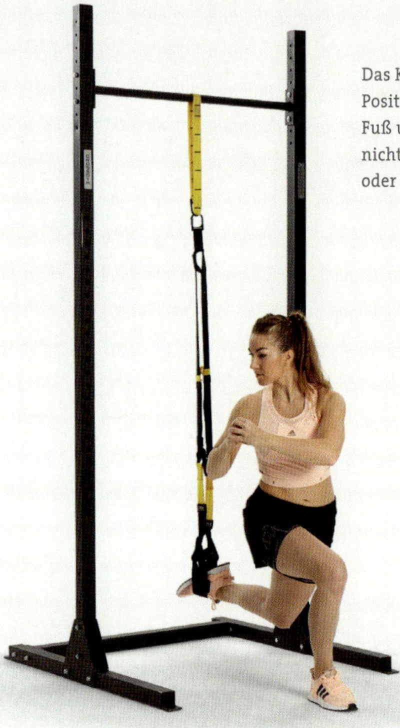

Das Knie bleibt in Position über dem Fuß und wandert nicht nach vorn oder zur Seite.

A

- Stelle die Schlaufen des Schlingentrainers etwa wadenhoch ein. Stecke deinen linken Fuß durch die Schlaufen (oder verbinde beiden wie im Kasten unten beschrieben zu einer). Dein rechtes Standbein ist etwa einen Meter vor der Aufhängung positioniert. Richte deinen Körper nach vorn aus und finde eine saubere, lotgerechte Körperhaltung. Die Hände kannst du vor der Brust zusammenführen.

B

- Schiebe das Gesäß nach hinten und beuge das rechte Knie, bis der Oberschenkel etwa waagerecht steht.
- Drehe den Oberkörper nach rechts über das gebeugte Standbein. Dein Blick folgt stets deiner Drehung. Koste die tiefe Position kurz aus und hole noch mal alles aus der Drehung raus, ohne dass dein Stand oder deine Haltung unsauber werden. Dann kehre kontrolliert auf gleichem Wege zurück in die Ausgangsposition.
- Im nächsten Satz wird das linke Bein zum Standbein.

EINSTIEGSVARIANTE

Führe diese Übung als »normale« einbeinige Kniebeugen ohne Rumpfdrehung aus.

SCHLINGENTRAINER: SO MACHST DU AUS ZWEI SCHLAUFEN EINE

Es gibt viele Übungen mit dem Schlingentrainer, bei der du eigentlich nur einen Griff oder eine Schlaufe benötigst. Nicht immer ist es dabei möglich, einfach durch beide Schlaufen durchzufädeln oder beide Griffe mit einer Hand zu fassen. So kannst du aus zwei Schlaufen / Griffen eine machen: Halte beide Griffe locker übereinander. Stecke dann den unteren Griff durch das Gurtdreieck oberhalb des oberen Griffes hindurch. Wiederhole das Ganze, indem du wieder den jetzt unteren Griff durch das Gurtdreieck oberhalb des oberen Griffes steckst.

Der Griff, den du zuletzt durchgesteckt hast – beziehungsweise die damit verbundene Schlaufe – ist dein Trainingsgriff / deine Trainingsschlaufe. Ziehe diese kurz final fest.

Geeignet für Fortgeschrittene	Abnehmen	Muskelaufbau	Gesundheit	Kraft	Ausdauer	Beweglichkeit
	●●●	●●●●	●●●	●●●●●	●●	●●●●

Einbeinige Kniebeugen mit vorgestrecktem Bein

(Pistol Squats)

Halte dich so locker wie möglich fest. Auf keinen Fall sollte der Arm auf dem Weg nach oben mithelfen.

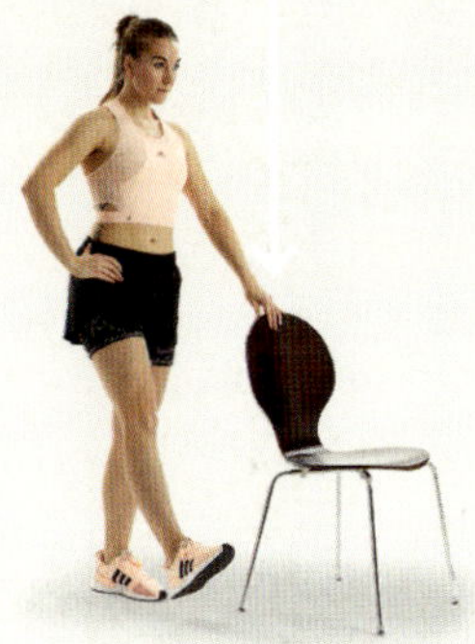

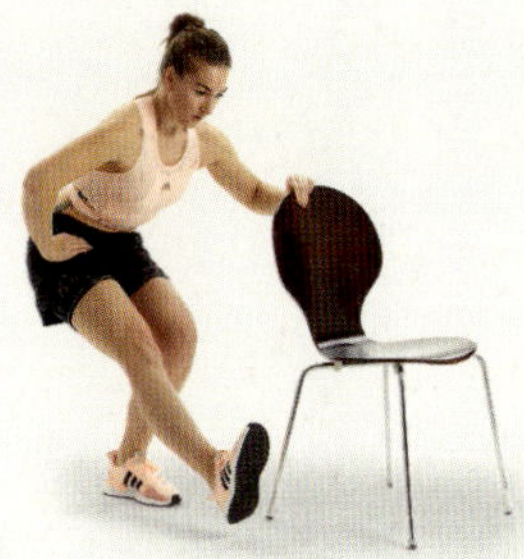

A
- Stelle dich neben einen Stuhl, an dessen Lehne du dich mit der linken Hand festhältst. Alternativ kannst du auch eine Wand oder eine Türrahmen nutzen. Stemme die rechte Hand in die Hüfte, baue Rumpfspannung auf und hebe das rechte Bein gestreckt leicht nach vorn an.

B
- Beuge das linke Knie, indem du das Gesäß nach hinten schiebst. Gehe dabei so tief wie möglich – das Knie sollte wenigstens rechtswinklig gebeugt sein. Das rechte Bein bleibt weiterhin nach vorn gestreckt, wobei du den Fuß nicht absetzt. Die Hüfte bleibt gerade und sackt nicht nach rechts ab. Ebenso hältst du den Rücken dauerhaft gerade.
- Drücke dich sauber und kontrolliert wieder nach oben, ohne das freie Bein für den Rest des Satzes abzustellen.
- Wechsele im nächsten Satz das Standbein.

Geeignet für Fortgeschrittene	Abnehmen	Muskelaufbau	Gesundheit	Kraft	Ausdauer	Beweglichkeit
	•••	•••••	••	•••••	••	••••

Einbeinige Kniebeugen mit angezogenem Fuß

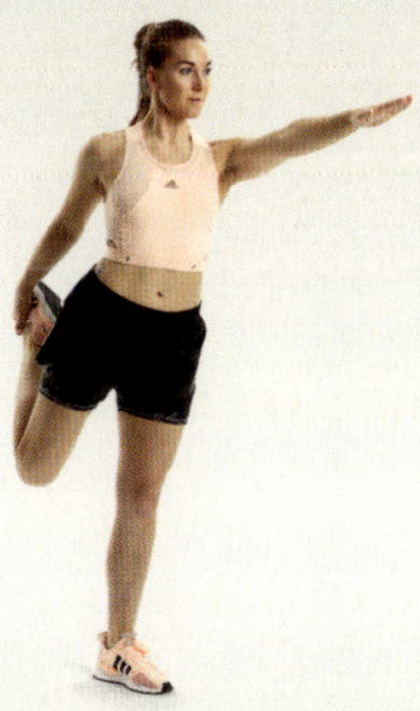

Halte die Position für ein paar Sekunden, um die Spannung im Oberschenkel auszukosten.

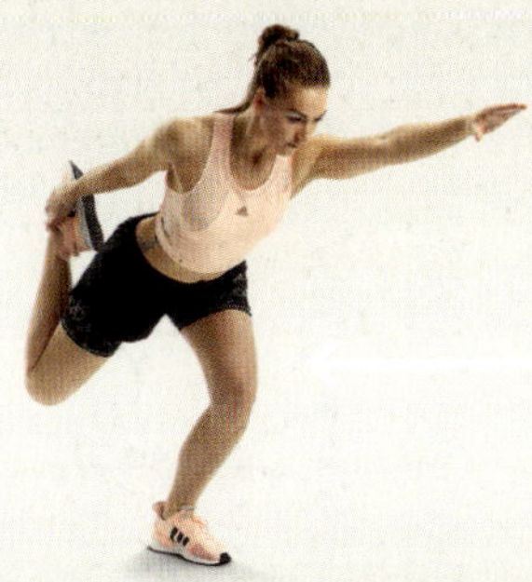

A
- Greife im aufrechten Stand den rechten Fuß mit der rechten Hand und ziehe die Ferse an das Gesäß. Finde dein Gleichgewicht – zur Unterstützung der Balancearbeit kannst du den linken Arm nach vorn ausstrecken. Sofern du es noch nicht gemacht hast, sorge aktiv für Spannung in der Rumpfmuskulatur.

B
- Beuge das linke Knie und kippe dabei sauber mit dem geraden Oberkörper ein wenig nach vorn. Gehe dann so tief wie möglich im Knie.
- Drücke dich dann wieder sauber und kontrolliert nach oben. Beende den Satz möglichst, ohne das freie Bein abzusetzen oder deine Balance massiv zu verlieren.
- Im nächsten Satz darf das rechte Bein arbeiten.

Geeignet für Fortgeschrittene	Abnehmen	Muskelaufbau	Gesundheit	Kraft	Ausdauer	Beweglichkeit
	•••	••••	••	••••	••	•••

Einbeinige Kniebeugen mit vorgestrecktem Bein

(Pistol Squats) am Schlingentrainer

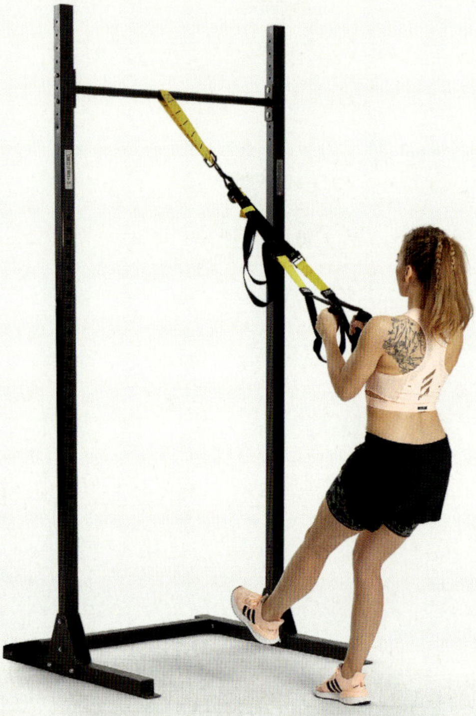

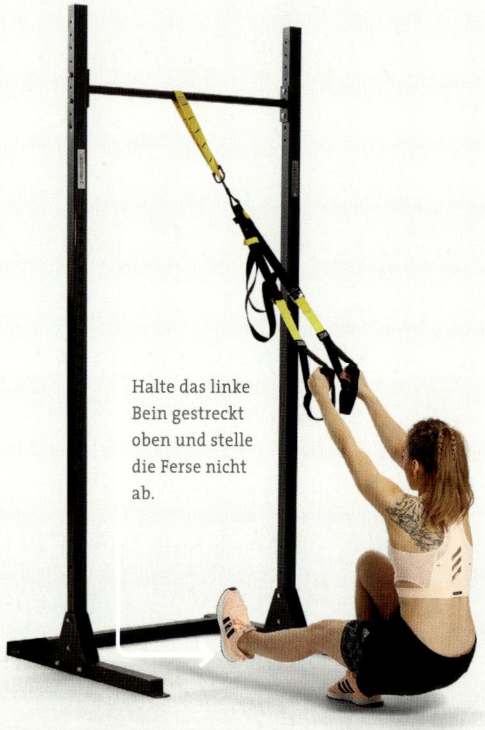
Halte das linke Bein gestreckt oben und stelle die Ferse nicht ab.

A

- Stelle die Griffe des Schlingentrainers etwa hüfthoch ein. Fasse mit jeder Hand einen Griff und gehe rücklings etwa einen Meter weg von der Aufhängung. Die Hände sind nun vor der Brust.
- Hebe das linke Bein gestreckt an und lehne dich etwas zurück, ohne in den Griffen des Schlingentrainers nachzugeben.

B

- »Setze« dich nun nach hinten, indem du das Gesäß nach hinten unten absinken lässt und dabei das rechte Knie tief beugst. In der Endposition sind die Arme in Richtung der Aufhängung gestreckt, dein Po schwebt knapp über dem Boden, und dein rechter hinterer Oberschenkel berührt womöglich die rechte Wade.
- Drücke dich wieder nach oben in den Stand. Arbeite dabei so viel wie möglich aus dem Standbein heraus. Zur Unterstützung kannst du dich mit dem Gurtsystem nach oben ziehen.
- Schließe den Satz ab, ohne das freie Bein abzustellen, und wechsele dann im nächsten Satz das Standbein.

POWERVARIANTE

Halte dich nur mit einer Hand fest – mache dazu die beiden Griffe zu einem, wie auf Seite 80 beschrieben.

Geeignet für Einsteiger	Abnehmen	Muskelaufbau	Gesundheit	Kraft	Ausdauer	Beweglichkeit
	•••	•••	••	••••	••	••••

Kosaken-Kniebeugen

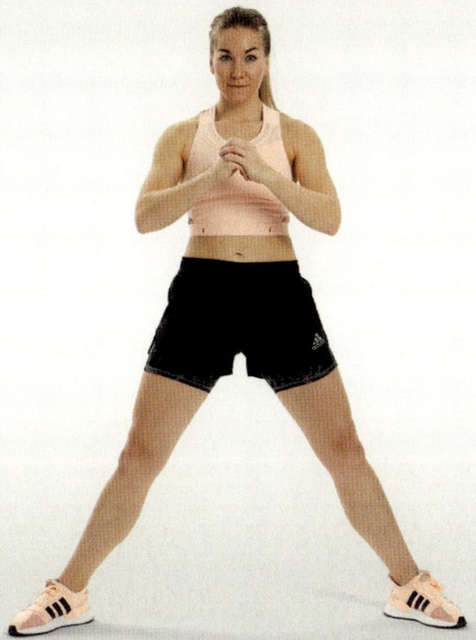

A

- Stelle dich etwa doppelt schulterbreit auf und lasse die Füße zu den Seiten zeigen. Aktiviere deine Rumpfmuskulatur und bringe die Hände vor die Brust.

Oberkörper und Rücken bleiben stets gerade. Auch das Becken schiebt nicht zur Seite und bleibt in der oberen Position aktiv nach vorn gedrückt.

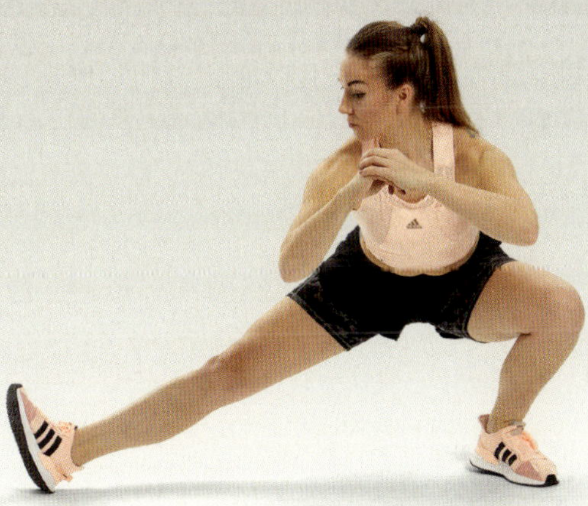

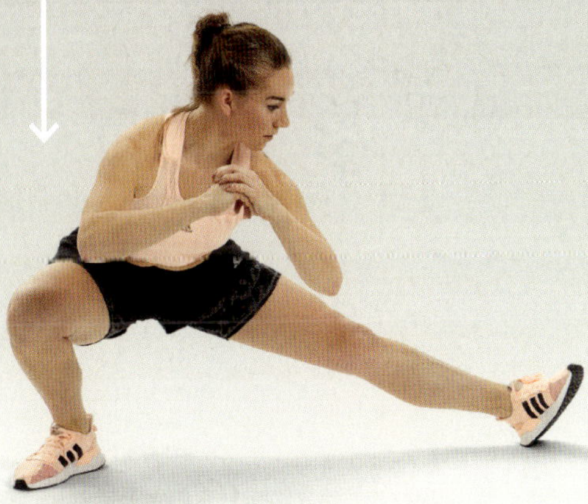

B

- Beuge das linke Knie und schiebe dabei das Gesäß nach links hinten, bis dein linker Oberschenkel waagerecht steht. Halte das linke Knie dabei möglichst über dem linken Fuß, und sichere es auch ab, indem du es aktiv nach außen drückst. Das rechte Bein ist nun gestreckt, der Fuß steht auf der Ferse.

C

- Drücke dich auf demselben Wege wieder hoch in Position A, dann senke das Gesäß nach hinten rechts ab und führe die Bewegung zur anderen Seite aus.
- Nachdem du dich wieder in die Startposition hochgedrückt hast, fahre weiter wechselseitig fort.

Geeignet für Einsteiger	Abnehmen	Muskelaufbau	Gesundheit	Kraft	Ausdauer	Beweglichkeit
	●●●	●●●	●●●	●●●●	●●	●●●●

Spagatbewegungen im Schlingentrainer

Achtung: Du kannst sehr leicht ins Schwingen geraten, wenn du nicht wirklich kontrolliert und sauber nach vorn arbeitest und ausreichend Körperspannung aufbaust! Im schlimmsten Fall kannst du dann umfallen und dich womöglich verletzen. Sei also vorsichtig bei der Ausführung, vor allem wenn die Übung neu für dich ist. Im Idealfall hast du einen Halt (wie hier die Stahlträger) in greifbarer Nähe, an dem du dich notfalls festhalten kannst.

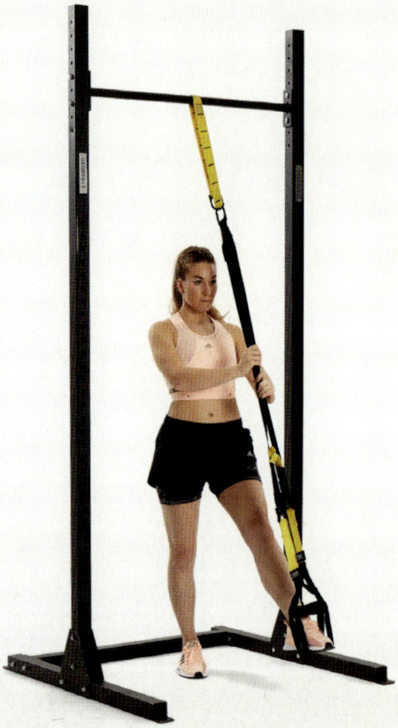

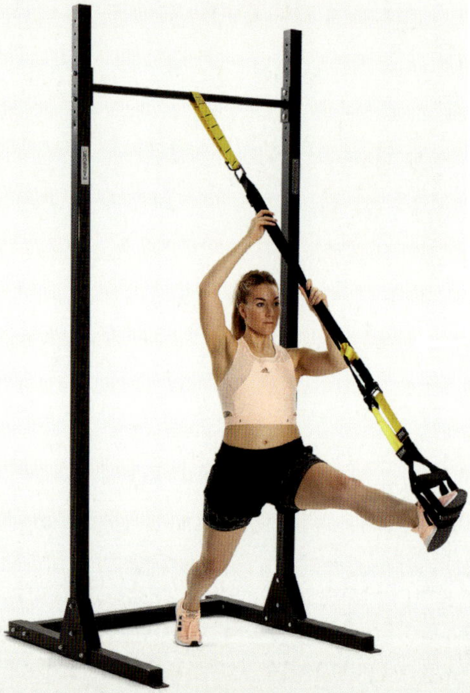

A

- Stelle die Schlaufen eines Schlingentrainers etwa knöchelhoch ein und verbinde sie gegebenenfalls zu einer Schlaufe wie auf Seite 80 beschrieben. Positioniere dich direkt unter der Aufhängung und stecke den linken Fuß durch die Schlaufe(n). Strecke das linke Bein gestreckt nach vorn und fasse mit beiden Händen auf Brusthöhe an das Gurtsystem. Baue Körperspannung auf.

B

- Schiebe die linke Fußsohle nach vorn und lasse deinen Körper dabei nach vorn wandern, nicht fallen! Strecke dabei das linke Bein immer mehr nach vorn oben, bis es etwa waagerecht steht. Wenn du sehr beweglich bist, geht eventuell auch mehr.
- Die Herausforderung ist, die Spannung im gesamten Körper zu halten und nicht zu den Seiten wegzudrehen. Um das zu verhindern, greife notfalls anders an das Gurtsystem.
- Drücke dich aus der Körperspannung wieder nach hinten in die Startposition und schließe noch weitere Wiederholungen an – solange wie du sicher bist, sauber arbeiten zu können.
- Wechsele im nächsten Durchgang die Beine.

Geeignet für Fortgeschrittene	Abnehmen	Muskelaufbau	Gesundheit	Kraft	Ausdauer	Beweglichkeit
	•	••	•••	••	•	•••••

Dehnen in der Vorbeuge im Stehen

Die Beine bleiben die ganze Zeit über möglichst gestreckt.

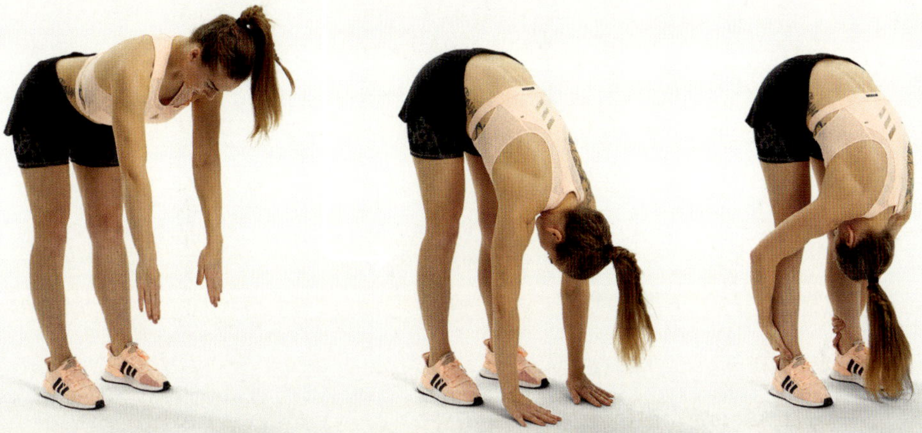

A ▶ Stelle dich hüftbreit aufrecht hin. Halte die Beine gestreckt, dann schiebe dein Gesäß nach hinten und beuge den Oberkörper mit geradem Rücken nach vorn.

B ▶ Schaue, wie weit du mit den Händen Richtung Boden kommst. Wenn es nicht mehr weitergeht, lasse den Rücken kontrolliert rund werden. Deine Hände – oder zumindest die Fingerspitzen – sollten nun den Boden berühren können. Falls nicht – dann bist du relativ verkürzt an den Beinrückseiten und eventuell auch im hinteren Beckenbereich. Kein Problem: Gehe immer so tief wie möglich und gönne dir wenigstens eine Minute in der Dehnspannung. Du wirst sehen, wie das Gewebe nach und nach nachgibt und du weiter nach unten kommst.

C ▶ Wenn du beweglich bist, kannst du deinen Oberkörper richtig dicht an die Beine heranführen und die Waden auch von hinten fassen.

▶ Was Wiederholungen, Tempo und Ausführungszeit angeht, führe diese Dehnübung so durch, wie es zu deinem Training passt (siehe dazu die Infos zum Stretching ab Seite 33).

ALTERNATIVE

Du kannst die Dehnung auch im Sitzen ausführen. Dazu setzt du dich auf eine Matte, streckst die Beine parallel nach vorn aus und senkst dann deinen Oberkörper soweit es geht nach vorn, ohne dass du die Streckung in den Beinen aufgibst.

POWERVARIANTE

Überkreuze deine Beine im Stand, sodass der linke Fuß rechts vom rechten – und möglichst parallel zu diesem – steht.

Geeignet für Einsteiger	Abnehmen	Muskelaufbau	Gesundheit	Kraft	Ausdauer	Beweglichkeit
	•	•	•••	•	•	•••••

Dehnen der Gesäß- / Piriformismuskulatur

(Taube)

Die Übung ist super für die Dehnung des Piriformis, eines kleinen aber sehr wichtigen Gesäßmuskels, der in verkürztem Zustand für mancherlei Beschwerden verantwortlich sein kann. Allerdings ist die Ausführung auch eine Belastung für das gebeugte Knie – bei Knieproblemen solltest du diese Übung also nicht oder nur mit Vorsicht ausführen.

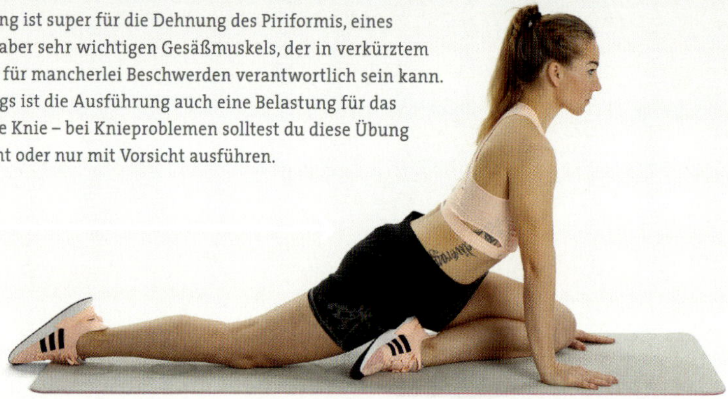

A

- Begib dich auf einer Matte in eine Liegestützposition. Ziehe das linke Knie unter die Brust und lege es so ab, dass der Unterschenkel nach rechts zeigt. Senke das Becken ab und setze dich vorsichtig hin. Ziehe den linken bei Bedarf noch etwas weiter nach rechts außen, sodass der Unterschenkel querer abliegt.
- Richte deinen Oberkörper auf und spüre die Dehnung im Gesäß. Halte diese Position für eine gewisse Zeit, dann …

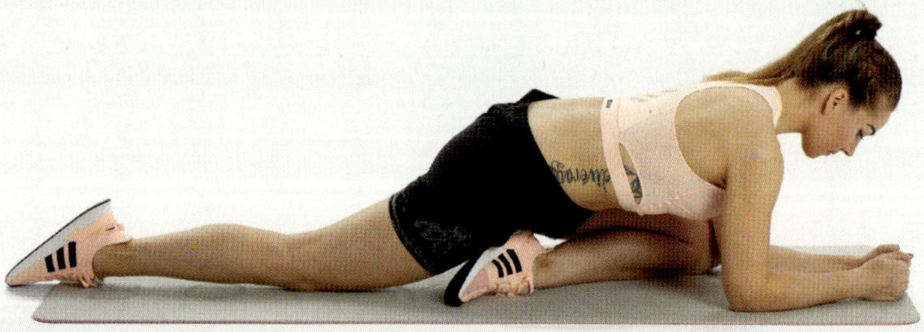

B

- … beuge deinen Oberkörper gerade nach vorn und stütze dich auf den Unterarmen ab. Diese Position wird die Dehnung intensivieren. Das gestreckte rechte Bein bleibt dauerhaft – einschließlich der Zehen –lang ausgestreckt.
- Führe diese Dehnübungen je nach Zielsetzung mit den Vorgaben zum Stretching ab Seite 33 aus.
- Im nächsten Durchgang kommt die andere Gesäßseite zum Zuge.

POWERVARIANTE

Um noch mehr Dehnspannung zu erzeugen, strecke die Arme nach vorn, senke deinen Oberkörper gen Boden und lege dort deine Stirn ab.

Geeignet für Einsteiger	Abnehmen	Muskelaufbau	Gesundheit	Kraft	Ausdauer	Beweglichkeit
	•	•	••••	•	•	•••••

Standwaage-Beinstreck-Kombinationen

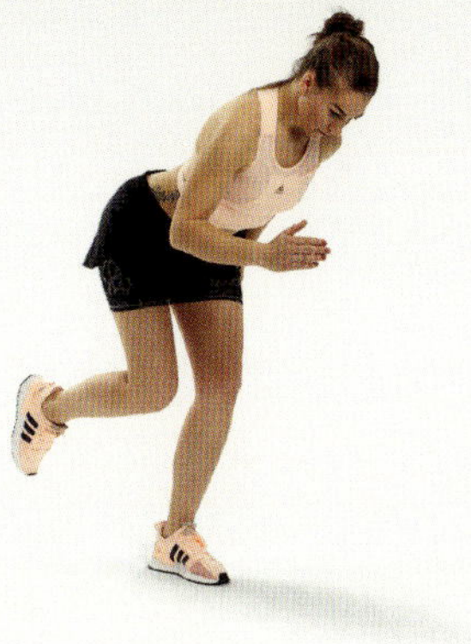

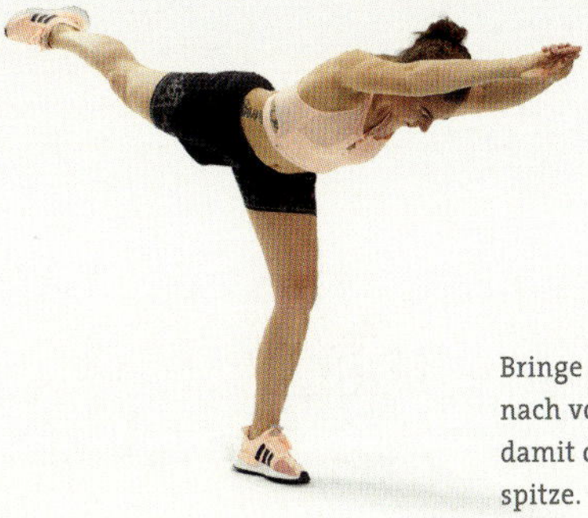

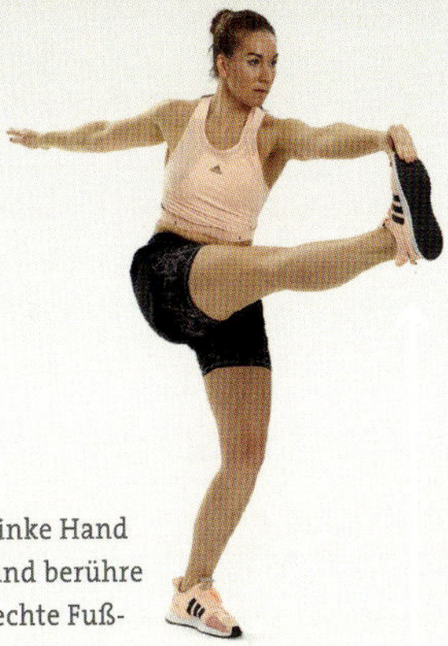

Bringe die linke Hand nach vorn und berühre damit die rechte Fußspitze.

A

- Stelle dich aufrecht hin und baue Rumpfspannung auf. Löse den rechten Fuß vom Boden, dann beuge das linke Knie und neige den geraden Oberkörper etwas vor, sodass das rechte Bein nach hinten wandert. Finde deine Balance, dann…

B

- … strecke das rechte Bein weit nach hinten aus. Kippe gleichzeitig den Oberkörper gerade nach vorn und strecke die Arme über Kopf aus, sodass sich dein Körper (abgesehen vom Standbein) auf einer geraden Linie befindet. Das Standbein bleibt leicht gebeugt.
- Halte die Position für einige Sekunden, dann …

C

- … kehre kontrolliert wieder in die Ausgangsposition zurück, ohne das rechte Bein abzusetzen. Führe dieses vielmehr weiter nach vorn, richte deinen geraden Oberkörper auf und strecke das rechte Bein schließlich nach vorn durch.
- Halte wieder für einen Moment, dann kehre langsam zurück in die Startposition. Dort kannst du direkt weitere Wiederholungen anschließen, ohne den Fuß aufzusetzen. Oder du pausierst zwischendurch, falls du verkrampfst oder Balanceprobleme bekommst. In jedem Fall halte deinen Rücken stets möglichst gerade.
- Der nächsten Satz gehört dem rechten Bein als Standbein.

POWERVARIANTE

Führe in Position B immer ein, zwei Kniebeugen auf einem Bein aus.

ALTERNATIVE FÜR DIE STANDWAAGE

Du kannst die Standwaage auch durchführen, indem du ein Handtuch hinter dem Rücken vertikal auf Spannung hältst. Eventuell schaffst du so auch den gesamten Übungsablauf – das ist koordinativ aber sehr anspruchsvoll, da deine Arme nicht ausgleichen können.

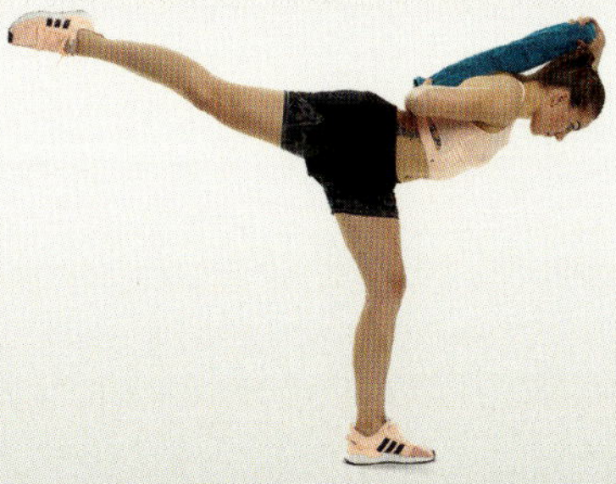

Geeignet für Fortgeschrittene	Abnehmen	Muskelaufbau	Gesundheit	Kraft	Ausdauer	Beweglichkeit
	••	••	••••	•••	••	•••••

Einbeinstand

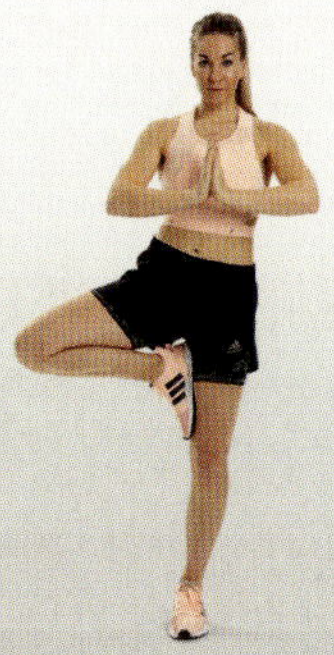

Du kannst die Übung auch barfuß durchführen – dann kann deine Fußmuskulatur intensiver arbeiten.

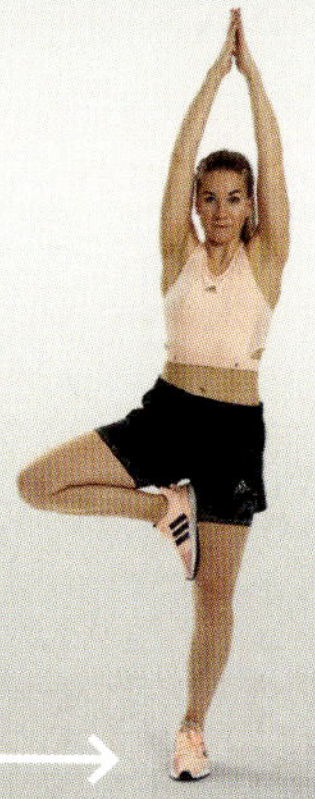

A

- Stelle dich aufrecht hin und aktiviere deine Rumpfmuskeln. Löse den rechten Fuß vom Boden und stelle die Sohle behutsam (!) gegen die Innenseite des linken Oberschenkels. Zugleich drückst du die Handflächen vor der Brust zusammen – die Finger zeigen nach oben. Die Schulterpartie ist entspannt, die Schulterblätter sind leicht nach hinten unten gezogen.
- Halte die Position für wenigstens 5 Sekunden (oder einige tiefe Atemzüge).

B

- Schiebe die Hände senkrecht nach oben, bis deine Arme hoch gestreckt sind.
- Halte auch diese Position für einige tiefe Atemzüge, bevor du wieder langsam in Position A zurückkehrst. Bleibe dauerhaft aufrecht und lasse deine Hüfte nicht einbrechen: Sie sollte weder nach hinten noch zur Seite wandern.
- Bei Bedarf kannst du weitere Wiederholungen anschließen oder nun das Standbein wechseln.

Geeignet für Einsteiger	Abnehmen	Muskelaufbau	Gesundheit	Kraft	Ausdauer	Beweglichkeit
	•	•	•••	•	•	••••

Bein-Curls am Boden mit Handtuch

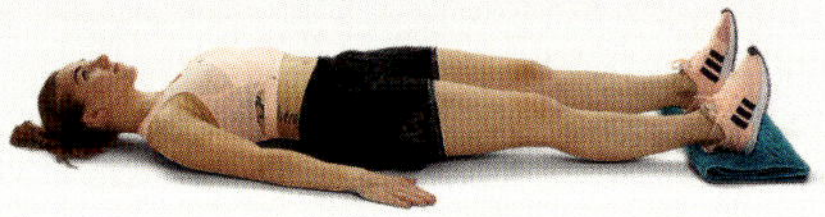

Halte deine Knie stets eng zusammen.

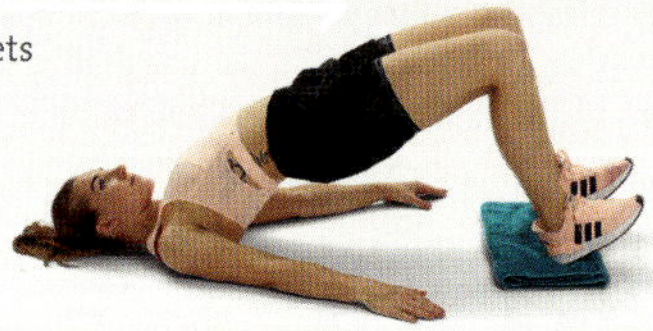

A

- Setze dich auf einen möglichst glatten Boden – du brauchst die Gleitfähigkeit für den Einsatz des Handtuches. Das legst du zusammengefaltet ab, dann platzierst du deine Fersen darauf und streckst die Beine. Lege den Oberkörper ab, ebenso die Arme, die du mit den Handflächen nach unten sanft in den Boden drückst.
- Baue Körperspannung auf, dann …

B

- … ziehe die Fersen in Richtung des Pos. Beine beugen, Hüfte zur Decke schieben, bis die Knie etwa rechtwinklig gebeugt sind und Oberkörper und Oberschenkel eine Linie bilden.
- Spannung kurz halten, dann Handtuch möglichst kontrolliert mit den Fersen von dir wegschieben, Streckung im Becken möglichst halten und unkontrolliertes Wegrutschen vermeiden.
- Po vor der nächsten Wiederholung möglichst nicht wieder ganz ablegen. Entspanne immer wieder bei Bedarf, indem du dich kurz ablegst.

Alternative siehe Seite 89 →

Geeignet für Fortgeschrittene	Abnehmen	Muskelaufbau	Gesundheit	Kraft	Ausdauer	Beweglichkeit
	••	••••	•••	••••	••	•••

Abduktionsbewegungen im Schlingentrainer

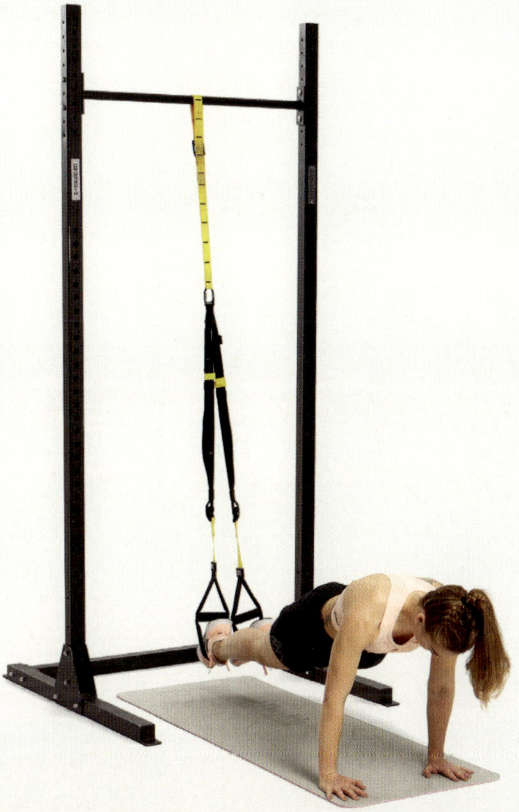

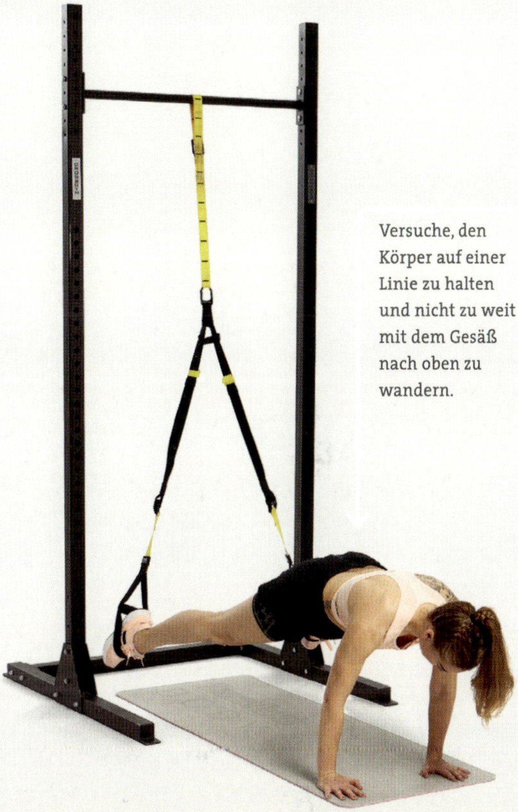

Versuche, den Körper auf einer Linie zu halten und nicht zu weit mit dem Gesäß nach oben zu wandern.

A

- Stelle die Schlaufen eines Schlingentrainers etwa wadenhoch ein. Lege eine Matte unter die Aufhängung, knie dich rücklings zum Gurt auf die Matte und fädele die Füße durch die Schlaufen.
- Gehe in einen sauberen Liegestütz, bei dem der Gurt etwa senkrecht hängt, deine Arme senkrecht unter den Schultern abstützen und dein Körper auf einer geraden Linie ausgerichtet ist. Die Füße sind geschlossen.

B

- Drücke die Füße kontrolliert – soweit es geht – auseinander. Der Rest des Körpers bleibt unbewegt.
- Halte die Endposition kurz, dann führe die Beine wieder zusammen. Schließe weitere Wiederholungen an. Bei Bedarf kannst du zwischendurch kurz auf die Knie gehen, wenn du den Stütz nicht mehr halten kannst.

ALTERNATIVE

Ein hilfreiches Tool für die Bein-Curls (und viele andere Übungen): der Gymnastikball (siehe Seite 42). Lege auf diesem die Fersen ab und rolle ihn mit der Kraft der hinteren Oberschenkel beim Beugen Richtung Gesäß.

Geeignet für Fortgeschrittene	Abnehmen	Muskelaufbau	Gesundheit	Kraft	Ausdauer	Beweglichkeit
	••	••••	•••	••••	••	•••

Beinschwünge über einen Stuhl

Halte deinen Oberkörper aufrecht und grundsätzlich nach vorn ausgerichtet. Auch das jeweilige Standbein bewegt sich nicht.

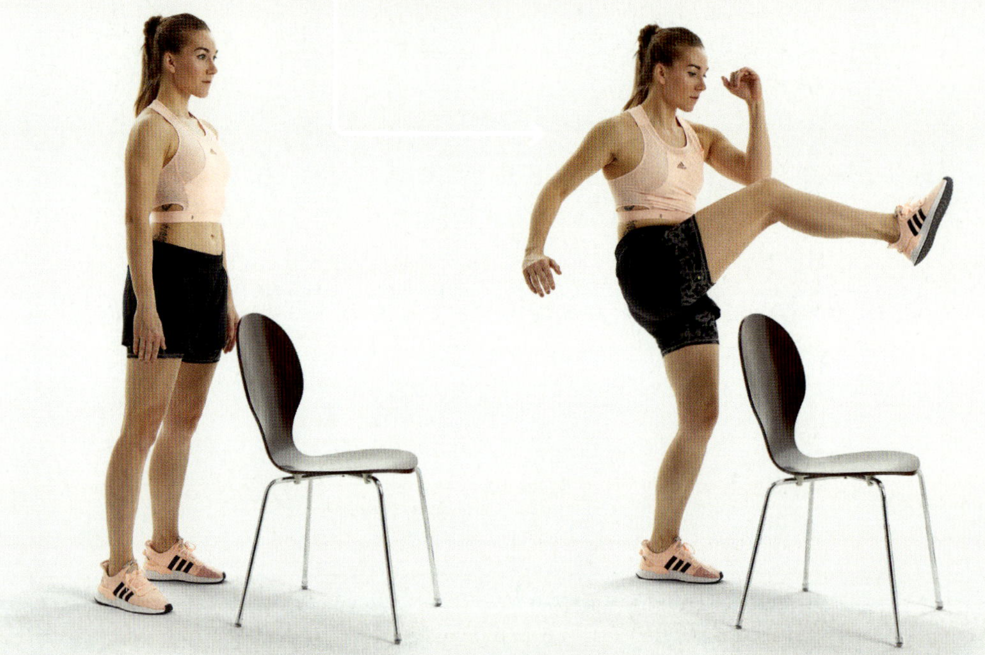

A ▶ Stelle dich aufrecht – mit etwa einer Fußlänge Abstand – hinter einen Stuhl. Aktiviere deine Rumpfmuskulatur.

B ▶ Schwinge in einer lockeren Bewegung das rechte Bein in einem weiten Bogen von links über die Stuhllehne nach rechts und lande wieder in der Ausgangsposition. Die Bewegung kommt aus dem Hüftgelenk. Dein Rumpf kann dabei leicht nach rechts rotieren, und die Arme dürfen zur Unterstützung der flüssigen Bewegung wie beim Marschieren mitgehen.

▶ Fahre gleich mit der nächsten lockeren Wiederholung fort, schwinge aber dieses Mal mit dem linken Bein von rechts über den Stuhl.

▶ Fahre mit dem Schwingen wechselseitig ohne Pause fort.

Geeignet für Einsteiger	Abnehmen	Muskelaufbau	Gesundheit	Kraft	Ausdauer	Beweglichkeit
	•	•	•••	•	••	••••

Hüftdrehungen mit dem Gymnastikball

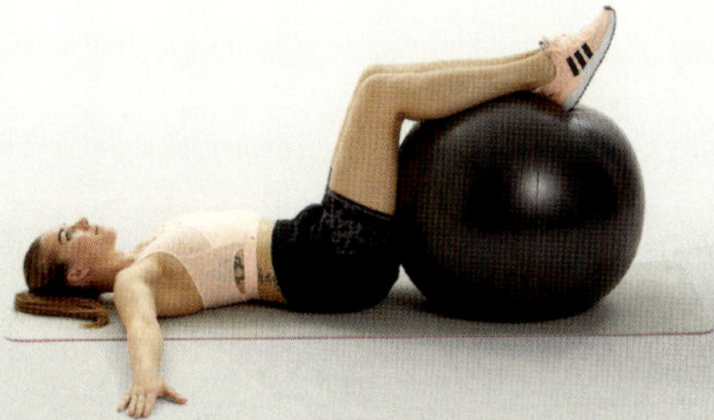

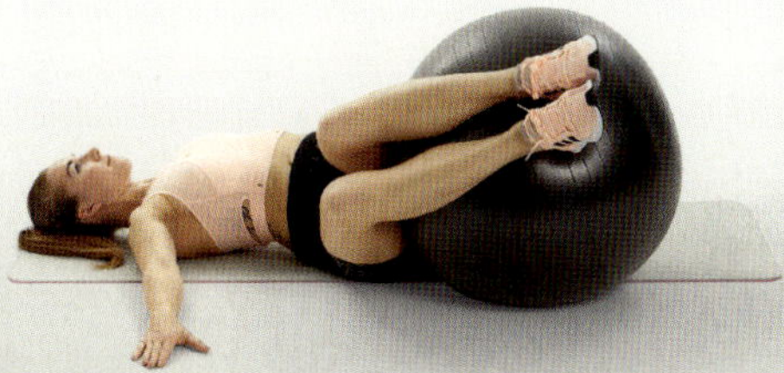

A

- Lege dich rücklings auf eine Matte und lege deine Waden auf einem Gymnastikball ab. Deine Knie sind nun rechtwinklig gebeugt. Lege deine Arme seitlich mit den Handflächen nach unten auf dem Boden ab.

B

- Spanne deine Rumpfmuskeln an, dann kippe die angewinkelten Beine aus der Hüfte nach rechts, ohne den Beinwinkel zu verändern oder deinen Rumpf zu verdrehen. Drücke bei Bedarf die Hände in den Boden, um Halt am Boden zu gewährleisten.
- Arbeite auf gar keinen Fall mit Schwung! Bewege dich eher langsam und nähere dich vor allem den Umkehrpunkten rechts und links mit Vorsicht.

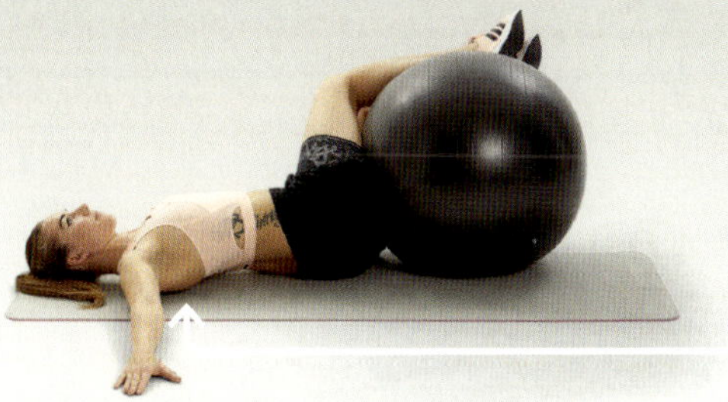

Die Brustwirbelsäule sollte in vollem Kontakt zum Boden bleiben – die Bewegung kommt aus dem Hüftbereich.

C

- Drehe deine Beine aus der Hüfte heraus wieder kontrolliert zurück und dann zur linken Seite.
- Pendele so für den Rest des Satzes langsam hin und her.

ALTERNATIVE

Die Übung lässt sich – dann etwas schwerer in der koordinativen Durchführung – auch ohne Ball durchführen. Achte hier besonders darauf, dass du behutsam in das Ende der Kippbewegung hineingehst – auf keinen Fall solltest du in die Seiten »hineinkrachen« und so den Rücken überfordern.

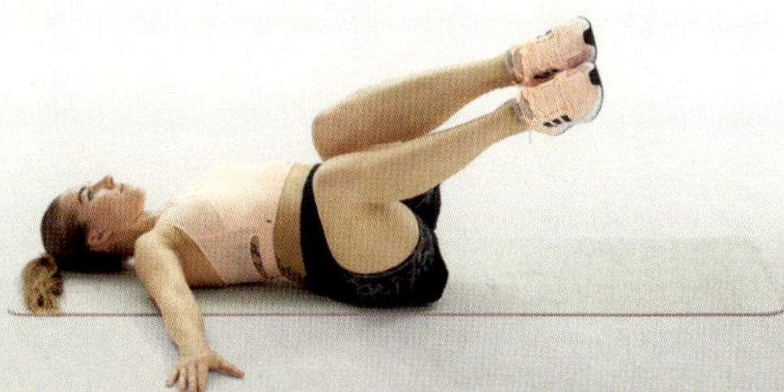

Geeignet für Einsteiger	Abnehmen	Muskelaufbau	Gesundheit	Kraft	Ausdauer	Beweglichkeit
	••	••	••••	•••	•	••••

Hüftheben mit den Beinen auf einer Erhöhung

A

▶ Stelle einen Stuhl auf eine Matte, dann lege dich auf diese rücklings so, dass du deine Fersen auf der Stuhlfläche ablegen kannst. Der Winkel in deinen Knien sollte nicht kleiner als 90 Grad sein, eher größer.

▶ Spanne die Rumpfmuskeln an und lege deine Arme mit den Handflächen ab – sie können dir bei der Ausführung Halt geben.

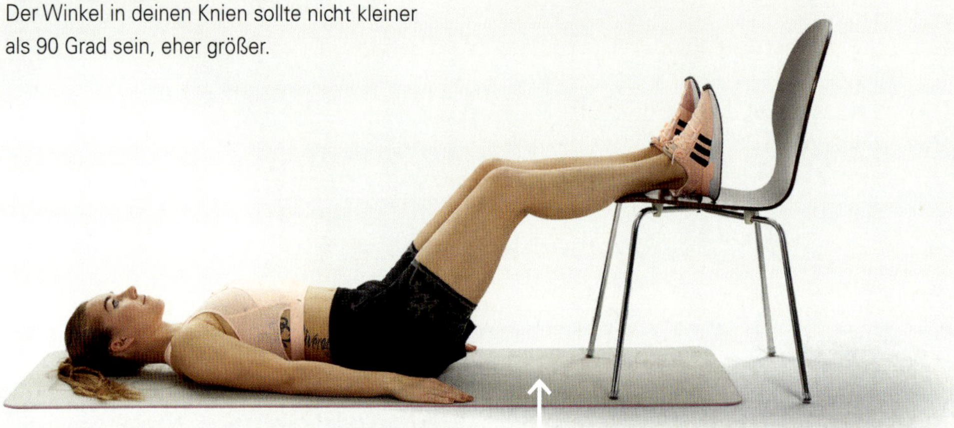

Mit dem Abstand zwischen Stuhl und Gesäß kannst du von Training zu Training oder Satz zu Satz gern etwas spielen, da jeder Winkel die Muskulatur anders anspricht.

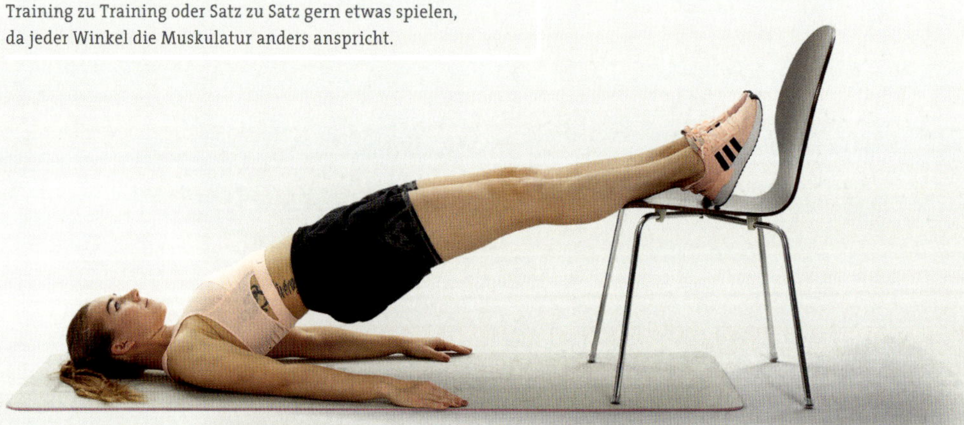

B

▶ Drücke dein Becken soweit wie möglich hoch, bis Rumpf und Oberschenkel eine gerade Linie bilden. Halte auch die Knie zusammen, das intensiviert die Übung.

▶ Bleibe oben in der Spannung für ein paar Sekunden, dann gehe langsam wieder in die Ausgangsposition, ohne das Gesäß für den Rest des Satzes wieder (ganz) abzulegen.

POWERVARIANTEN

- Diese und alle weiteren Hüfthebevarianten (und auch die Bein-Curls auf Seite 88) lassen sich einbeinig ausführen und dadurch extrem intensivieren! Siehe dazu die Ausführungen auf der gegenüberliegenden Seite.
- Nutze einen Gymnastikball anstelle des Stuhls zum Ablegen der Beine.
- Führe die Übung mit dem Schlingentrainer aus: Dazu stellst du die Schlaufen etwa kniehoch ein, dann steckst du die Füße in Rücklage durch die Schlaufen. Lege dich so ab, dass deine Fersen wie in der Ausführung mit dem Stuhl erhöht sind.

Geeignet für Einsteiger	Abnehmen	Muskelaufbau	Gesundheit	Kraft	Ausdauer	Beweglichkeit
	●●	●●●	●●●	●●●●	●●	●●●

Einbeiniges Hüftheben

A

- Lege dich rücklings auf eine Matte, stelle die Füße auf und lege deine Arme seitlich ab, sodass die Handflächen zum Boden zeigen. Hier brauchst du ihre Hilfe für die Balancearbeit besonders.
- Spanne deine Rumpfmuskeln an, dann strecke das linke Bein nach oben. Für eine saubere Ausführung stehen die Oberschenkel hier parallel zueinander und bleiben dies auch zu jeder Zeit – eine gute Orientierung für dich, was du mit dem freien Bein machen sollst.

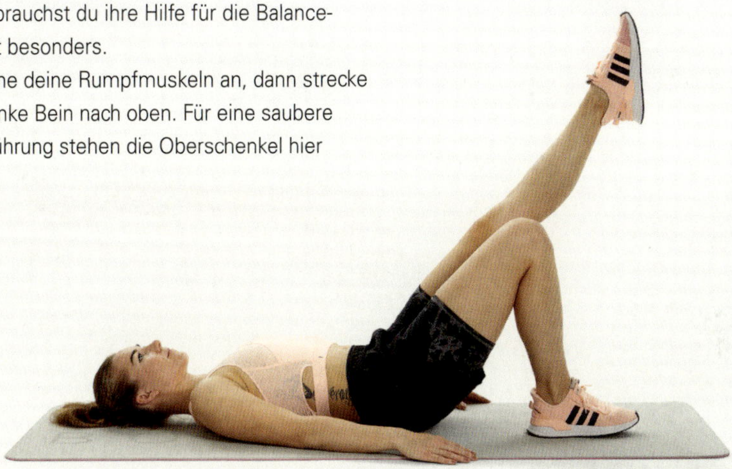

Achte drauf, dass dein Becken nicht zur Seite des »freien« Beins wegkippt – die Hüftknochen sollten immer waagerecht auf einer Linie sein.

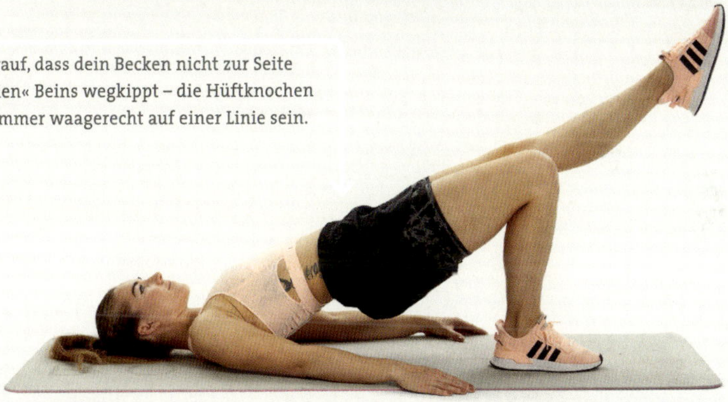

B

- Schiebe deinen Po Richtung Decke, bis Rumpf und Oberschenkel eine gerade Linie bilden. Halte auch hier die Knie zusammen.
- Da es dir hier tendenziell schwerer fallen wird, die volle Streckung zu erreichen, versuche in der Endposition nochmals ein kleines Stückchen weiter hochzukommen.
- Kehre langsam zurück in die Ausgangsposition, lege aber weder dein Gesäß noch dein linkes Bein für den Rest des Satzes wieder (komplett) ab.

EINSTIEGSVARIANTEN

Da einseitige Belastungen intensiv sind, schaffst du womöglich nicht immer sofort ganze Sätze davon. Denn ein kompletter Satz mit einem Bein in der Luft – wie hier abgebildet – ist wirklich herausfordernd.

Wenn du das nicht schaffst, teile den Satz in der Mitte, sodass beide Seiten zum Zug kommen. Wenn du das erste Mal einseitige Intensivierungen wie die auf dieser Seite abgebildete ausprobierst, kannst du auch erst einmal nur in der Endposition ein Bein anheben, hochstrecken oder das Knie zur Brust ziehen. Auch das ist schon sehr effektiv!

Geeignet für Einsteiger	Abnehmen	Muskelaufbau	Gesundheit	Kraft	Ausdauer	Beweglichkeit
	••	•••	•••	••••	••	•••

Hüftheben mit eingeklemmtem Handtuch

In der Endposition sollten Oberkörper und Oberschenkel eine Linie bilden.

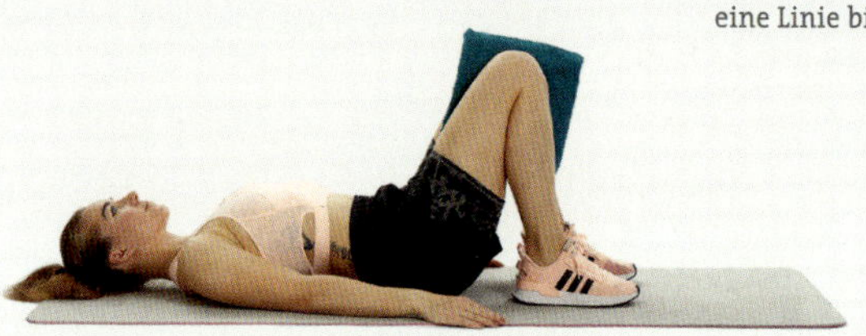

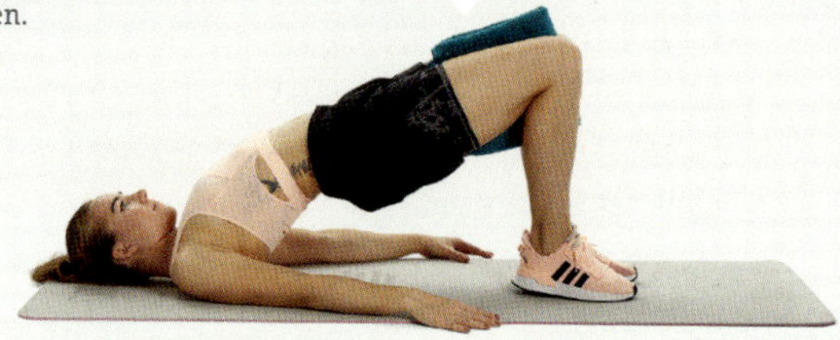

A

- Lege dich rücklings auf eine Matte. Stelle die Füße auf und klemme dir ein zusammengelegtes Handtuch zwischen deine Knie. Drücke es fest zusammen – es darf während des Satzes nicht herausrutschen. Die Arme liegen mit den Handflächen nach unten seitlich neben dem Körper ab.

B

- Schiebe das Becken – soweit es geht – nach oben. Gehe nicht zu dynamisch in die Endposition, um deinen Rücken nicht unnötig zu belasten.
- Halte die Spannung kurz, dann gehe langsam wieder runter, ohne deinen Po während des Satzes wieder abzulegen.

POWERVARIANTEN

- Nutze einen schwereren Gegenstand als ein Handtuch, etwa ein Buch.
- Führe auch diese Übung so aus, dass deine Fersen auf einem Gymnastikball stehen.

Geeignet für Einsteiger	Abnehmen	Muskelaufbau	Gesundheit	Kraft	Ausdauer	Beweglichkeit
	••	•••	•••	••••	••	•••

Hüftheben mit Rumpfaufdrehen

Halte die Fersen am Boden und die Beine möglichst unbewegt – die Knie sollten weiter in Richtung der Füße zeigen.

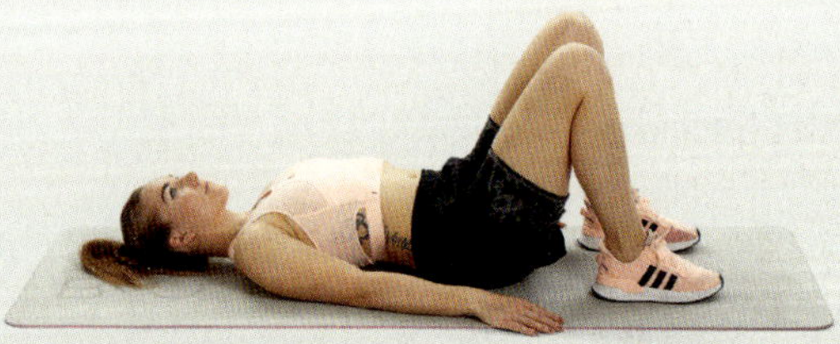

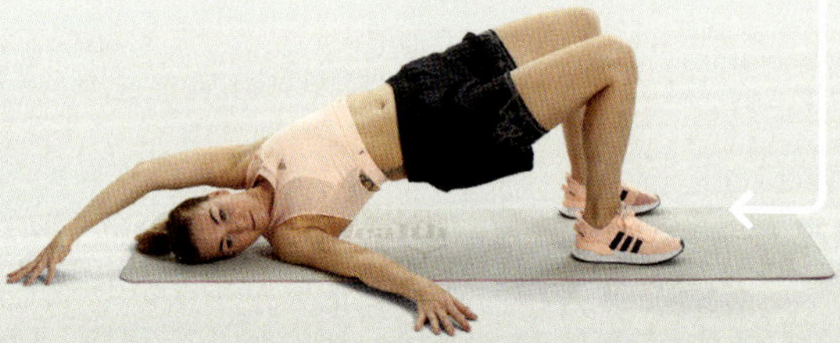

A

- Lege dich mit dem Rücken auf eine Matte und stelle die Füße nahe deinem Po auf. Die Arme liegen mit den Handflächen nach unten seitlich ab.

B

- Baue Rumpfspannung auf, dann hebe das Becken – wie bei den Übungen zuvor beschrieben – an, bis deine Hüfte auf einer Linie mit Oberschenkeln und Oberkörper ist. Gleichzeitig drehst du deinen Oberkörper nach rechts auf und führst den gestreckten linken Arm über den Kopf diagonal nach rechts, wo du mit der Hand den Boden berührst. Der Kopf dreht mit nach rechts.
- Ziel ist es, deinen Rumpf ins Rotieren zu bekommen und die linke Flanke zu dehnen. Spüre beidem kurz in der Endposition nach, dann kehre kontrolliert auf gleichem Wege zurück, wobei du dich wieder ablegen darfst.
- In der nächsten Wiederholung drehst du dich zur linken Seite auf und fährst in der Folge wechselseitig fort.

Geeignet für Einsteiger	Abnehmen	Muskelaufbau	Gesundheit	Kraft	Ausdauer	Beweglichkeit
	••	•••	•••	•••	••	••••

Hüftheben mit diagonalem Abkippen von Arm und Bein

A ▶ Lege dich rücklings auf eine Matte und stelle deine Füße nahe dem Po auf. Lege deine Arme mit den Handflächen nach unten seitlich ab – du wirst sie brauchen für die Stabilität. Spanne deine Rumpfmuskeln an, dann schiebe das

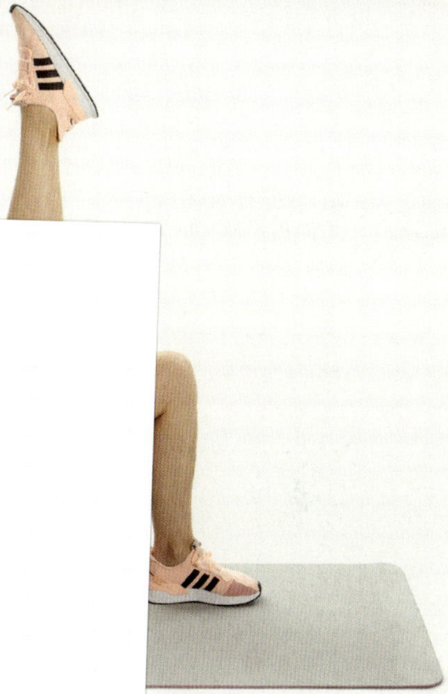

In der Endposition sind Arm und Bein im Idealfall parallel zum Boden.

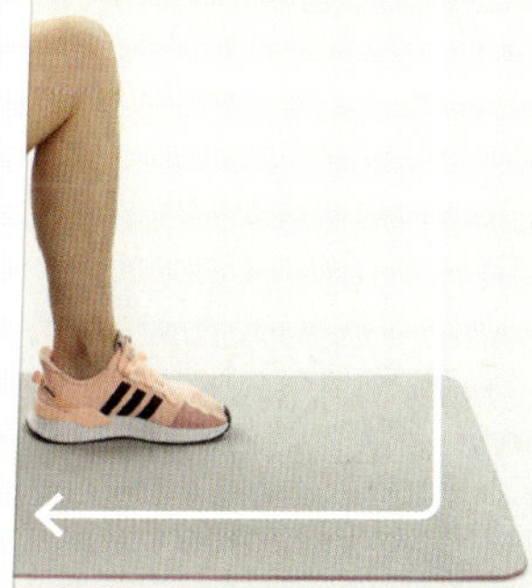

B … ten gestreckt abkippen. … das Standbein bleiben gerade ausgerichtet, zudem bleibt auch das Becken in der Endposition und sackt nicht ab.

… Bein wieder in die Senkrechte. … schaffst, bleibe in der oberen Position und führe weitere Wiederholungen durch. Du kannst dich aber auch jedes Mal kurz ablegen und sammeln.

Geeignet für Fortgeschrittene	Abnehmen	Muskelaufbau	Gesundheit	Kraft	Ausdauer	Beweglichkeit
	••	••••	•••	••••	••	••••

Rückwärtiger Stütz mit Beinstrecken

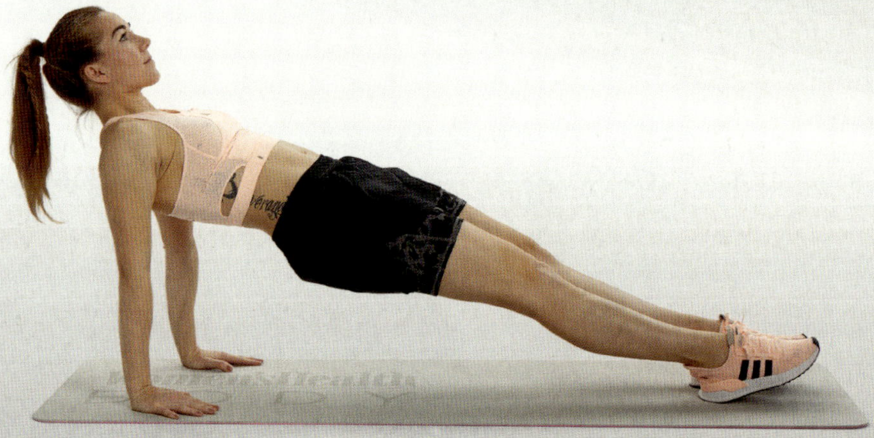

A ▶ Setze dich auf eine Matte, strecke die Beine aus und platziere deine Hände neben dem Gesäß – die Finger zeigen zu den Füßen. Baue Rumpfspannung auf, dann hebe den Po vom Boden und schiebe das Becken nach oben, bis dein Körper auf einer geraden Linie ausgerichtet ist. Die Arme stützen senkrecht unterhalb der Schultern ab.

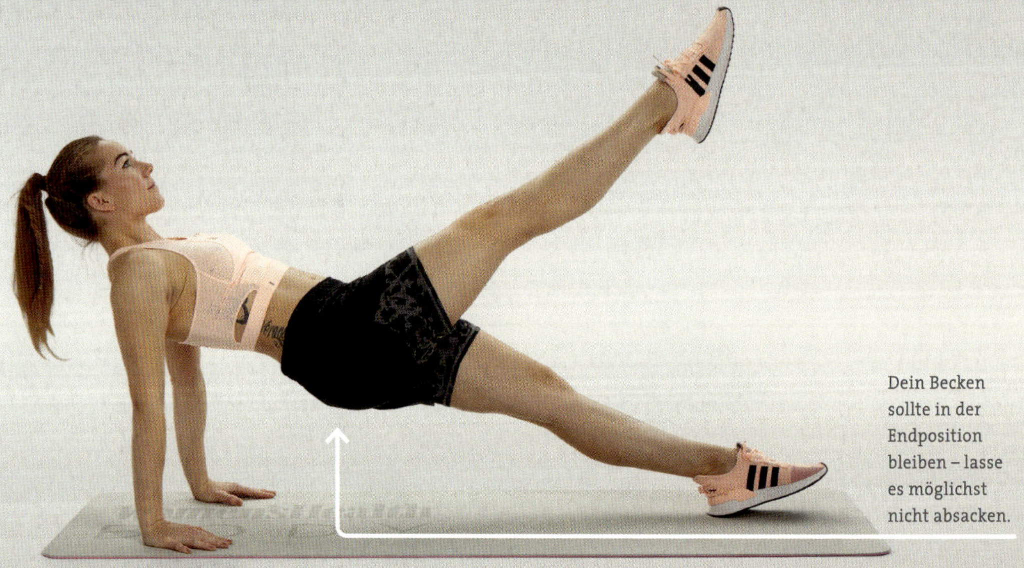

Dein Becken sollte in der Endposition bleiben – lasse es möglichst nicht absacken.

B ▶ Hebe das rechte Bein gestreckt an. Halte diese Position für die vorgegebene Zeit (nächster Satz: Beinwechsel) oder wechsele nach der halben Zeit im Satz das Bein.

EINSTIEGSVARIANTEN

Lasse das Beinheben weg, oder hebe das Bein immer wieder wiederholt an und setze es ab. Wenn es gar nicht anders geht, setze dich immer wieder nach Bedarf kurz hin.

Geeignet für Fortgeschrittene	Abnehmen	Muskelaufbau	Gesundheit	Kraft	Ausdauer	Beweglichkeit
	●●	●●●	●●●	●●●●	●●	●●●

Dynamische Brücke

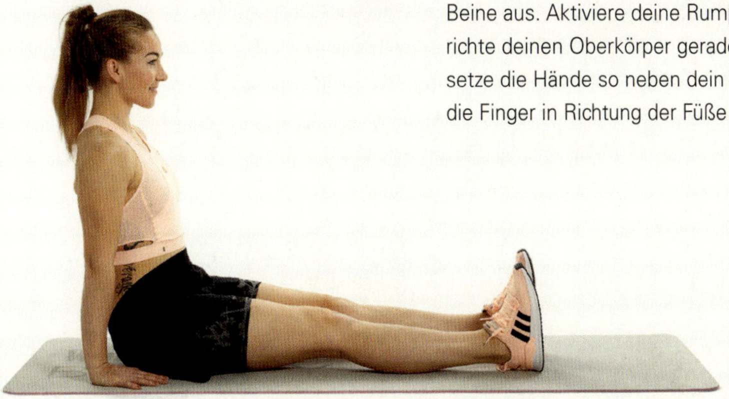

A ▶ Setze dich auf eine Matte und strecke deine Beine aus. Aktiviere deine Rumpfmuskeln, richte deinen Oberkörper gerade auf und setze die Hände so neben dein Gesäß, dass die Finger in Richtung der Füße zeigen.

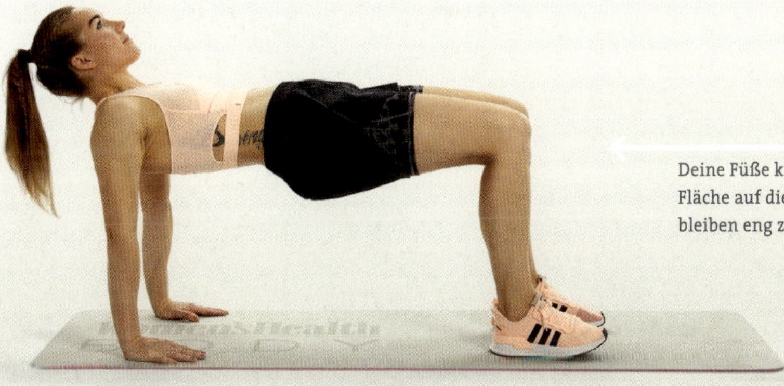

Deine Füße kippen mit voller Fläche auf die Sohlen, die Knie bleiben eng zusammen.

B ▶ Stemme deine Fersen und Hände in den Boden und drücke dann die Hüfte nach oben. Oberschenkel und Rumpf sollten in der Endposition eine waagerechte Linie bilden. Dein Kopf bleibt soweit wie möglich in Verlängerung zur Wirbelsäule.

▶ Halte die Position für einige Sekunden, ohne mit dem Po abzusacken, dann kehre langsam in die Startposition zurück. Setze hier aber für den Rest des Satzes dein Gesäß nicht mehr ganz ab, sondern fahre sogleich mit der nächsten Wiederholung fort.

POWERVARIANTE

Strecke in der Endposition die Beine abwechselnd aus, bevor du das Becken wieder in die Ausgangsposition absinken lässt. Noch anstrengender wird's, wenn du ein Bein dauerhaft gestreckt in der Luft hältst und im nächsten Satz die Beine wechselst.

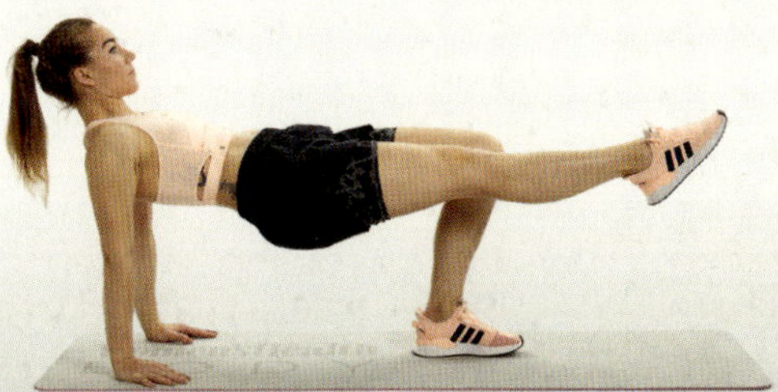

Geeignet für Einsteiger	Abnehmen	Muskelaufbau	Gesundheit	Kraft	Ausdauer	Beweglichkeit
	●●	●●●	●●●	●●●	●●	●●●

Dynamischer rückwärtiger Stütz mit Abklatschen

des Fußgelenks

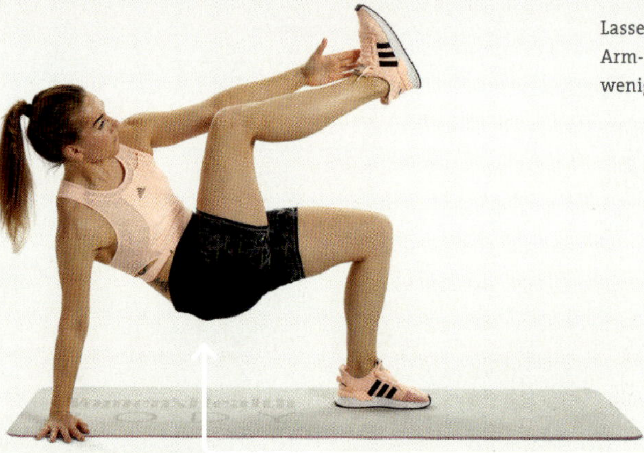

Lasse den Hüftbereich beim Arm- und Beinwechsel so wenig wie möglich absacken.

A

- Setze dich auf eine Matte, strecke deine Beine aus und platziere die Hände neben deinem Gesäß. Baue Körperspannung auf, dann schiebe dein Becken in Richtung Decke wie bei der dynamischen Brücke auf der Seite zuvor.
- In der Aufwärtsbewegung löst du gleichzeitig den rechten Fuß und die linke Hand vom Boden und führst beide kurz über dem Körper zusammen, indem du mit der Hand den Knöchel oder Unterschenkel berührst. Versuche das Becken dabei möglichst hoch zu bekommen – du wirst nicht ganz soweit kommen wie bei der hohen Brücke, aber das macht nichts.

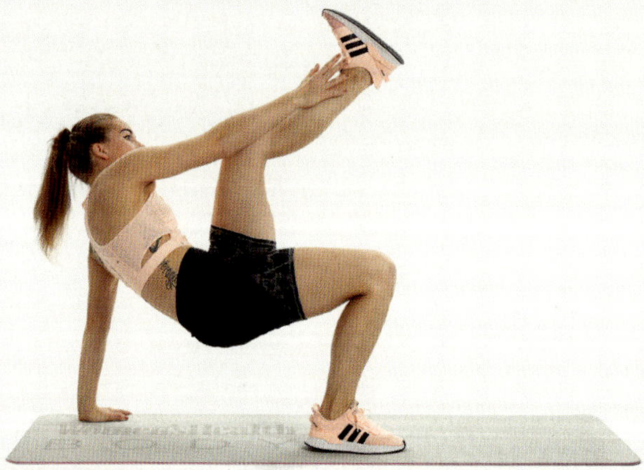

B

- Setze Hand und Fuß wieder möglichst sauber auf, dann wechsele ohne Pause auf die andere Seite und führe nun das linke Bein sowie die rechte Hand zusammen.
- Fahre auf diese Weise für den Rest des Satzes wechselseitig fort, ohne den Po wieder vollends abzusetzen.

POWERVARIANTE

Halte für die erste Hälfte eines Satzes das rechte Bein und den linken Arm dauerhaft in der Luft, um Fuß und Hand wiederholt zusammenzuführen. Erst dann wechselst du die Stützstellung und ziehst für die zweite Hälfte des Satzes die Bewegungen mit dem linken Bein und dem rechten Arm durch.

EINSTIEGSVARIANTE

Setze das Gesäß zwischen jeder Wiederholung oder je nach Bedarf kurz ab.

Geeignet für Einsteiger	Abnehmen	Muskelaufbau	Gesundheit	Kraft	Ausdauer	Beweglichkeit
	•••	•••	•••	••••	•••	••••

Rumpfbeugen im rückwärtigen Stütz

mit dem Schlingentrainer

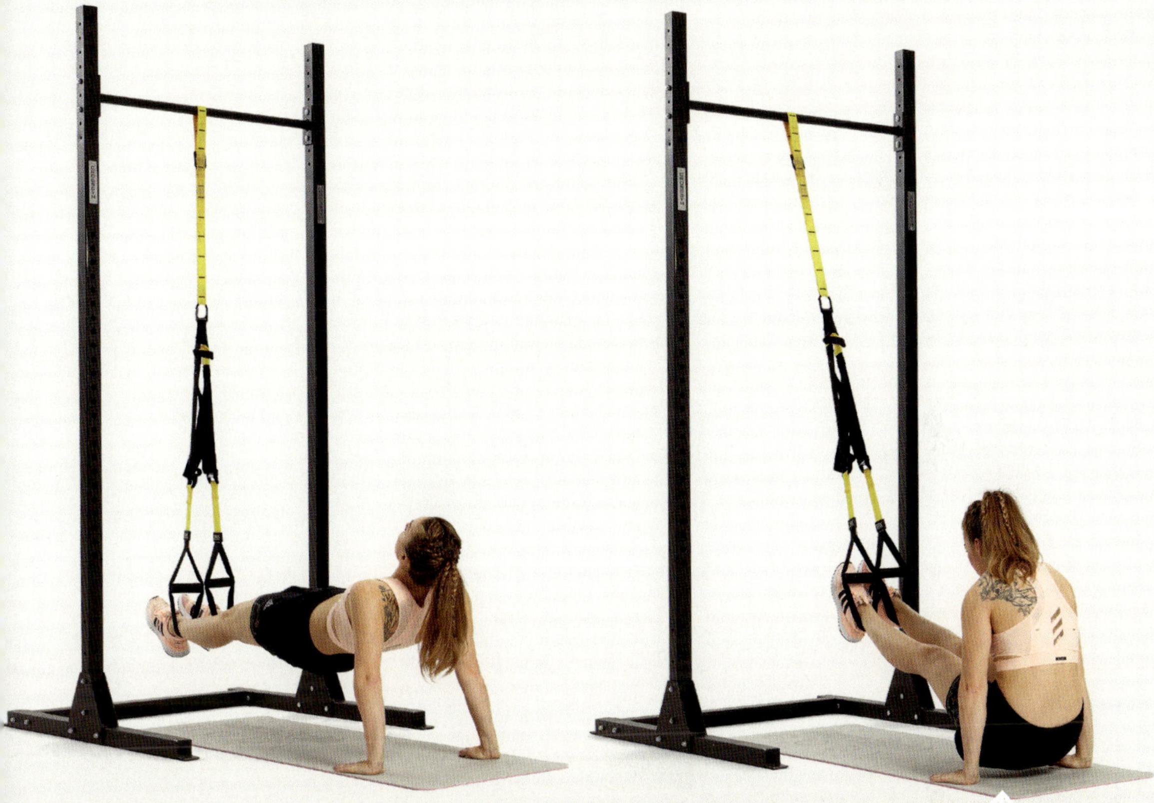

Setze deinen Po in der Endposition nicht ab, sondern halte ihn während des gesamten Satzes in der Luft.

A

- Lege eine Matte unter einen Schlingentrainer und stelle dessen Schlaufen etwa auf Kniehöhe ein.
- Setze dich mit Blick auf den Gurt auf eine Matte und fädele die Füße in den Schlaufen ein. Rutsche etwas nach hinten, die Hände stützen neben dem Gesäß ab.
- Baue Körperspannung auf und schiebe dann die Hüfte nach oben, bis Beine und Oberkörper auf einer geraden Linie ausgerichtet sind. Die Arme stützen auf Höhe der Schultern ab, die Schulterblätter sind aktiv nach hinten unten gezogen.

B

- Ziehe deinen Po zu den Armen und schiebe ihn soweit es geht nach hinten, zwischen den Stützarmen hindurch. Der Rest des Körpers bleibt unbewegt, der Rücken gerade und die Beine gestreckt.
- Halte die Spannung für ein, zwei Sekunden, dann schiebe das Gesäß kontrolliert wieder zurück in die Ausgangsposition. Koste auch hier die Spannung in der höchsten Position für ein, zwei Sekunden aus, bevor du zur nächsten Wiederholung ansetzt.

Geeignet für Fortgeschrittene	Abnehmen	Muskelaufbau	Gesundheit	Kraft	Ausdauer	Beweglichkeit
	•••	•••	•••	••••	••	••••

Seitliches Rumpf-Aufdehnen im einarmigen Stütz

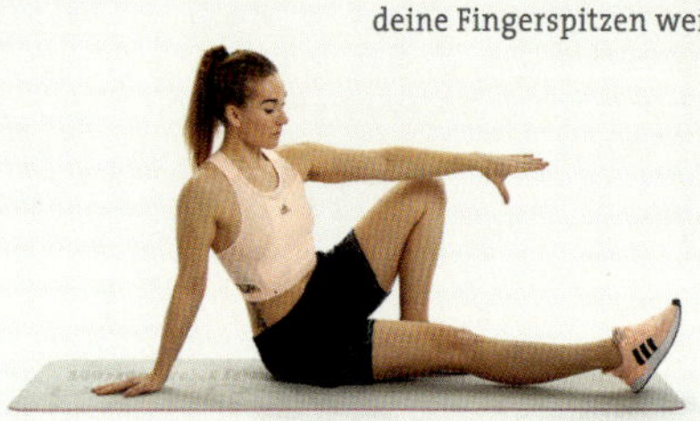

Dein linker Arm zieht zur Intensivierung der Streckung am Kopf vorbei – schiebe deine Fingerspitzen weit von dir.

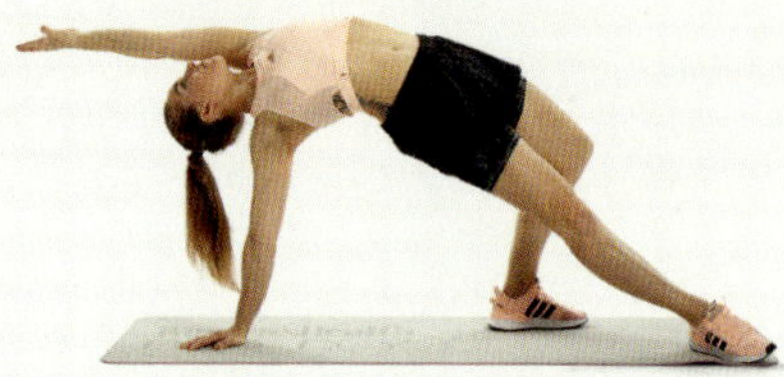

A

- Setze dich auf eine Matte und strecke die Beine aus. Richte deinen Oberkörper gerade aus, dann stelle den linken Fuß mit der Ferse am Gesäß auf und stütze dich mit der rechten Hand hinter dem Po ab. Dein linker Arm liegt gestreckt auf deinem linken Knie.

B

- Schiebe die Hüfte nach oben und strecke deinen ganzen Körper über die linke Seite weit auf, bist du dort eine Dehnspannung spürst. Dein rechter Fuß kippt auf die Sohle.
- Halte die Spannung für einige Sekunden, dann lasse dich kontrolliert wieder ab. Setze aber für den Rest des Satzes deinen Po möglichst nicht mehr ab.
- Im kommenden Durchgang wechsele die Seiten.

Geeignet für Einsteiger	Abnehmen	Muskelaufbau	Gesundheit	Kraft	Ausdauer	Beweglichkeit
	••	••	••••	••	•	••••

Krebsgang

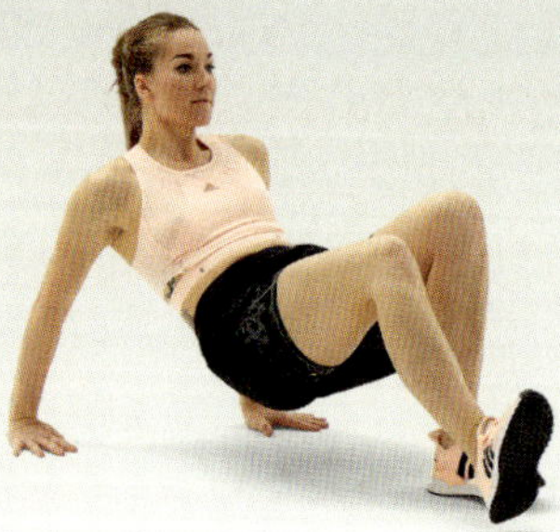

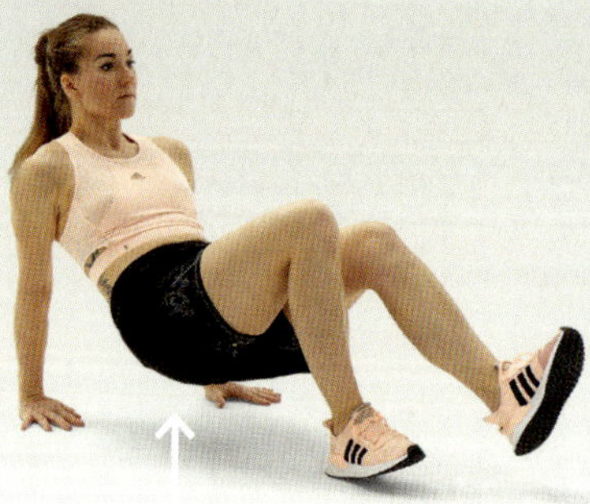

Halte für den gesamten Satz dein Gesäß in der Luft und setze dich nicht hin.

A

- Setze dich auf den Boden und stelle deine Füße ungefähr hüftbreit auf. Dann stütze dich mit den Händen nach hinten etwa schulterbreit ab.
- Baue Körperspannung auf, dann hebe das Gesäß an und beginne, in diesem rückwärtigen Stütz durch die Gegend zu »laufen«. Setze dabei …

B

- … entweder die jeweils gegenüberliegenden Hände und Füße gleichseitig, oder bewege dich im »Passgang«, bei dem du Hand und Fuß einer Seite gleichzeitig bewegst. Bewege dich insgesamt ohne Pause in kleinen Schritten möglichst flink und zügig durch den Raum. Spiele in jedem Fall mit dem Tempo und auch der Bewegungsrichtung, laufe also auch mal rückwärts oder seitwärts.

Geeignet für Einsteiger	Abnehmen	Muskelaufbau	Gesundheit	Kraft	Ausdauer	Beweglichkeit
	••••	••	•••	••	•••	••••

Hüftmobilisation im Vierfüßlerstand

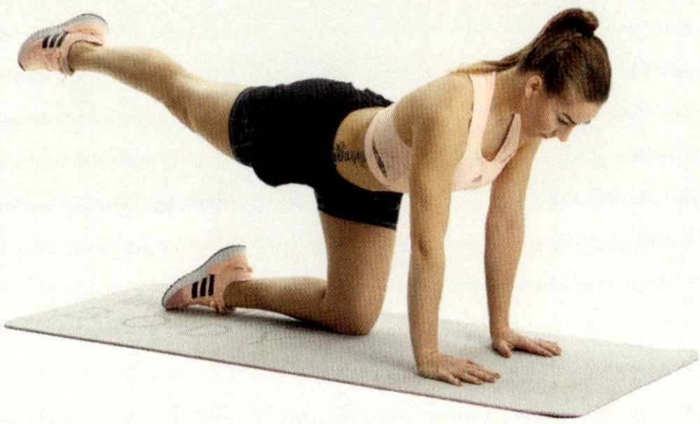

A ▶ Knie dich auf eine Matte, sodass deine Oberschenkel und deine Arme senkrecht unter den Hüft- beziehungsweise Schultergelenken stehen. Baue Körperspannung auf, dann strecke das rechte Bein nach hinten aus. Schiebe den Fuß wirklich weit nach hinten, ohne die gerade Ausrichtung des Beckens zu verlieren.

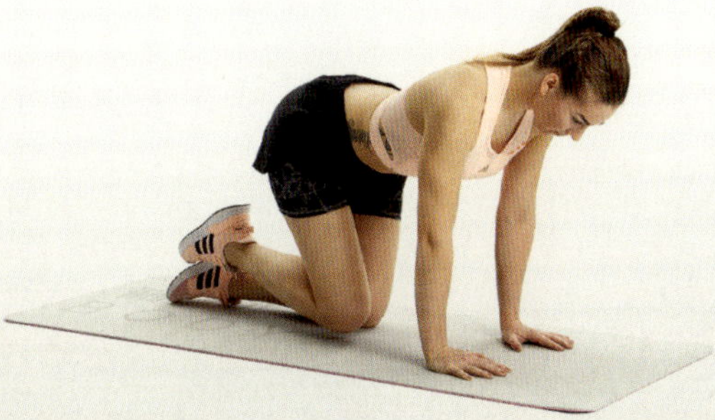

B ▶ Ziehe das rechte Knie wieder unter die Hüfte und halte es dort in der Luft. Dann …

Dein Rücken bleibt die gesamte Zeit über gerade, der Kopf in Verlängerung zur Wirbelsäule.

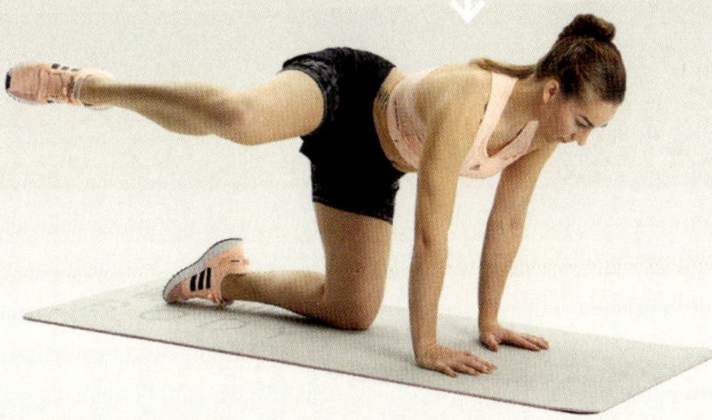

C ▶ … hebe den rechten Oberschenkel zur Seite, bis dieser ebenso wie der Unterschenkel etwa parallel zum Boden ist. Das rechte Knie bildet einen rechten Winkel. Halte die Position kurz, dann kehre in Position B zurück. Damit ist eine Wiederholung beendet.

▶ Halte während des Satzes das stützende Knie möglichst unbewegt und verändere auch nicht die Position des Unterschenkels.

▶ Wechsele im nächsten Satz die Seiten.

Geeignet für Einsteiger	Abnehmen	Muskelaufbau	Gesundheit	Kraft	Ausdauer	Beweglichkeit
	●●	●●	●●●●	●●	●●●	●●●●

Beinschwingen im Liegestütz

mit dem Schlingentrainer

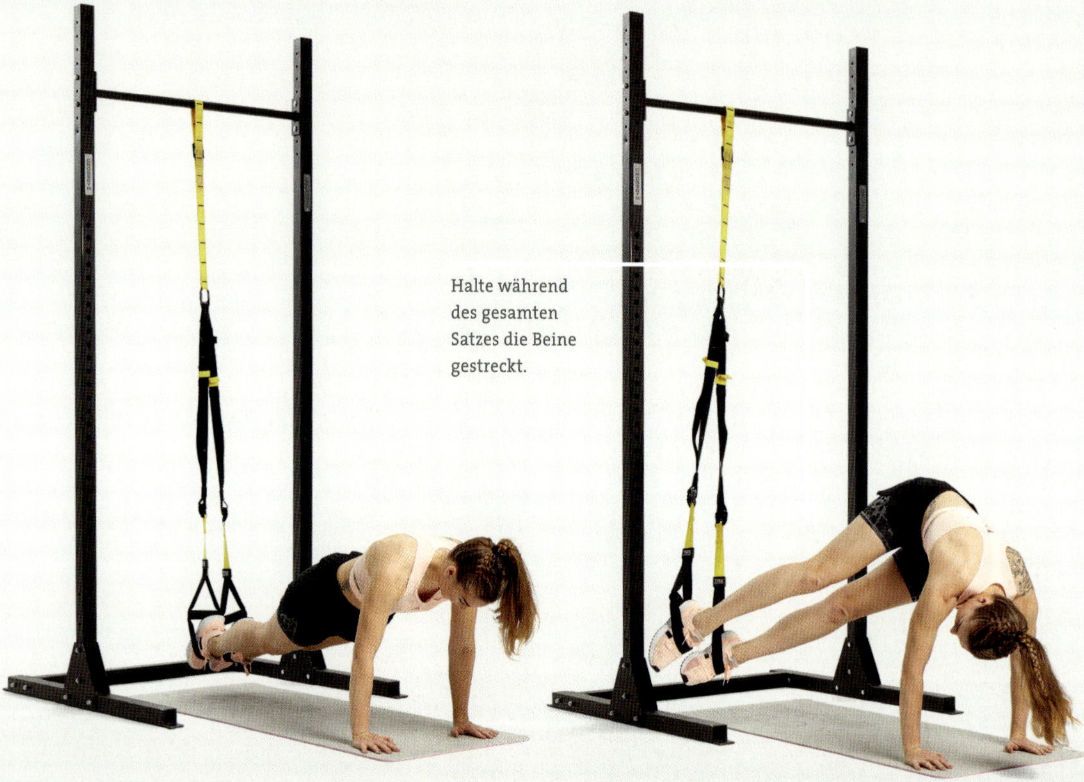

Halte während des gesamten Satzes die Beine gestreckt.

A

- Lege eine Matte unter die Aufhängung eines Schlingentrainers. Stelle die Schlaufen etwa wadenhoch ein, dann knie dich mit dem Rücken zur Aufhängung auf die Matte und fädele deine Füße in die Schlaufen.
- Stütze dich weiter vorn mit senkrechten Armen schulterbreit ab, baue Rumpfspannung auf und begib dich in einen sauberen Liegestütz (siehe Seite 162).

B

- Schiebe beide Beine gestreckt aus der Kraft des Rumpfes und der Hüfte nach rechts. Drehe dabei dein Becken nach rechts auf. Dein Gesäß wandert möglicherweise etwas zur Decke – aber achte darauf, dass du dich nicht zu sehr in der Vertikalen bewegst.
- Arme und Oberkörper bleiben möglichst unbewegt. Halte die intensive Spannung für einen Moment, dann kehre langsam und kontrolliert zurück in die Ausgangsposition – achte dabei darauf, dass dein Körper immer wieder eine gerade Linie bildet.
- Die nächste Wiederholung führst du zur linken Seite aus, danach wechselst du die Seiten in der Folge ab.

EINSTIEGSVARIANTE

Setze bei Bedarf die Knie kurz ab.

Geeignet für Fortgeschrittene	Abnehmen	Muskelaufbau	Gesundheit	Kraft	Ausdauer	Beweglichkeit
	●●●	●●●	●●●	●●●●	●●	●●●●

Rumpfdrehen im Liegestütz mit dem Gymnastikball

Anstelle des Balls kannst du auch eine feste Erhöhung nutzen: ein Sofa, die Bettkante, Treppenstufen o.Ä.

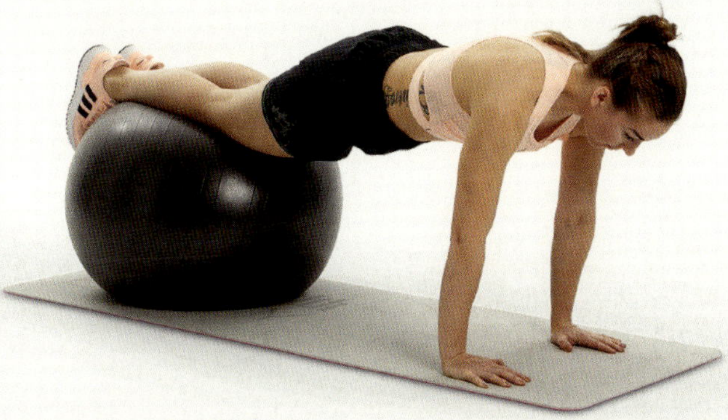

A

- Knie dich auf eine Matte und lege deine Unterschenkel (oder auch nur den Fußspann, dann wird es kippeliger) auf einem Gymnastikball ab.
- Stütze dich schulterbreit mit den Händen auf und bringe deinen Körper von Kopf bis Fuß in eine gerade Linie. Die Hände befinden sich unterhalb der Schultern.

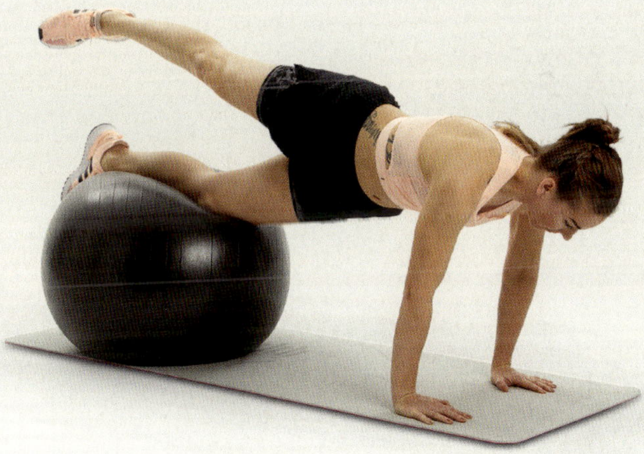

B

- Hebe das rechte Bein gestreckt leicht an, dann drehe deine Hüfte nach rechts auf und führe das rechte Bein über das linke hinweg nach links. Hebe das Bein nicht zu hoch an – entscheidend ist die Rotationsbewegung, weshalb das rechte Bein auch knapp oberhalb des linken Beins vorbeiziehen darf.
- Halte die Spannung in der Endposition kurz, dann führe das Bein kontrolliert zurück in die Ausgangsposition.
- Sofort hebst du dein linkes Bein leicht gestreckt an und absolvierst das Ganze nun zur rechten Seite. Kehre wieder zurück in die Startposition und fahre ohne Pause für den Rest des Satzes wechselseitig fort.
- Brustwirbelsäule, Arme und Kopf bleiben während der gesamten Zeit unbewegt, und auch dein Becken darf nicht mit der Zeit absacken.

Geeignet für Fortgeschrittene	Abnehmen	Muskelaufbau	Gesundheit	Kraft	Ausdauer	Beweglichkeit
	●●●	●●●	●●●●	●●●●	●●●	●●●●

ÜBUNGEN FÜR DEN FUNKTIONSKREIS RUMPF

Die folgenden Seiten eröffnen dir eine schöne Sammlung an Übungen, deren natürliche Bewegungen (oder in einigen Fällen des Rumpftrainings besser gesagt: Haltungen) ihren Ursprung im Funktionskreis Rumpf haben. Dazu zählen vor allem das Beugen, Strecken, Drehen und Halten deines Rumpfes. Auch hier geht es selbstverständlich wieder überwiegend um funktionell wertvolle, also komplexe Bewegungsmuster, die neben dem Rumpf fast immer auch mindestens einen weiteren Funktionskreis ansprechen.

Dein Rumpf ist das Widerlager der Kräfte, die aus den Arm- und Beinbewegungen resultieren. Ihn zu trainieren ist essenziell – nicht nur, wenn du noch ein wenig Fett im Bauchbereich identifiziert hast, das du loswerden willst. Klar, beim Rumpftraining geht es um deine Bauchmuskulatur. Doch ebenso wichtig ist die Muskulatur deines (unteren) Rückens, namentlich den Rückenstrecker (siehe die Illustration auf Seite 11). Wenn du Bauch und Rückenstrecker ausgewogen trainierst, ist deine Körperhaltung sehr wahrscheinlich aufrecht und im Lot, was nicht nur gut aussieht, sondern auch lästige Dinge wie Rückenbeschwerden minimiert. Denn die sauber austarierte Haltung schont deine Gelenke – im Stehen, Sitzen und auch Liegen, da die Zugverhältnisse entlang der Wirbelsäule harmonisch sind. Für dein zukünftiges Training gilt also: Zu jeder Crunch-Übung gehört immer auch das passende Training des Rückenstreckers.

Rumpfbeugen mit gestrecktem Handtuch

(Good Mornings)

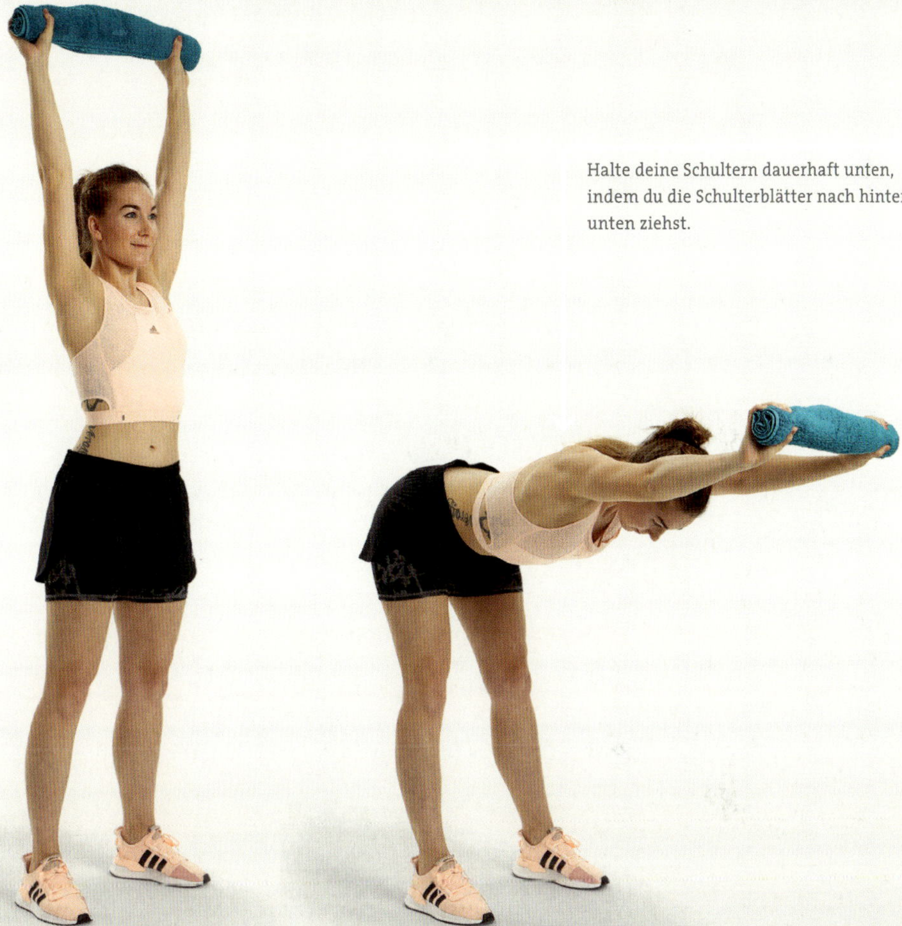

Halte deine Schultern dauerhaft unten, indem du die Schulterblätter nach hinten unten ziehst.

A

- Rolle ein Handtuch über die lange Seite zusammen und greife jeweils ein Ende mit einer Hand. Baue Körperspannung auf, dann strecke die Arme hoch über den Kopf und ziehe das Tuch auseinander – die Spannung hältst du den gesamten Satz über.

B

- Schiebe den Po nach hinten und beuge den Oberkörper vor, bis dieser etwa waagerecht ausgerichtet ist. Die Beine bleiben gestreckt, der Rücken unbedingt gerade (schiebe dafür dauerhaft deine Brust »stolz« vor) und beide Füße mit voller Fläche am Boden. Auch die gestreckten Arme bleiben in Position über dem Kopf und wandern nicht nach unten.
- In jedem Fall solltest du eine Dehnspannung in den hinteren Oberschenkeln spüren. Diese hältst du für einige Sekunden, dann kehrst du kontrolliert zurück in die Startposition und schließt dann ohne Pause weitere Wiederholungen an.

EINSTIEGSVARIANTE

Beuge die Beine ein wenig. Eine Dehnspannung im hinteren Oberschenkel solltest du aber spüren.

Geeignet für Einsteiger	Abnehmen	Muskelaufbau	Gesundheit	Kraft	Ausdauer	Beweglichkeit
	•••	•••	••••	•••	•	••••

Oberkörperwischer in der Vorbeuge

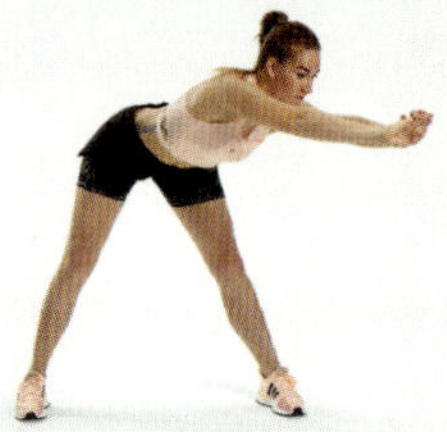

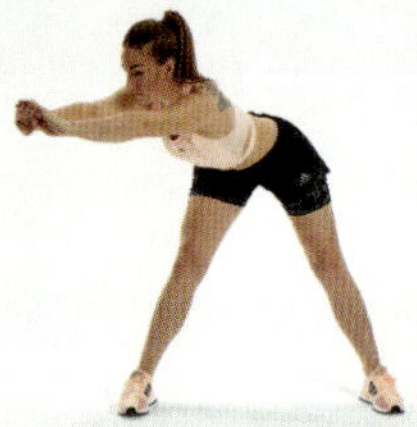

Damit dein Rücken dauerhaft gerade bleibt, halte deine Schulterblätter aktiv hinten unten zusammen und schiebe auch deine Brust anhaltend in einer »stolzen« Geste vor.

A

- Stelle dich etwa doppelt hüftbreit auf. Die Zehen zeigen leicht nach außen. Baue Rumpfspannung auf, dann schiebe den Po nach hinten und beuge den Oberkörper gerade nach vorn. Die Arme streckst du in Verlängerung des Oberkörpers vor, wobei die Hände übereinander liegen.
- Bewege Oberkörper und Arme nach links – dabei absolvierst du eine kleine Bogenbewegung, senkst den Oberkörper also kurz ab auf dem Weg zur Seite und hebst ihn am Ende wieder an. Schiebe deine Hände weit von dir, um Dehneffekte zu verstärken.

B

- Bewege deinen gestreckten Oberkörper und die Arme in dem beschriebenen kleinen Bogen zur rechten Seite. Auch hier sorgst du für eine maximale Streckung. Dann bewegst du dich sogleich zurück nach links und fährst für den Rest des Satzes ohne Pause fort.
- Die Beine bleiben den Satz über unbewegt und gestreckt. Auch hier kannst du eine Dehnspannung spüren.

Geeignet für Einsteiger	Abnehmen	Muskelaufbau	Gesundheit	Kraft	Ausdauer	Beweglichkeit
	••	••	••••	••	••	••••

Körperrotationen im Stand

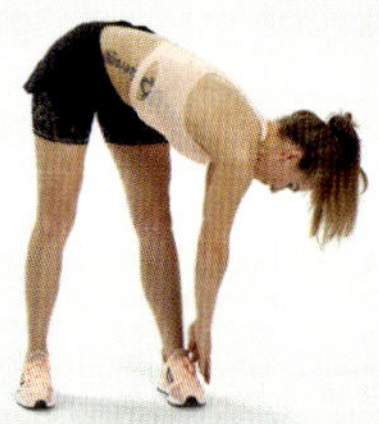

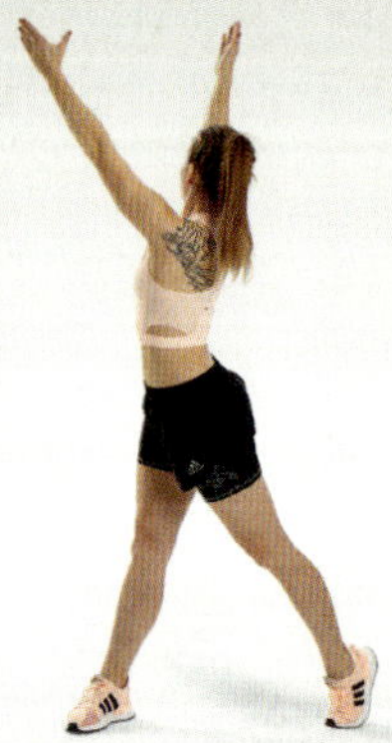

Dein ganzer Körper rotiert mit – stelle dazu auch den linken Fuß auf die Zehenspitzen und drehe diesen mit.

A

- Stelle dich etwa schulterbreit aufrecht hin. Baue Körperspannung auf, dann beuge deinen Rumpf nach vorn und links, bis du mit den Händen deinen linken Fuß außen berühren kannst. Halte die Beine möglichst gestreckt, gehe bei Bedarf leicht in die Knie.

B

- Hebe den Oberkörper wieder an und drehe dich in einer langen Rotationsbewegung nach rechts auf, bis du in einer aufrecht gestreckten Haltung weit nach hinten schaust. Die Arme spreizt du über dem Kopf weit auseinander.
- Halte die Streckung für einen Moment, dann kehre zügig aber sauber zurück in die Startposition.
- Schließe direkt danach weitere Wiederholungen an, wechsele dann im kommenden Satz die Seiten.

Geeignet für Einsteiger	Abnehmen	Muskelaufbau	Gesundheit	Kraft	Ausdauer	Beweglichkeit
	•••	••	••••	•••	••	••••

Seitliches Dehnen aus der Kriegerhaltung

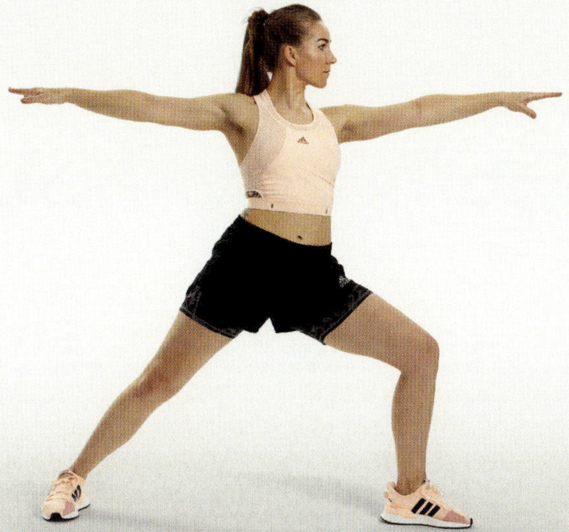

A

► Gehe mit links in einen weiten Ausfallschritt nach vorn. Drehe den rechten Fuß zur rechten Seite, komme federnd in eine tiefere Position, indem du das linke Knie beugst, und lege die Arme gestreckt in Verlängerung zueinander »auf Luft«, wobei der linke Arm nach vorn zeigt. Das rechte Bein ist gestreckt, der Oberkörper gerade aufgerichtet.

Strecke den rechten Arm weit über den Kopf in Verlängerung zum Körper und ziehe so deine Flanke auseinander.

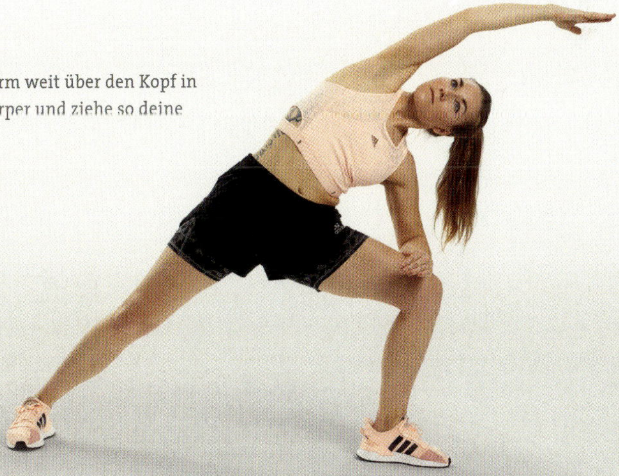

B

► Beuge das linke Knie weiter. Gleichzeitig kippst du den Oberkörper nach vorn, drehst ihn nach rechts und bewegst die linke Rumpfseite so Richtung Oberschenkel. Der linke Ellenbogen ruht locker auf dem linken Oberschenkel.

► Halte die Dehnung für wenigstens zehn Sekunden oder drei bis fünf tiefe Atemzüge, dann löse langsam auf in die Startposition.

► Führe bei Bedarf (nach den Stretching-Regeln ab Seite 33) weitere Wiederholungen durch, wechsele im Anschluss die Seiten.

Geeignet für Einsteiger	Abnehmen	Muskelaufbau	Gesundheit	Kraft	Ausdauer	Beweglichkeit
	•	••	••••	•••	•	•••••

Streck- und Drehkombinationen

in der Sumo-Kniebeuge

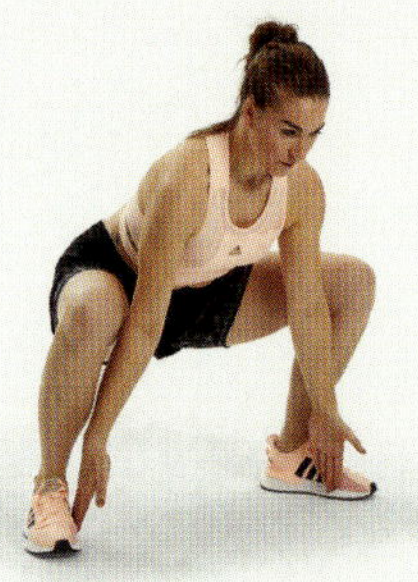

A

- Stelle dich etwa doppelt schulterbreit auf. Die Füße zeigen leicht nach außen. Schiebe den Po nach hinten und gehe in die Knie, bis du eine tiefe Position erreicht hast, bei der das Gesäß etwa auf Höhe der Knie ist. Letztere drückst du während der gesamten Übung aktiv nach außen, um die Gelenke zu sichern. Führe die Außenseiten der Finger an die Füße und halte die Position für einige tiefe Atemzüge.

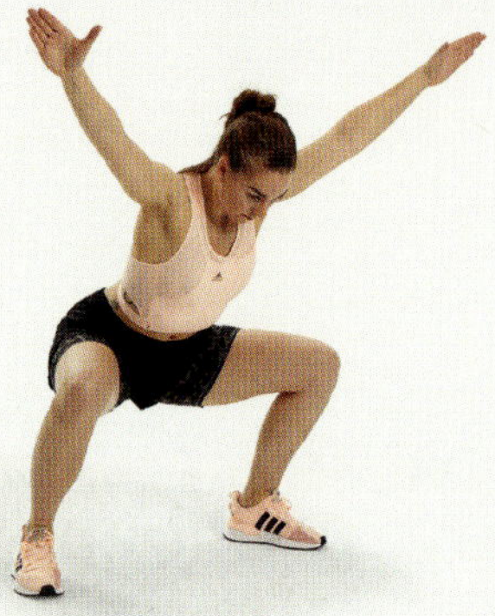

B

- Strecke die Arme weit seitlich nach oben. Ziehe dabei deine Schulterblätter aktiv nach hinten unten – deine Arme drücken so eher nach hinten, und die Brust geht auf. Zur Unterstützung der öffnenden Bewegung drehe die Daumen nach hinten.
- Halte auch diese Position für einige tiefe Atemzüge.

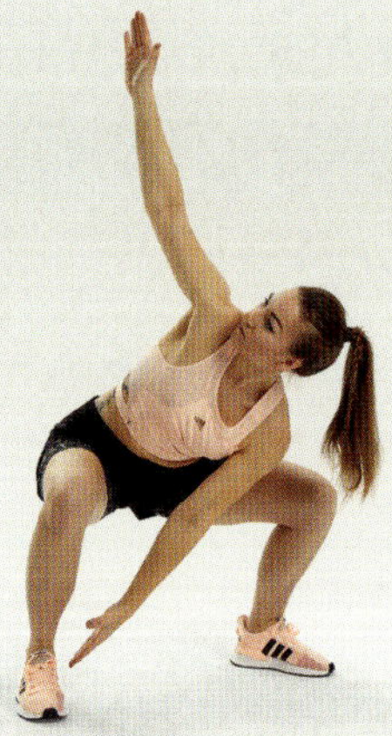

C

- Bewege die linke Hand zum rechten Fuß und drehe dabei den Oberkörper nach rechts. Dein rechter Arm wandert gestreckt weiter hoch, dein Blick folgt. Die Oberschenkel bleiben auf gleicher Höhe, und die Knie zeigen weiter sauber geradeaus.
- Auch diese Position hältst du für einige tiefe Atemzüge.

Das Becken bleibt im gesamten Satz möglichst auf einer Höhe, und auch der Rücken bleibt stets gerade.

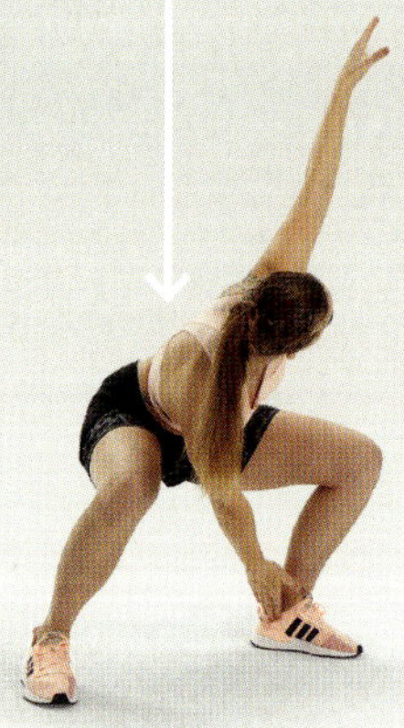

D

- Kehre zurück in Position B, dann führe deine rechte Hand an den linken Fuß, drehe den Oberkörper und den linken Arm nach links auf, wobei auch hier dein Blick folgt und der Rest des Körpers unbewegt bleibt.
- Halte diese Position abschließend für einige tiefe Atemzüge, dann löse über die Positionen B und dann A auf. Schließe bei Bedarf weitere Wiederholungen an.

Geeignet für Fortgeschrittene	Abnehmen	Muskelaufbau	Gesundheit	Kraft	Ausdauer	Beweglichkeit
	●●●	●●●	●●●	●●●●	●●	●●●●●

Rumpfaufdrehen im Vierfüßlerstand

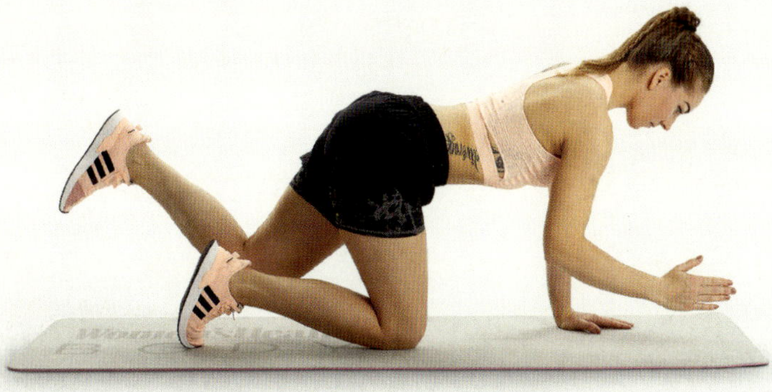

A

- Knie dich auf eine Matte und gehe in einen Vierfüßlerstand, sodass deine Knie unter den Hüftgelenken und die Hände unter den Schultern abstützen.
- Spanne die Rumpfmuskeln an, dann löse das linke Knie und die rechte Hand vom Boden.

Führe das Bein so hoch wie möglich, wobei es gestreckt bleiben sollte.

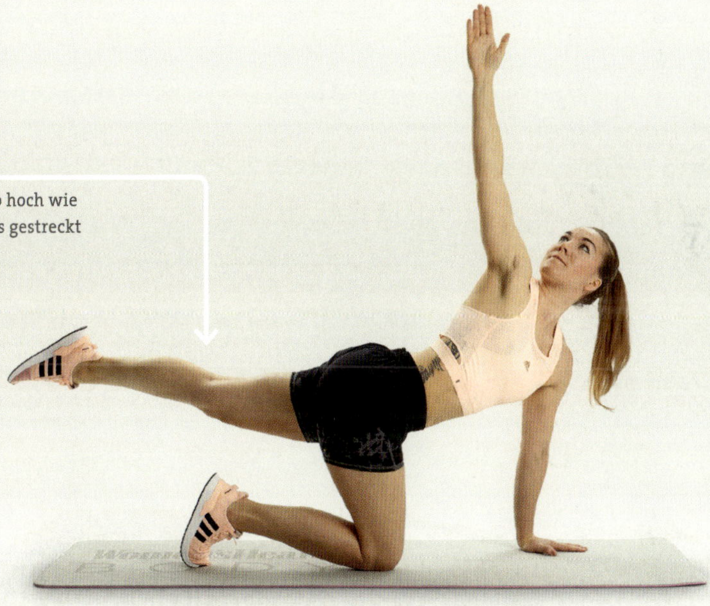

B

- Drehe den Rumpf weit nach rechts auf und strecke den rechten Arm nach oben. Dein Blick folgt der rechten Hand. Parallel dazu drückst du dein linkes Bein nach hinten durch. Strecke die Zehen entweder oder ziehe sie auch mal bewusst an, um mehr Spannung auf die hinteren Oberschenkel zu bringen.
- Halte die Position für einige tiefe Atemzüge, dann kehre zurück in die Startposition, ohne Knie und Hand abzustützen.
- Schließe bei Bedarf weitere Wiederholungen an, dann wechsele im Anschluss die Seiten.

Geeignet für Einsteiger	Abnehmen	Muskelaufbau	Gesundheit	Kraft	Ausdauer	Beweglichkeit
	•••	••	••••	••	••	••••

Dehn-Ausfallschritte mit Rumpfdrehung

Wenn du die Schritte nach vorn setzt, versuche dabei, die Liegestützhaltung möglichst zu bewahren, das Becken gerade zu halten und nicht zu krumm zu werden.

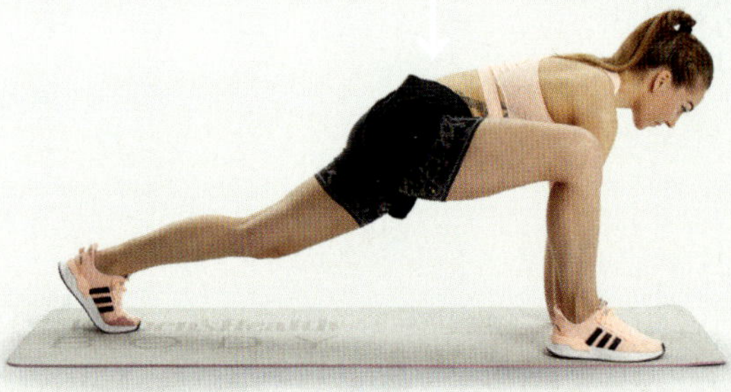

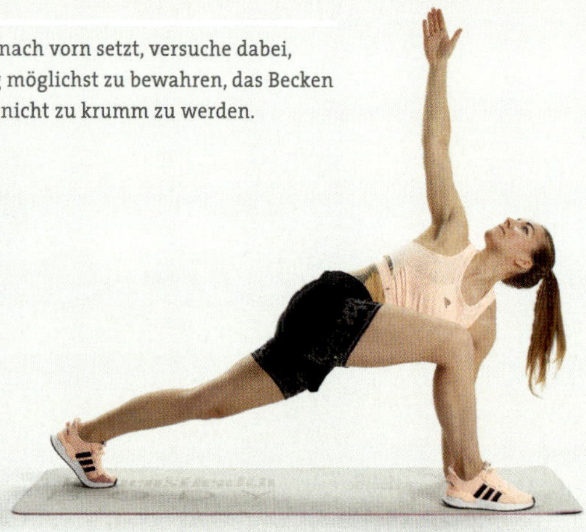

A
- Gehe auf einer Matte in eine saubere Liegestützposition (siehe Seite 162). Löse den rechten Fuß vom Boden und setze ihn weit vorn rechts neben deine rechte Hand.

B
- Löse die rechte Hand vom Boden und drehe den Oberkörper nach rechts auf. Strecke den rechten Arm zur Decke – dein Blick folgt der Hand. Achte darauf, dass du deine Schultern zu keiner Zeit hochziehst.
- Halte die Position für einige tiefe Atemzüge, dann drehe dich zurück, setze die Hand wieder ab und strecke das rechte Bein zurück in die Liegestützposition.

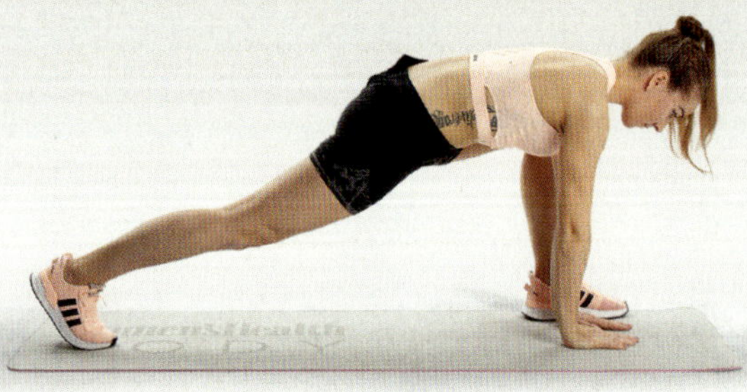

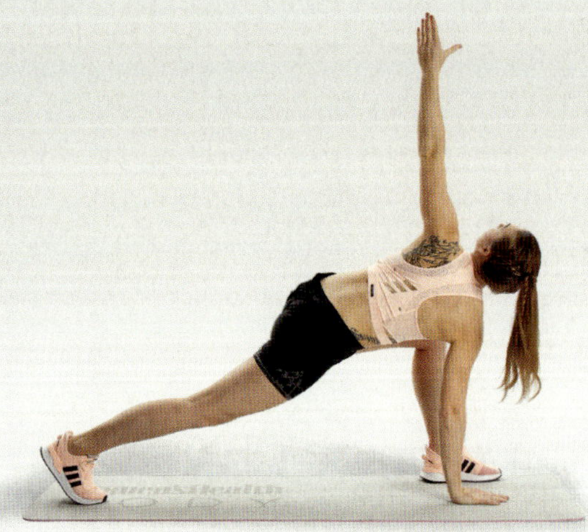

C
- Setze jetzt den linken Fuß weit nach vorn links neben die linke Hand.

D
- Nun löst du die linke Hand vom Boden und drehst dich zur linken Seite auf. Strecke den Arm senkrecht hoch und folge deiner Hand mit dem Blick.
- Halte diese Position auch für einige Atemzüge, dann kehre in die Ausgangsposition zurück.
- Schließe entweder sofort weitere Durchgänge an oder löse kurz auf und schüttele Arme und Beine aus.

Geeignet	Abnehmen	Muskelaufbau	Gesundheit	Kraft	Ausdauer	Beweglichkeit
für Fortgeschrittene	•••	••	••••	••	••	•••••

Hüftmobilisation in Bauchlage

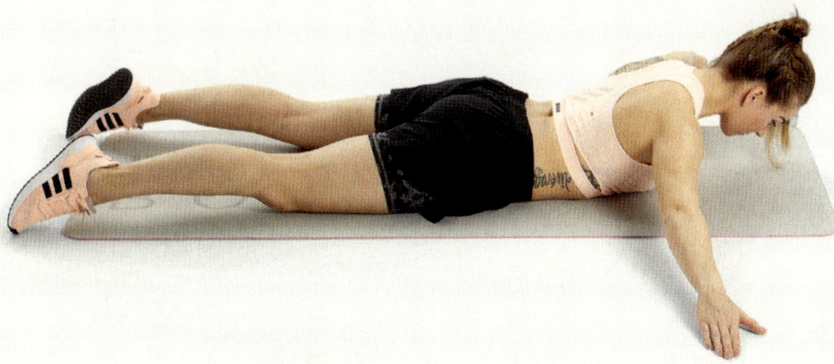

A

- Lege dich mit dem Bauch auf eine Matte. Strecke die Beine gerade und die Arme zu den Seiten aus. Baue Rumpfspannung auf und hebe Kopf sowie Brustbereich leicht an.

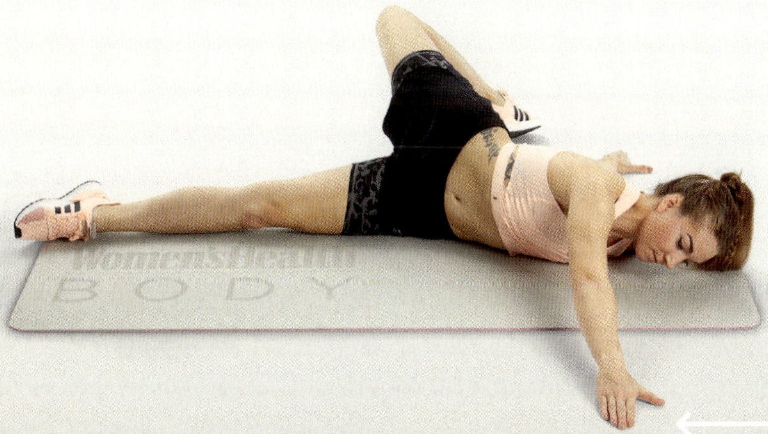

Halte die rechte Hand am Boden und versuche insgesamt, Schulter und Brustpartie möglichst am Boden zu halten.

B

- Führe das rechte Bein zunächst gestreckt leicht nach oben, dann bewegst du es weit nach links und beugst es schließlich. Versuche, weiter links neben deinem Körper mit dem Fuß auf dem Boden aufzukommen. Dein Becken dreht mit, das unbewegte Bein bleibt gestreckt liegen.
- Halte die Position für einige tiefe Atemzüge, dann kehre langsam zurück in die Startposition. Nach weiteren Wiederholungen wechselst du im nächsten Durchgang die Seiten.

Geeignet für Fortgeschrittene	Abnehmen	Muskelaufbau	Gesundheit	Kraft	Ausdauer	Beweglichkeit
	•	••	•••	••	•	•••••

Brust- und Rumpfrotationen in Rücklage

A

- Lege dich rücklings auf eine Matte und stelle die Füße auf, sodass die Knie etwa rechtwinklig gebeugt sind. Lege deine Arme seitlich neben dem Körper ab.

EINSTIEGSVARIANTE

Um wirklich Knie und Arm auf den Boden zu bekommen, benötigst du eventuell etwas Geduld. Lasse einfach jedes Mal Arm und Knie soweit absinken wie möglich. Gönne dir für die Übung ruhig mal zwei, drei Minuten. Du wirst merken, dass sich erst nach einer gewissen Zeit das Gewebe löst und du weiter nach unten gelangst.

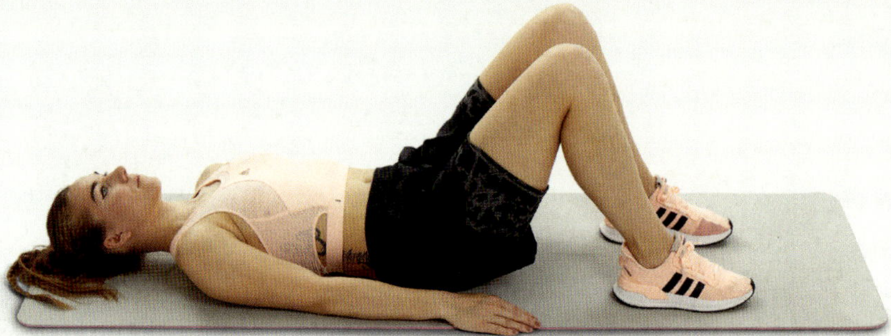

Das Ziel ist, dass sowohl das linke Knie als auch dein rechter Arm Kontakt zum Boden haben.

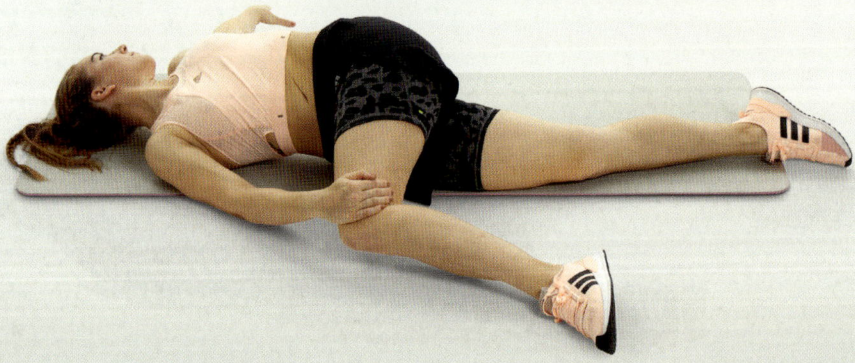

B

- Lasse zunächst beide Knie nach rechts kippen. Dann greife das linke Knie mit rechts und ziehe es etwas an, bis der Oberschenkel rechtwinklig zum Rumpf steht. Das rechte Bein streckst du aus.
- Drücke das linke Knie auf den Boden, dann strecke den linken Arm in die Höhe und lasse ihn langsam nach links Richtung Boden absinken. Dein Blick folgt der ausgestreckten Hand.
- Eine Wiederholung dieser Dehnübung pro Seite reicht, lasse dir also ruhig Zeit und halte die Position für wenigstens 60 bis 90 Sekunden (siehe dazu die Anweisungen im Stretching-Abschnitt ab Seite 33). Löse dann langsam auf, damit dein eingedrehter unterer Rücken nicht ruckartig überlastet wird.
- Führe anschließend einen Durchgang mit der anderen Seite aus.

Geeignet für Einsteiger	Abnehmen	Muskelaufbau	Gesundheit	Kraft	Ausdauer	Beweglichkeit
	•	•	•••	•	•	•••••

Dehn-Rumpfrotationen im Sitzen

Dein Oberkörper bleibt zu jeder Zeit gerade und aufrecht, mit »lockeren« tiefen Schultern und einer »stolzen« Brust.

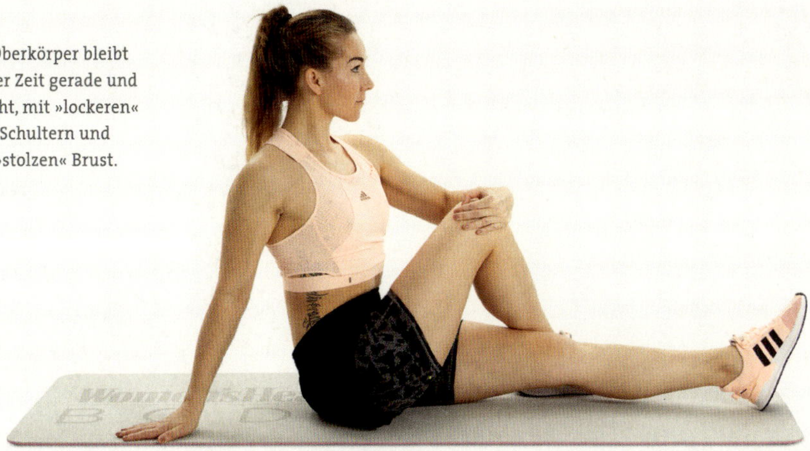

A

- Setze dich auf eine Matte und strecke deine Beine aus. Ziehe das rechte Knie an und stelle den Fuß links vom linken Knie ab. Stütze dich mit der rechten Hand seitlich hinter dem Gesäß ab.
- Richte deinen Oberkörper auf, strecke die Brust raus und ziehe die Schulterblätter nach hinten unten zusammen. Dann lege die linke Hand an das rechte Knie und ziehe es näher zum Körper. Du wirst eine Dehnspannung am Gesäß spüren, die du für einige tiefe Atemzüge hältst.

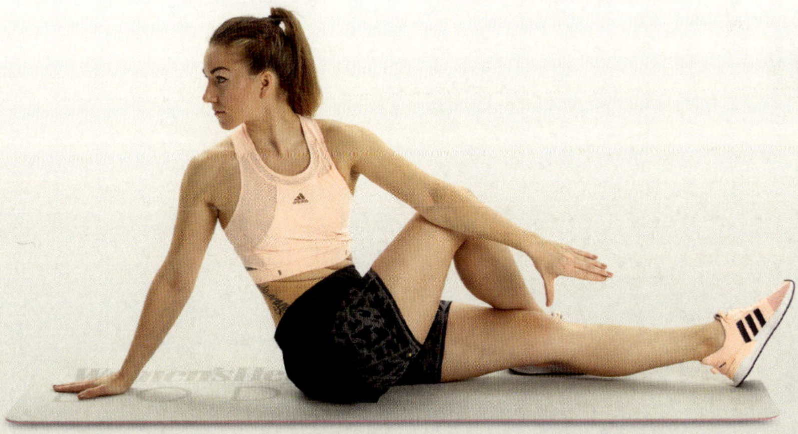

B

- Lege deinen linken Ellenbogen von außen an das rechte Knie, dann drehe deinen Oberkörper nach rechts auf. Dein Blick folgt der Bewegung und geht nach hinten. Achte darauf, dass dein Becken gerade ist: Dazu sollte dein Gesäß mit beiden Seiten stets Kontakt zum Boden haben.
- Halte erneut die Dehnung aufgrund der Rotation für einige tiefe Atemzüge, dann löse auf und begib dich wieder in die Ausgangsposition. Schließe bei Bedarf entweder weitere Wiederholungen an oder wechsele die Seiten.

Geeignet für Einsteiger	Abnehmen	Muskelaufbau	Gesundheit	Kraft	Ausdauer	Beweglichkeit
	•	•	•••	•	•	•••••

Dehnung von Gesäß und Rückenstrecker

am Schlingentrainer

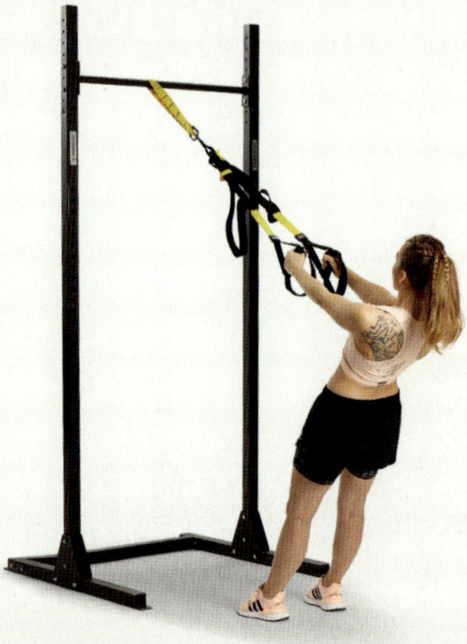

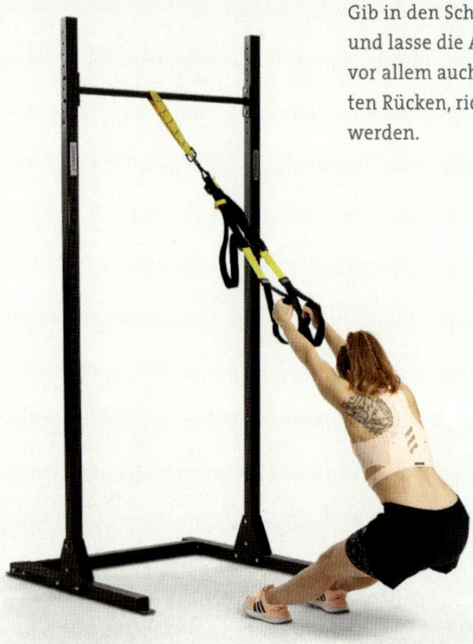

Gib in den Schultern nach und lasse die Arme, aber vor allem auch den gesamten Rücken, richtig lang werden.

A

- Stelle die Griffe eines Schlingentrainers etwa hüfthoch ein. Fasse mit jeder Hand einen Griff und stelle dich etwa einen Meter entfernt mit Blick auf die Aufhängung (die auch starken seitlichen Zug halten können muss) auf. Baue Rumpfspannung auf und strecke deinen Körper. Lehne dich zurück und lasse die Arme gestreckt zur Aufhängung zeigen.

B

- Schiebe das Gesäß nach hinten und setze dich weit nach unten, bis auch dein Oberkörper in Verlängerung der Arme zur Aufhängung zeigt. Die Beine bleiben möglichst gestreckt. Halte die Fußsohlen am Boden oder kippe bei Bedarf auf die Fersen – es hängt ein bisschen vom Boden ab, womit du mehr Halt hast. Notfalls beuge die Knie etwas.
- Bleibe für ein paar tiefe Atemzüge in der Dehnung, dann aktiviere wieder deine Arm- und Schulter(blatt)-muskulatur und fixiere die Schulterblätter hinten unten.

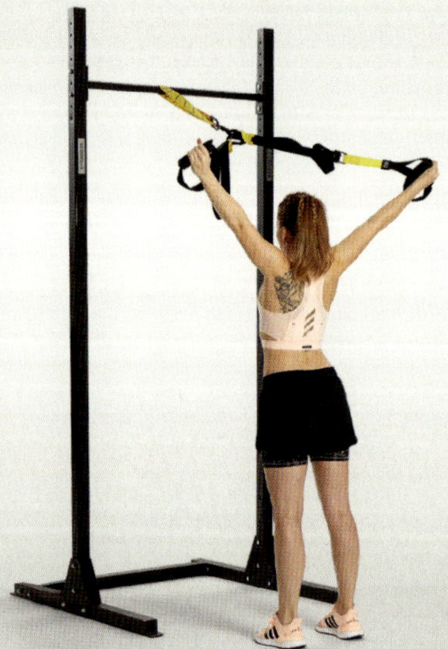

C

- Schiebe die Hüfte wieder vor, und ziehe dich auch mit Hilfe der Arme wieder in den aufrechten Stand. Führe die gestreckten Arme etwa im rechten Winkel zueinander über Kopf nach hinten, sodass du die Brust weit öffnest. Versuche Spannung auf dem Gurt zu halten.
- Halte auch diese Position einige tiefe Atemzüge, dann löse auf in die Ausgangsposition und schließe auf Wunsch weitere Wiederholungen an.

Geeignet für	Abnehmen	Muskelaufbau	Gesundheit	Kraft	Ausdauer	Beweglichkeit
Fortgeschrittene	●●●	●●●	●●●	●●●	●●	●●●●

Roll-over-Bewegungen

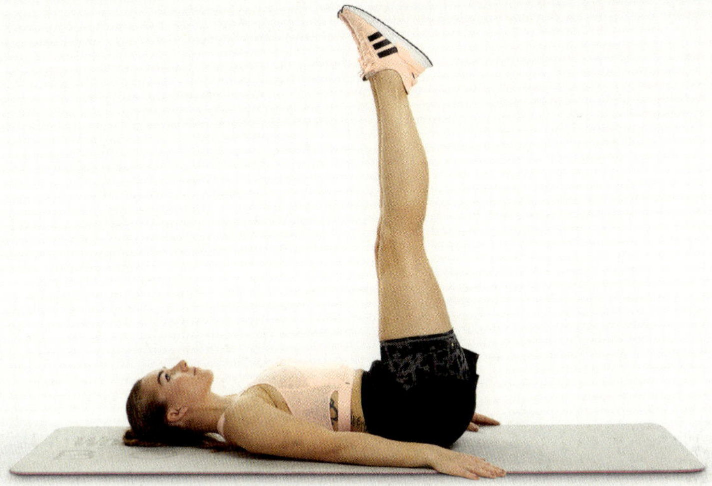

A

- Lege dich mit dem Rücken auf eine Matte. Deine Hände ruhen mit den Handflächen nach unten neben deinem Körper. Strecke die Beine aus, dann aktiviere deine Rumpfmuskeln.
- Löse die gestreckten Beine vom Boden, dann hebe sie an und bewege sie weiter …

Die Arme haben die ganze Zeit über komplett Kontakt zum Boden.

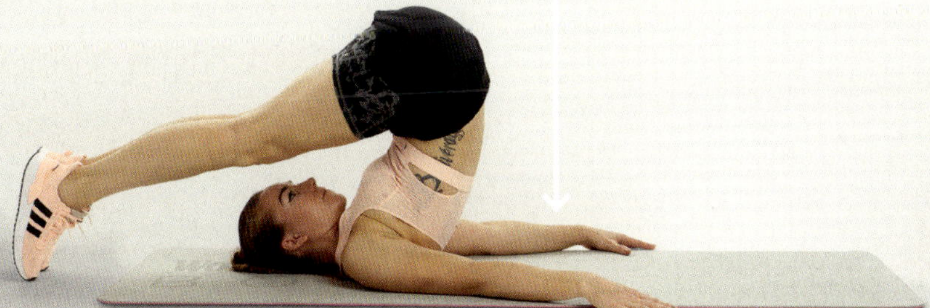

B

- … über den Kopf, bis deine Zehen den Boden erreichen. Dein Oberkörper bleibt entspannt.
- Halte kurz, dann bewege die gestreckten Beine kontrolliert zurück, bis wieder deine Fersen den Boden leicht berühren.
- Lege die Beine nicht komplett ab, sondern schließe weitere Wiederholungen an.

Geeignet für Fortgeschrittene	Abnehmen	Muskelaufbau	Gesundheit	Kraft	Ausdauer	Beweglichkeit
	••	••	•••	•	•	•••••

Beinheben im Hang

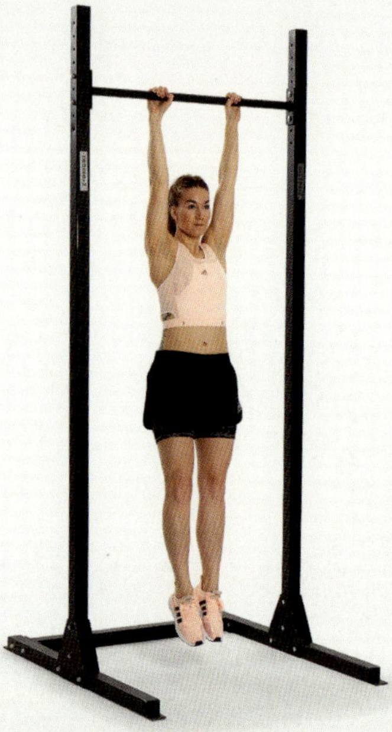

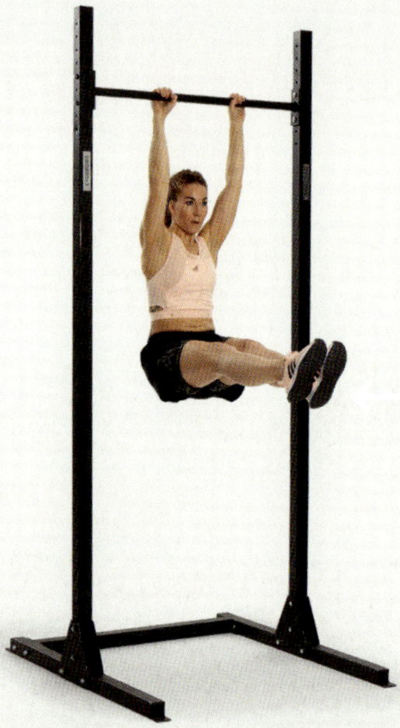

Knie und Füße bleiben geschlossen.

A ▶ Stelle dich unter eine Klimmzugstange (oder eine sonstige Griffmöglichkeit wie einen stabilen Ast) und fasse im Obergriff (das heißt, die Daumen zeigen zueinander) schulterbreit an die Stange. Die Muskeln der Arme und des Rumpfs sind aktiviert, deine Beine hängen gestreckt herab.

B ▶ Hebe die Beine gestreckt an, bis sie waagerecht stehen. Zur Unterstützung und Entlastung kannst du den unteren Rücken ein wenig einrollen. Ebenso wie die Beine bleiben die Arme gestreckt. Halte diese Position kurz, dann lasse die Beine wieder kontrolliert herab.

▶ Wenn du es schaffst, schließe direkt weitere Wiederholungen an. Ansonsten kannst du auch kurz loslassen und die Arme ausschütteln, bevor du dich an weiteren Wiederholungen versuchst.

EINSTIEGSVARIANTE

Anstatt die gestreckten Beine anzuheben, ziehst du nur die Knie an, bis die Oberschenkel waagerecht stehen.

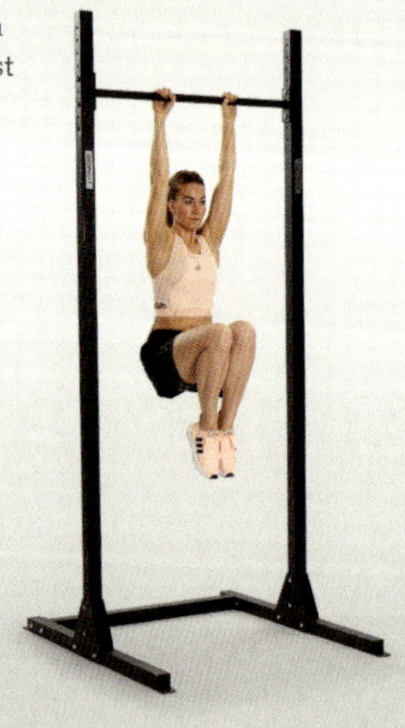

POWERVARIANTEN

- In der Endposition kannst du die Knie noch zusätzlich zur Brust ziehen, dann die Beine wieder waagerecht ausstrecken.
- Absolviere sogenannte Toes-to-bar-Bewegungen: Führe die gestreckten Beine nicht nur in die Waagerechte, sondern ganz hoch, bis die Zehen an der Stange ankommen. Diese Übung ist extrem anspruchsvoll und benötigt viel Kraft.

Geeignet für Fortgeschrittene	Abnehmen	Muskelaufbau	Gesundheit	Kraft	Ausdauer	Beweglichkeit
	●●●●	●●●●●	●●●	●●●●●	●	●●●

Klappmesser mit dem Gymnastikball

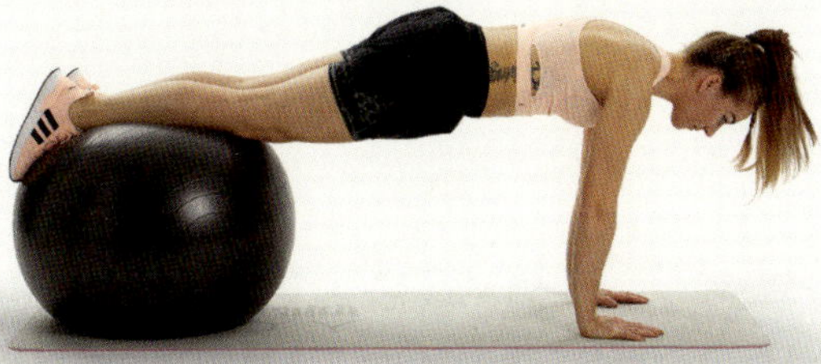

In der Endposition steht der Oberkörper etwa senkrecht über den Armen.

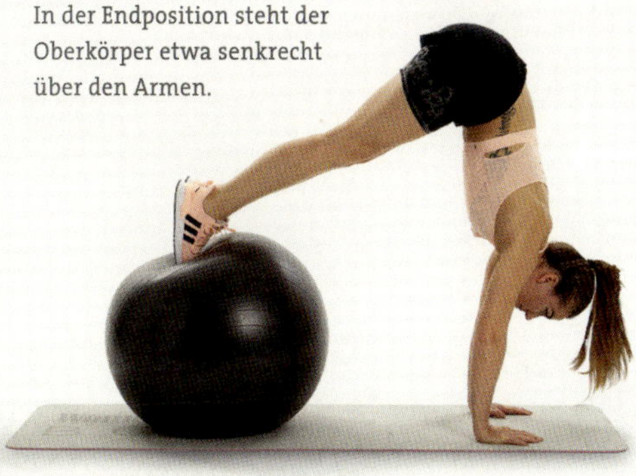

A ▶ Knie dich auf eine Matte und lege deine Unterschenkel auf einem Gymnastikball ab. Stütze dich schulterbreit mit gestreckten Armen ab und rolle den Ball so, dass du in eine gerade Liegestützposition kommst, in der der Körper eine Linie bildet und die Arme unterhalb der Schultern abstützen. Baue kräftig Rumpfspannung auf, dann …

B ▶ … schiebe dein Gesäß in Richtung Decke und ziehe so aus der Kraft des Bauches den Ball zu dir heran, bis nur noch der Fußspann beziehungsweise deine Zehen auf dem Ball stehen. Die Beine bleiben getreckt.

▶ Halte die Position kurz, dann kehre langsam in die Startposition zurück, ohne dass dein Becken am Ende durchsackt – dein Bauch steuert die Bewegung und wird hier stark beansprucht.

▶ Fahre für den Rest des Satzes mit weiteren Wiederholungen fort, ohne möglichst den Stütz zu verlassen (Einsteigerinnen pausieren zwischendurch nach Bedarf).

POWERVARIANTEN

Es geht noch härter:

- Führe die Übung nur mit einem Bein auf dem Gymnastikball aus, während das andere Bein gestreckt in der Luft bleibt.
- Absolviere die Übung mit dem Schlingentrainer – fädele dazu deine Füße in den Schlaufen ein.

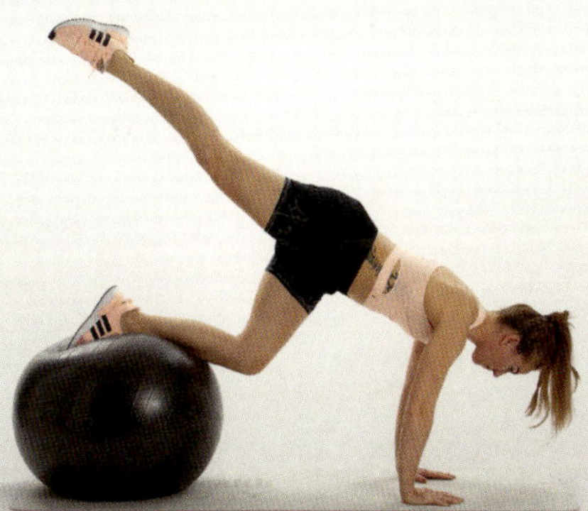

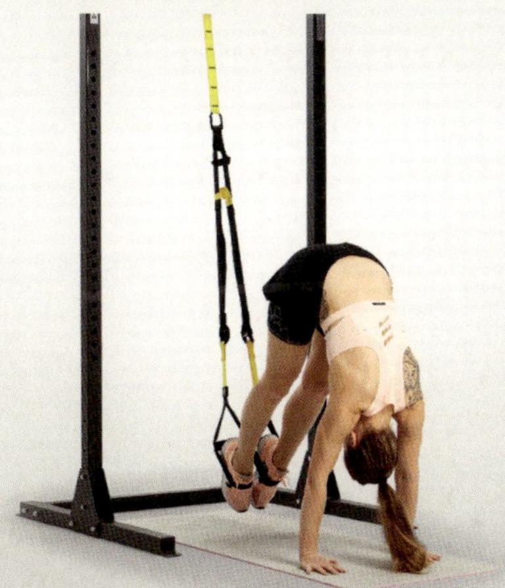

Geeignet für Fortgeschrittene	Abnehmen	Muskelaufbau	Gesundheit	Kraft	Ausdauer	Beweglichkeit
	••••	••••	•••	•••••	•••	•••

Crunches mit dem Gymnastikball

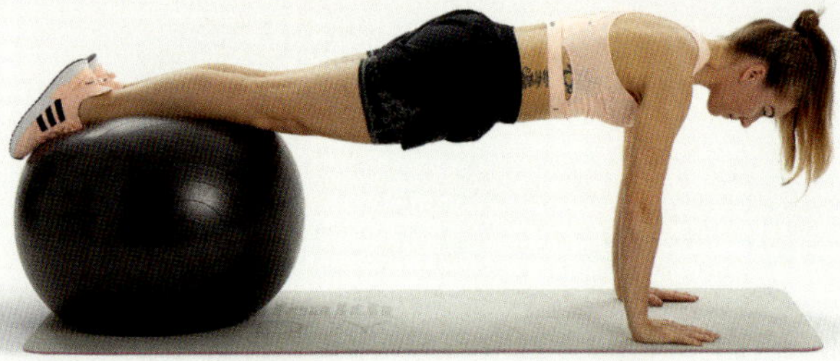

A

- Gehe auf einer Matte in die Knie, dann platziere deine Unterschenkel auf einem Gymnastikball. Aktiviere deine Rumpfmuskeln, dann gehe in eine Liegestützposition, bei der dein Körper auf einer geraden Linie ausgerichtet ist und die Arme unterhalb der Schultern abstützen.

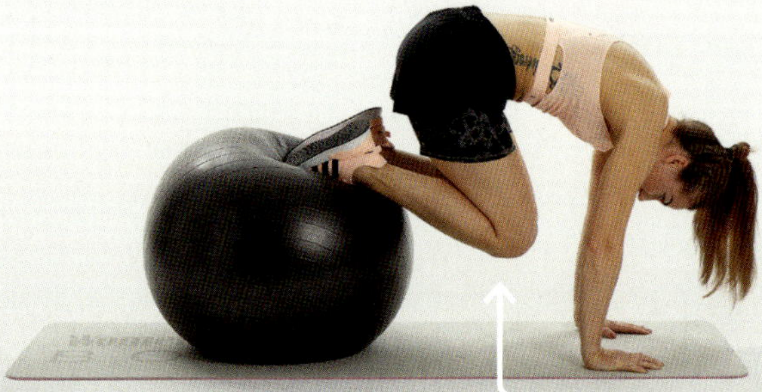

Halte die Knie stets eng zusammen, das intensiviert die Spannung auf den Bauch.

B

- Ziehe die Knie aus der Kraft des Bauchs heraus soweit es geht zur Brust. Dein Rücken darf dabei ruhig etwas rund werden.
- Halte die Spannung kurz, dann schiebe die Fersen wieder kontrolliert nach hinten und gelange so zurück in die Ausgangsposition.
- Schließe sofort die nächste Wiederholung an und sorge dafür, dass die Arme senkrecht unterhalb der Schultern bleiben und du nie mit dem Becken nach unten durchsackst.

POWERVARIANTEN

Wie bei der Übung zuvor in den Varianten beschrieben, hast du zwei Möglichkeiten der Intensivierung:

- Setze die Übung mit nur einem Bein auf dem Gymnastikball um. Das andere bleibt gestreckt in der Luft.
- Nutze anstelle des Gymnastikballs einen Schlingentrainer. Dazu fädelst du wie bei der Variante in der Übung zuvor die Füße in den Schlaufen ein.

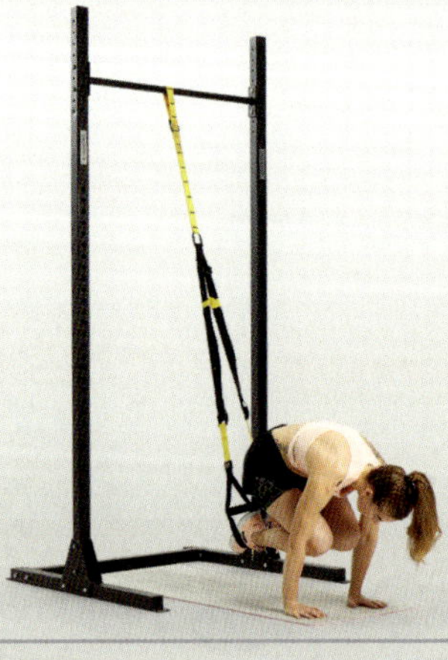

Geeignet für Einsteiger	Abnehmen	Muskelaufbau	Gesundheit	Kraft	Ausdauer	Beweglichkeit
	●●●●	●●●	●●●	●●●●	●●●	●●●

Katzenbuckel

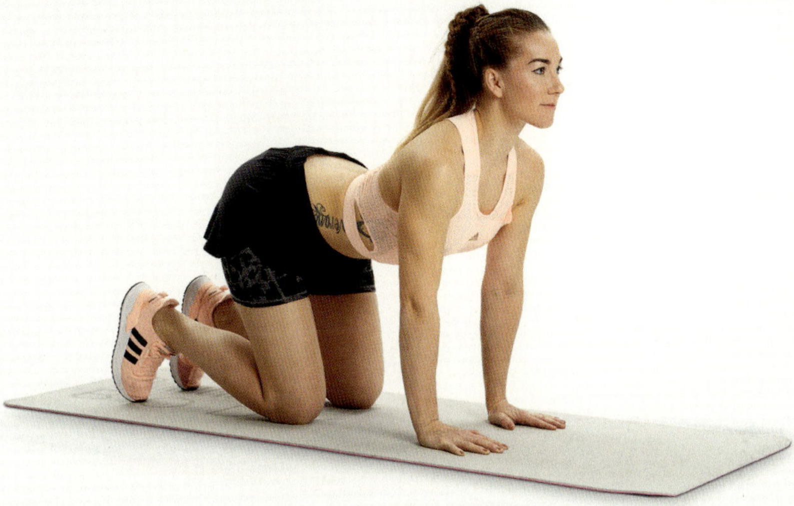

A

- Knie dich auf eine Matte und gehe in einen Vierfüßlerstand – die Knie dürfen etwas näher an den Händen stehen.
- Schiebe den Brustkorb weit nach vorn, rolle das Becken nach hinten und bringe auch den Kopf in Richtung Nacken, um den Rücken schön nach hinten zu strecken.
- Halte die Position für ein paar Atemzüge, dann …

Der Kopf beeinflusst maßgeblich die Bewegung der Halswirbelsäule: In der Endposition beispielsweise sollte das Kinn Richtung Brust gedrückt sein.

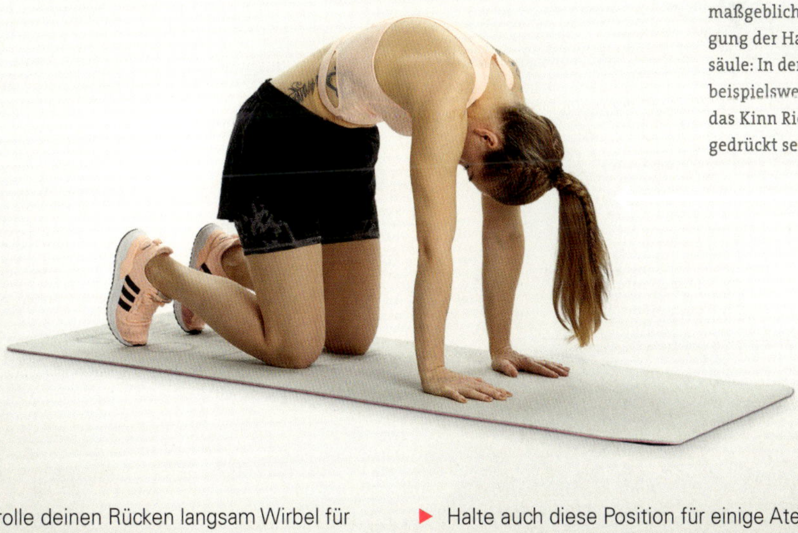

B

- … rolle deinen Rücken langsam Wirbel für Wirbel auf, bis er deutlich nach oben gewölbt ist. In diesem sogenannten Katzenbuckel ist das Becken vorgekippt.
- Halte auch diese Position für einige Atemzüge, dann bewege dich langsam zurück und fahre ohne Unterbrechung mit den beiden Positionen im Wechsel fort.

Geeignet für Einsteiger	Abnehmen	Muskelaufbau	Gesundheit	Kraft	Ausdauer	Beweglichkeit
	•	•	••••	•	•	••••

Hund-Kobra-Kombinationen

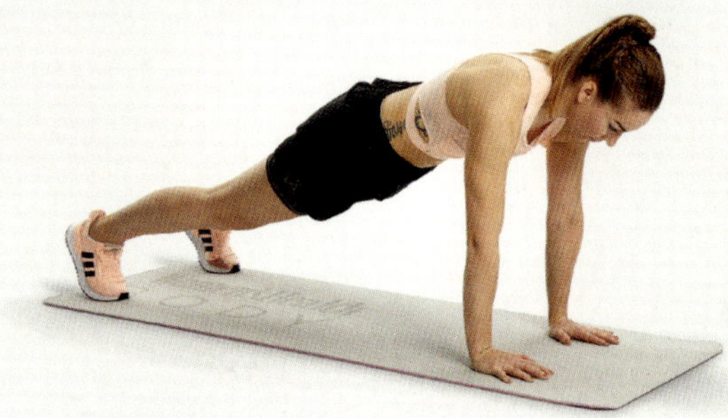

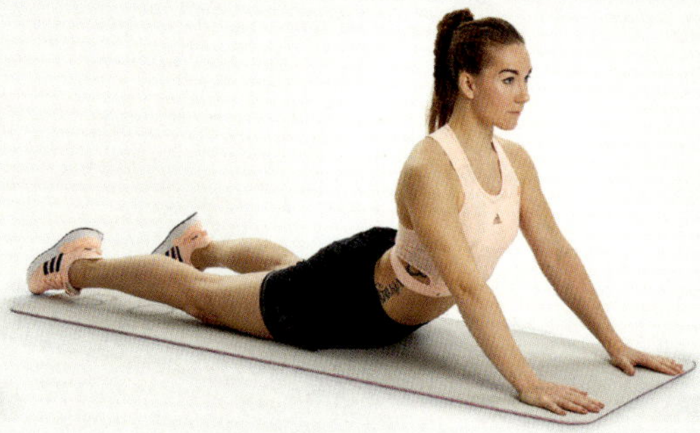

A ▶ Knie dich auf eine Matte und begib dich in eine saubere Liegestützposition (siehe Seite 162): Dein Körper ist von Kopf bis Fuß auf einer geraden Linie ausgerichtet, deine Hände stützen unterhalb der Schultern ab.

B ▶ Schiebe das Becken Richtung Boden und lege Beine sowie Füße auf dem Boden ab. Ziel ist es, das Becken möglichst nah an den Boden zu bekommen. Strecke dafür den Oberkörper soweit wie möglich nach hinten und schiebe die Brust in die Kobraposition.

▶ Halte diese Spannung für ein paar tiefe Atemzüge, danach …

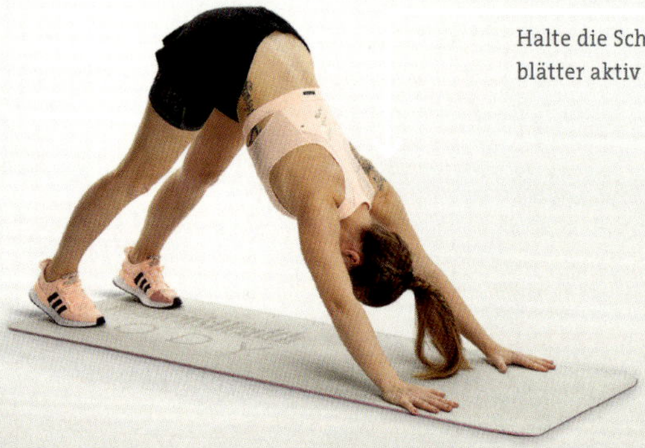

Halte die Schultern stets bewusst locker und die Schulterblätter aktiv nach hinten unten zusammengezogen.

C ▶ … gehe auf gleichem Wege wieder zurück, zunächst in den Liegestütz, dann aber ohne Pause weiter in die Position des Herabschauenden Hundes: Schiebe dazu dein Gesäß weiter Richtung Decke, bis deine gestreckten Arme samt Oberkörper im rechten Winkel zu den gestreckten Beinen stehen. Versuche, die Fersen möglichst nah an den Boden zu bekommen.

▶ Halte auch hier die Spannung in der Position für ein paar Atemzüge, dann fahre für den Rest des Satzes abwechselnd zwischen Position B und C fort.

POWERVARIANTEN

- Führe in der Start- und Zwischenposition von A nach B immer einen kompletten Liegestütz aus, schiebe dich dann aus der tiefen Stützhaltung flach über dem Boden in die Position B hinein.
- Fasse in der Position des Herabschauenden Hundes immer abwechselnd für einen kurzen Moment mit einer Hand an den gegenüberliegenden Fuß.

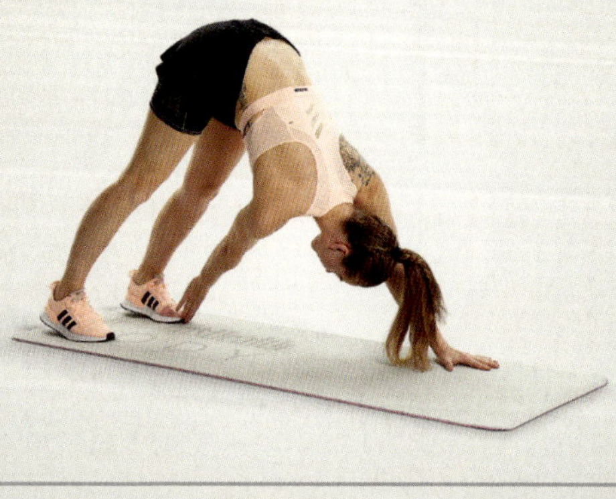

Geeignet für Einsteiger	Abnehmen	Muskelaufbau	Gesundheit	Kraft	Ausdauer	Beweglichkeit
	••	••	••••	•••	••	•••••

Liegestütz-Wechselsprünge

(Mountain Climbers)

Du kannst auch alternativ den Fuß unter dem Körper aufsetzen und so richtig »climben«: Stoße dich dann immer beidbeinig ab, um die Schrittfolge zu wechseln.

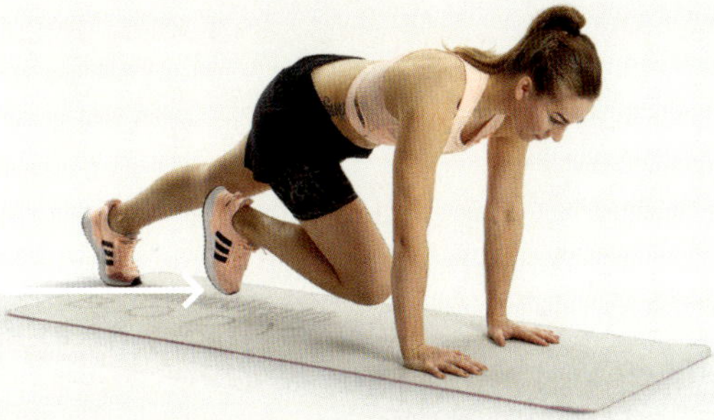

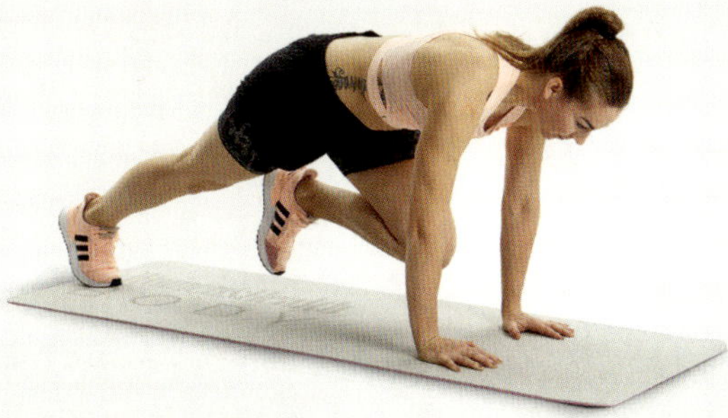

A
- Gehe in eine saubere Liegestützposition (siehe Seite 162): Dein Körper ist von Kopf bis Fuß auf einer geraden Linie ausgerichtet.
- Ziehe das rechte Knie an den rechten Arm heran. Der Fuß bleibt in der Luft.

ALTERNATIVE

- Beginne in einer normalen Liegestützposition und springe dann immer mit beiden Füßen parallel vor und zurück.

B
- Drücke dich mit links ab und ziehe blitzschnell das Knie unter den Körper. Gleichzeitig streckst du das rechte Bein, sodass du in umgekehrter Startposition landest.
- Den gesamten Satz führst du diese Wechselsprünge ohne Pause und so zügig wie möglich durch. Halte den Oberkörper ruhig und den Rücken gerade.

Geeignet für Einsteiger	Abnehmen	Muskelaufbau	Gesundheit	Kraft	Ausdauer	Beweglichkeit
	••••	••	•••	•••	••••	••

Liegestütz-Wechselsprünge im Schlingentrainer

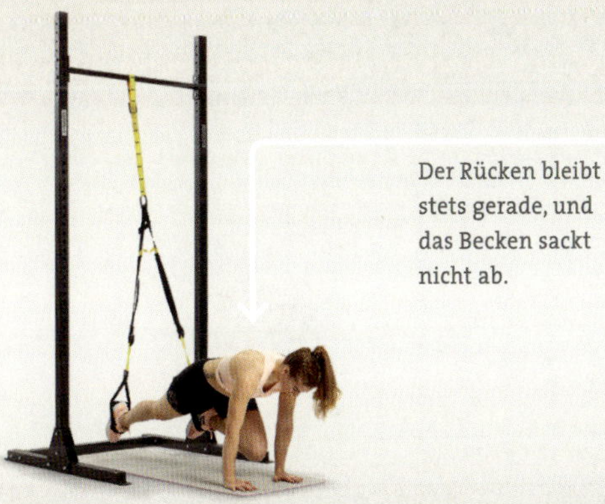
Der Rücken bleibt stets gerade, und das Becken sackt nicht ab.

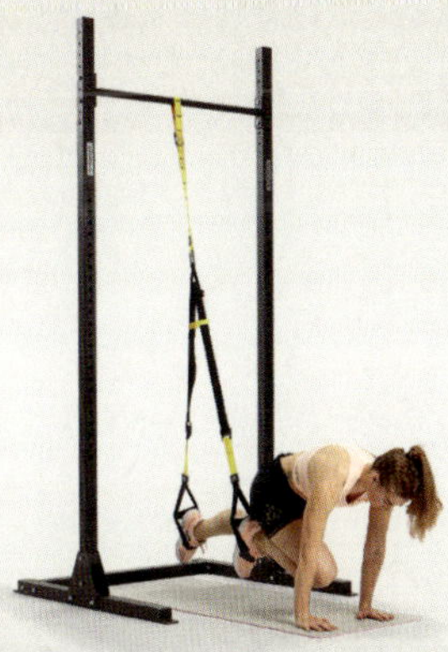

A
- Stelle die Schlaufen eines Schlingentrainers etwa auf Wadenhöhe ein. Platziere eine Matte unter der Aufhängung, dann knie dich mit dem Rücken zum Gurt darauf und fädele die Füße in die Schlaufen. Nimm eine saubere Liegestützposition ein, dann ziehe das linke Knie an.

B
- Starte mit den schnellen Wechselschritten und bewege deine Knie wie zwei Kolben dynamisch abwechselnd vor und zurück. Ziehe das hohe Tempo bis zum Ende des Satzes durch, bleibe aber stets in einer sauberen Haltung.

Geeignet für Fortgeschrittene	Abnehmen	Muskelaufbau	Gesundheit	Kraft	Ausdauer	Beweglichkeit
	••••	••	••	••••	••••	••

Einbeinige Liegestütz-Wechselsprünge

Halte den Oberkörper möglichst gerade und kippe nicht im Becken zur Seite.

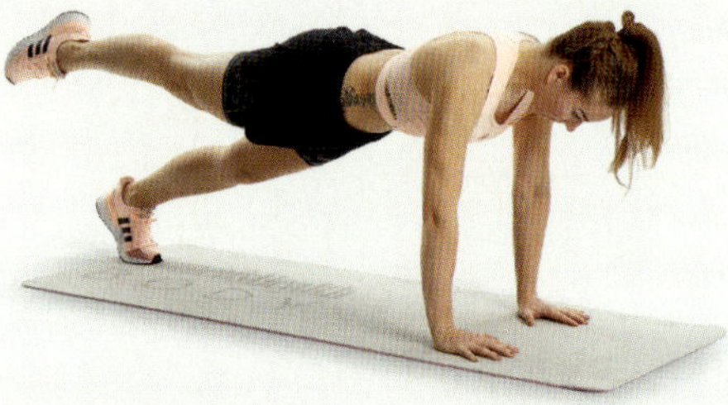

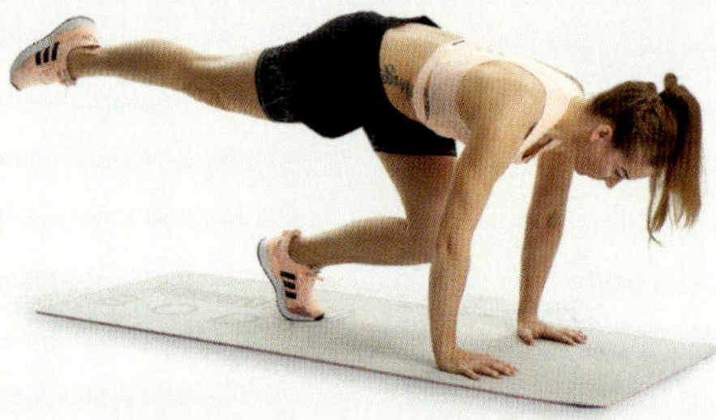

A

- Gehe in einen sauberen Liegestütz (siehe Seite 162), bei der dein ganzer Körper eine Linie bildet und deine Arme unterhalb der Schultern abstützen. Löse den rechten Fuß vom Boden und halte das Bein für den Rest des Satzes gestreckt in der Luft.

B

- Springe mit dem linken Fuß ab und setze ihn weiter vorn unter deinem Körper ab. Der Rest des Körpers bleibt unbewegt.
- Springe sofort wieder zurück in die Ausgangsposition und dann ohne Pause so schnell wie möglich bis zum Ende des Satzes vor und zurück.
- Im nächsten Satz wechselst du dann die Beine.

Geeignet für Einsteiger	Abnehmen	Muskelaufbau	Gesundheit	Kraft	Ausdauer	Beweglichkeit
	●●●	●●●	●●	●●●	●●●	●●●

Einbeinige Liegestütz-Wechselsprünge

im Schlingentrainer

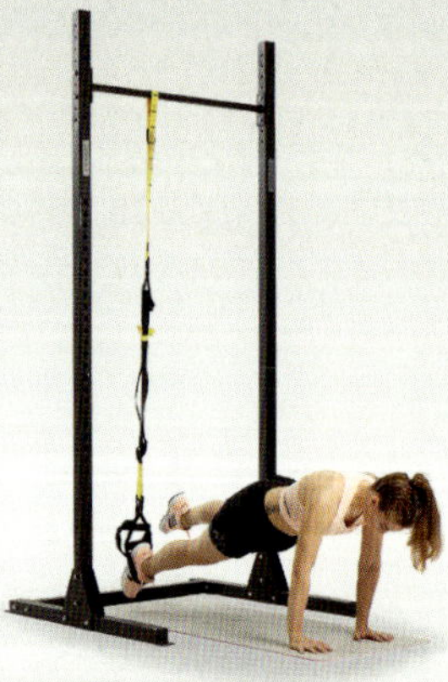

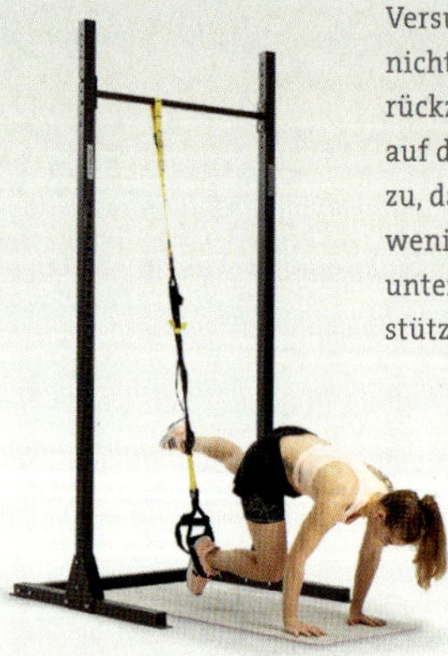

Versuche, deinen Körper nicht zu viel vor- und zurückzubewegen – schaue auf deine Arme und sieh zu, dass diese mehr oder weniger ruhig senkrecht unter den Schultern abstützen.

A

- Verbinde beide Schlaufen eines Schlingentrainers zu einer (siehe Seite 80). Dann stelle die Schlaufe etwa auf Wadenhöhe ein.
- Knie dich mit dem Rücken auf eine Matte, die du unter die Aufhängung gelegt hast. Dann fädele deinen rechten Fuß in die Schlaufe und stütze dich auf den Händen so ab, dass du in eine saubere Liegestützposition kommst. Der Gurt hängt etwa senkrecht.
- Das linke Bein hältst du für den gesamten Satz gestreckt in der Luft.

B

- Bewege das rechte Knie nun möglichst zügig bis zum Ende des Satzes vor und zurück. Arbeite aus der Hüfte heraus und betone die Beinbewegung, um den Oberkörper ruhig zu halten.
- Im nächsten Durchgang wechselst du die Beine.

Geeignet für Fortgeschrittene	Abnehmen	Muskelaufbau	Gesundheit	Kraft	Ausdauer	Beweglichkeit
	●●●	●●●●	●●	●●●●	●●●	●●●

Knieanziehen und Beinstrecken im Liegestütz

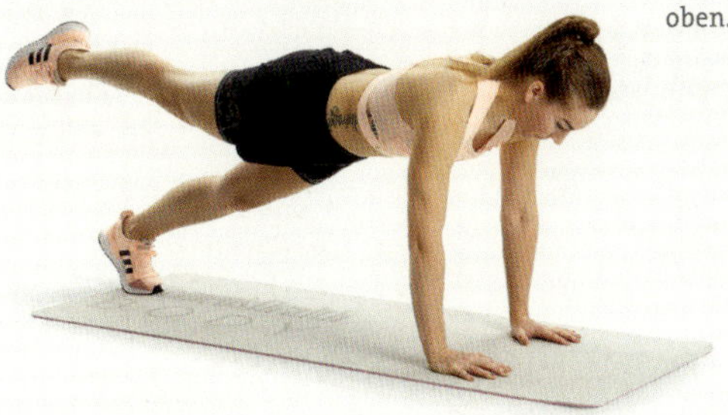

Dein Rücken bleibt auch in der Endposition gerade, und das Gesäß wandert nicht nach oben.

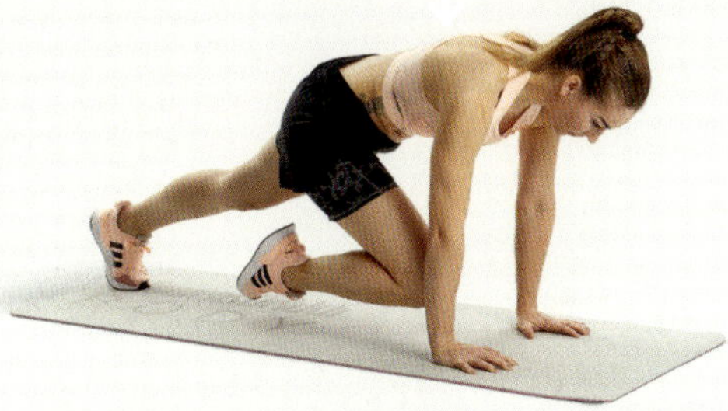

A ▶ Eine etwas entspanntere Variante der Wechselsprünge, ganz ohne Sprünge: Gehe in einen sauberen Liegestütz (siehe Seite 162) – dein Körper bildet von Kopf bis Fuß eine gerade Linie. Hebe das rechte Bein gestreckt an.

B ▶ Ziehe das rechte Knie weit unter den Bauch. Spanne die Bauchmuskeln nochmals zusätzlich an, bevor du das Bein wieder dynamisch streckst. Der Rest des Körpers bleibt unbewegt.

▶ Du kannst die Kniebewegung unter dem Körper variieren, um unterschiedliche Bereiche der Bauchmuskeln anzusprechen: Ziehe das Knie mal zum rechten Ellenbogen, mal zum linken, oder unter dem Körper seitlich hin und her.

▶ Fahre den gesamten Satz über mit einer dynamischen Kolbenbewegung des Beins fort.

▶ Im folgenden Satz kommt dann das andere Bein dran.

POWERVARIANTE

AUSFÜHRUNG

▶ Du kannst die auf dieser Seite beschriebene Übung mit diesem Move noch erweitern: Aus der Position B heraus ziehst du das angewinkelte Bein so hoch wie möglich und machst den Rücken dabei maximal rund. Konzentriere dich auf die intensive Bauchspannung, dann löse behutsam zurück in Position B, von der aus du wieder Position A und dann die nächste Wiederholung ansteuerst.

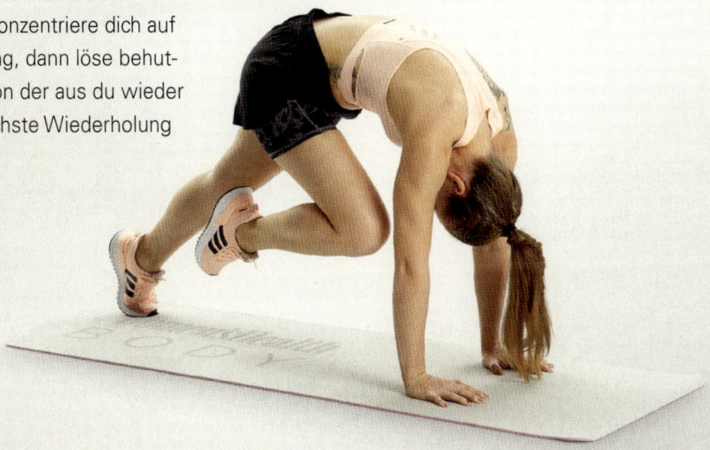

Geeignet für Einsteiger	Abnehmen	Muskelaufbau	Gesundheit	Kraft	Ausdauer	Beweglichkeit
	●●●●	●●	●●●	●●●	●●●	●●●

Wechselschritte im einarmigen Stütz

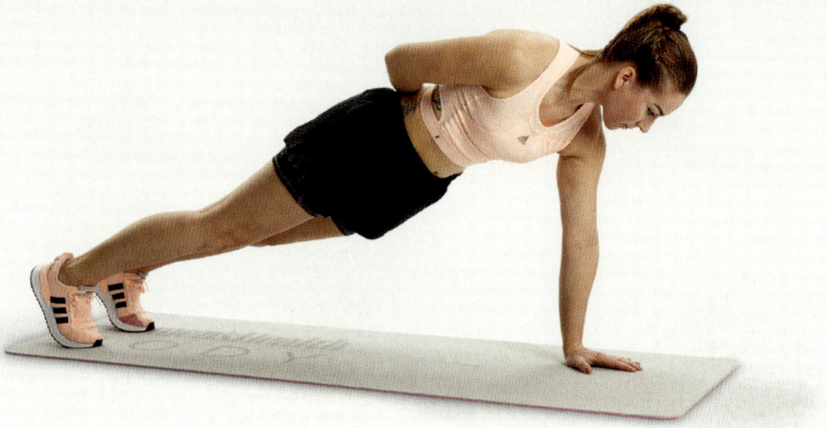

A

- Knie dich auf eine Matte, dann nimm eine saubere Liegestützposition ein (siehe Seite 162): Die Arme stützen unter den Schultern ab, dein Körper ist von Kopf bis Fuß auf einer geraden Linie ausgerichtet.
- Löse die rechte Hand vom Boden und lege sie mit dem Handrücken auf deinen Rücken.

Da hier nur ein Arm die ganze Last trägt, achte besonders darauf, den Oberkörper möglichst ruhig und gerade zu halten. Bewege dich lieber etwas langsamer.

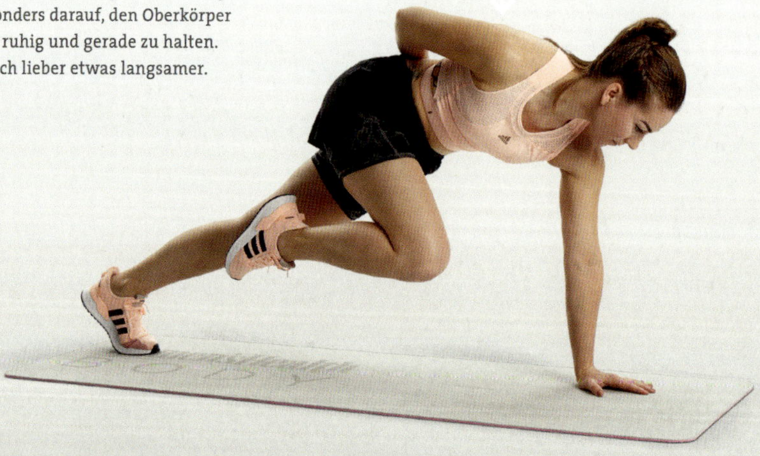

B

- Ziehe das linke Knie unter die Brust und halte es dort in der Luft. Drücke dich dann mit dem rechten Fuß dynamisch ab und ziehe das rechte Knie blitzschnell an, während du das linke Bein streckst und so in der hier abgebildeten Position landest.
- Wechsele die Schrittstellung immer wieder so schnell wie möglich bis zum Ende des Satzes.
- Im folgenden Satz kommt der rechte Arm als Stützarm zum Einsatz.

ALTERNATIVE

Eine etwas leichtere Variante: Halte einfach die Position A, also den einarmigen Stütz, für eine bestimmte Zeit. Auch hier wirst du sicher ins Schwitzen kommen, denn das Ganze wird auch schnell recht anstrengend.

Geeignet für Fortgeschrittene	Abnehmen	Muskelaufbau	Gesundheit	Kraft	Ausdauer	Beweglichkeit
	•••	••••	••	••••	••	•••

Rumpfaufdrehen aus dem hohen Vierfüßlerstand

Versuche, das Bein auf dem Weg zur Seite nicht abzusetzen und in der Endposition auch das Gleichgewicht zu halten.

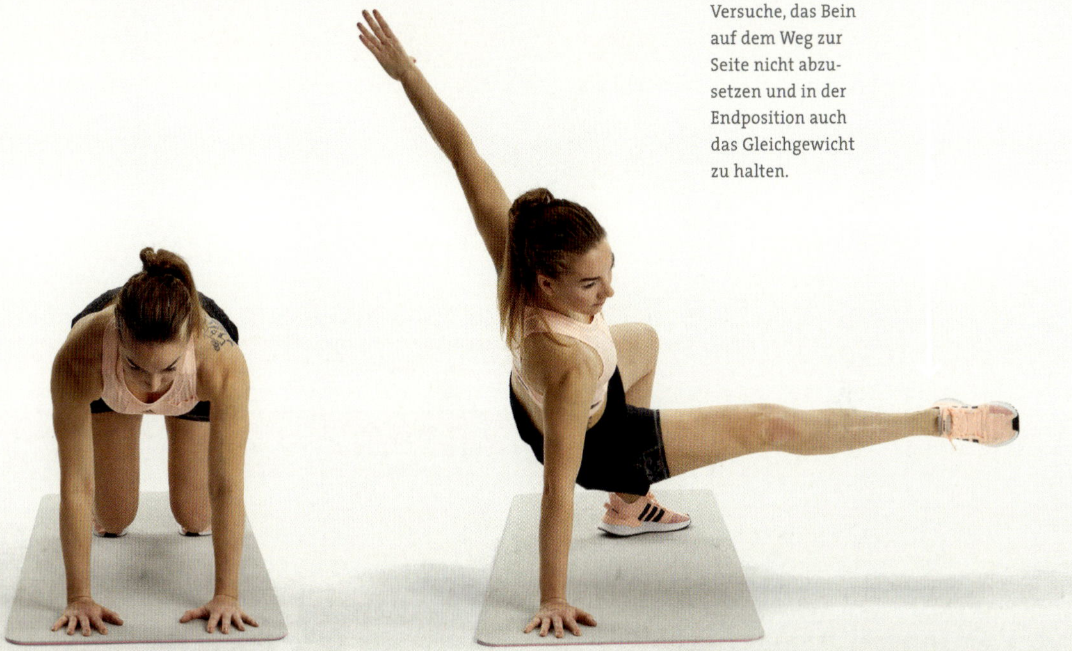

A ▶ Knie dich auf eine Matte und gehe in den Vierfüßlerstand: Deine Knie stützen unterhalb der Hüftgelenke ab, deine Hände unterhalb der Schultern. Baue Rumpfspannung auf und hebe dann die Knie leicht vom Boden.

B ▶ Drehe dich dynamisch zur linken Seite auf: Dazu löst du gleichzeitig die linke Hand und den rechten Fuß vom Boden, dann drehst du deinen Körper nach links und führst den gestreckten linken Arm weit nach rechts. Gleichzeitig schiebst du den rechten Fuß unter dem Körper durch und streckst das Bein nach links aus.

▶ Bewege dich auf gleichem Wege sofort zurück in den hohen Vierfüßlerstand, dann absolvierst du das Ganze ohne Pause zur rechten Seite. Wechsele so den ganzen Satz lang immer wieder hin und her und setze erst am Ende wieder die Knie ab.

ALTERNATIVE

Du kannst in der Endposition auch die freie Hand zum freien Fuß führen – dazu musst du das Bein etwas höher strecken – die Ausführung ist womöglich etwas kippeliger für dich.

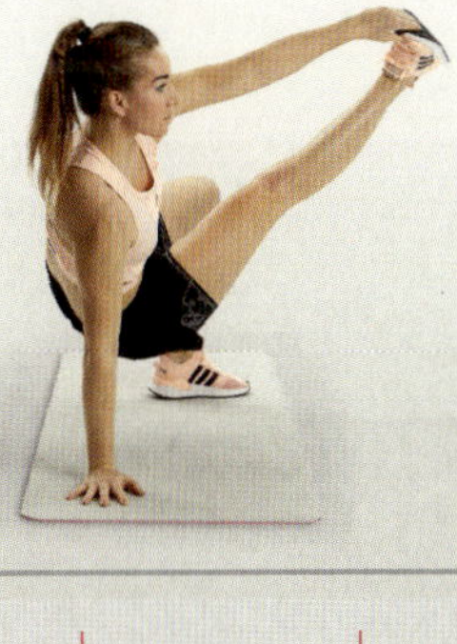

Geeignet für Einsteiger	Abnehmen	Muskelaufbau	Gesundheit	Kraft	Ausdauer	Beweglichkeit
	••••	•••	•••	••	••••	•••

Arm- und Beinstrecken im hohen Vierfüßlerstand

(Bear Plank-Variationen)

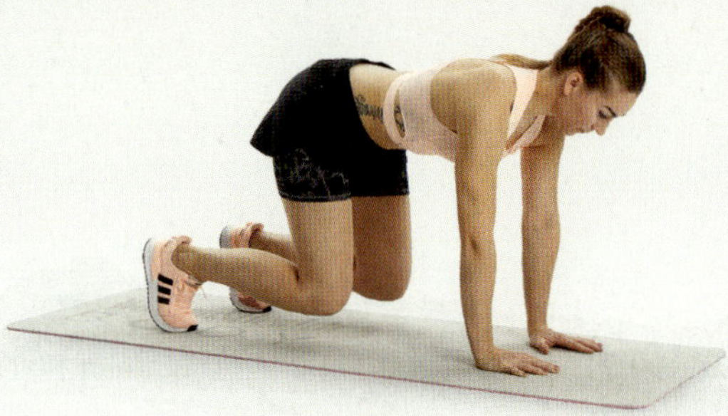

A ▶ Knie dich auf eine Matte, gehe in den Vierfüßlerstand, baue Rumpfspannung auf und hebe dann deine Knie vom Boden ab.

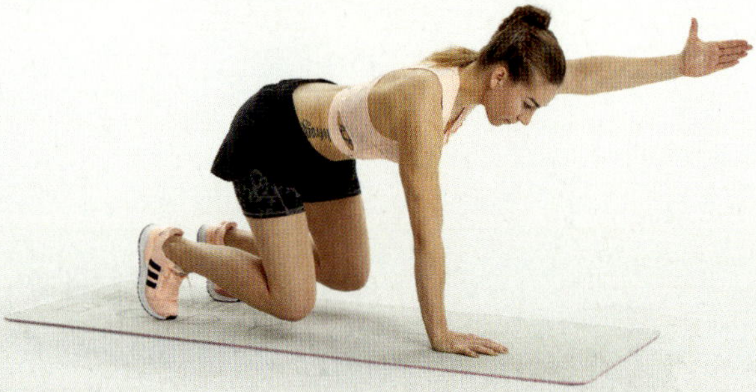

B ▶ Strecke den linken Arm gerade nach vorn in Verlängerung zum Oberkörper und halte ihn dort für ein paar Sekunden.

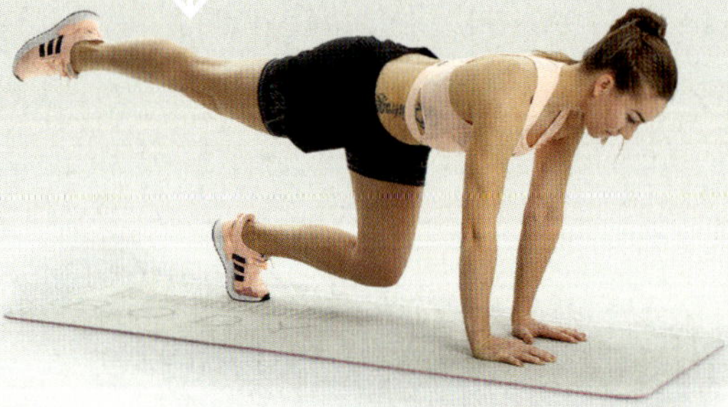

Abgesehen von der angehobenen Extremität bleibt der Rest des Körpers vollkommen unbewegt. Dein Rumpf muss viel arbeiten, damit das Becken nicht abkippt.

C ▶ Setze die linke Hand wieder auf, dann strecke sofort das rechte Bein waagerecht nach hinten aus. Auch das hältst du einige Sekunden, dann kehre in Position A zurück.

▶ Nun hebst du den rechten Arm wie unter B beschrieben an, dann das linke Bein wie hier beschrieben. Im Anschluss gehst du bist zum Ende des Satzes alle vier Möglichkeiten immer wieder durch.

POWERVARIANTE

Hebe gleichzeitig einen Arm sowie das gegenüberliegende Bein und halte beide für ein paar Sekunden in der Luft.

Geeignet für Fortgeschrittene	Abnehmen	Muskelaufbau	Gesundheit	Kraft	Ausdauer	Beweglichkeit
	••••	•••	•••	••••	•••	•••

Seitsprünge im Liegestütz

A

- Knie dich auf eine Matte und nimm eine saubere Liegestützposition ein (siehe Seite 162). Hüpfe dann mit den Füßen leicht nach rechts, sodass deine Füße rechts von der Matte aufsetzen. Der Rest des Körpers bleibt gerade und unbewegt.

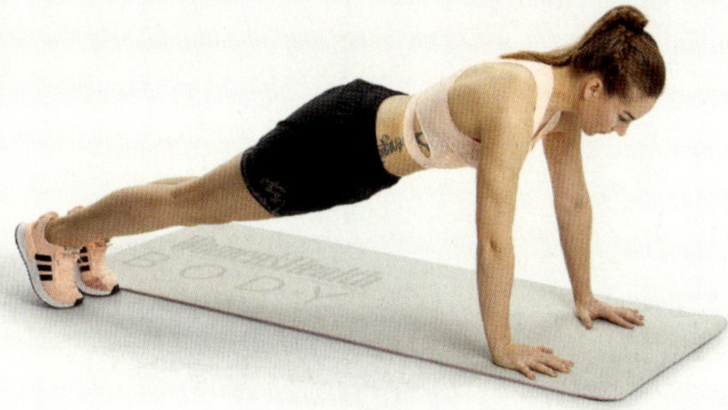

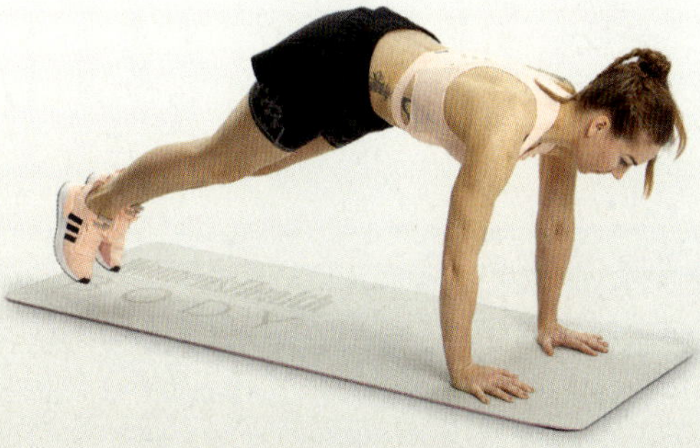

B

- Drücke dich nun mit beiden Füßen ab und bewege deine Beine geschlossen …

Die Füße bleiben die ganze Zeit lang geschlossen und die Beine möglichst gestreckt.

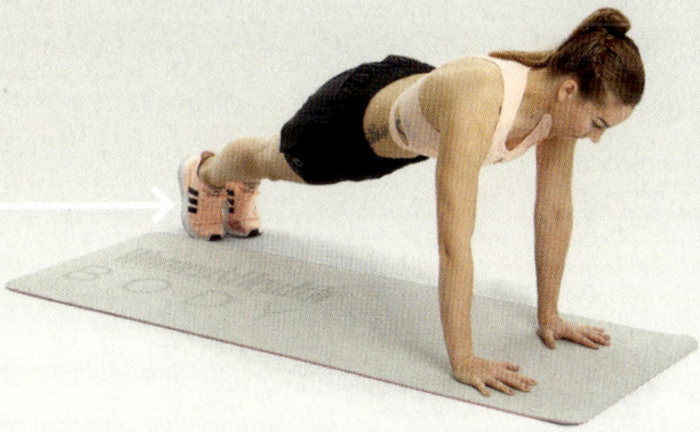

C

- … nach links, wo du mit den Füßen neben der Matte landest.
- Hüpfe ohne Pause sofort wieder zurück zur rechten Seite und springe so den gesamten Satz zügig durch.
- Achte darauf, dass deine Arme senkrecht unter den Schultern bleiben. Zudem darf dein Becken beim Landen nicht durchsacken – halte den Körper mit Rumpfspannung auf einer Linie.

Geeignet für Einsteiger	Abnehmen	Muskelaufbau	Gesundheit	Kraft	Ausdauer	Beweglichkeit
	••••	•••	•••	•••	•••	••

Eselstritte

EINSTIEGSVARIANTE

Springe lockerer ab und strecke die Beine entweder nur ein wenig oder mache einfach kleine Hopser, indem du die Füße wiederholt schnell vom Boden abdrückst.

A

- Gehe auf einer Matte in einen Vierfüßlerstand: Deine Knie stützen unterhalb der Hüftgelenke ab, deine Hände unterhalb der Schultern. Spanne die Rumpfmuskeln an, dann löse die Knie vom Boden.

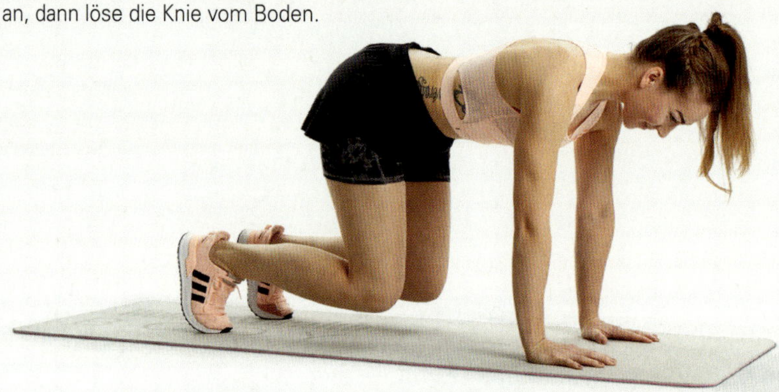

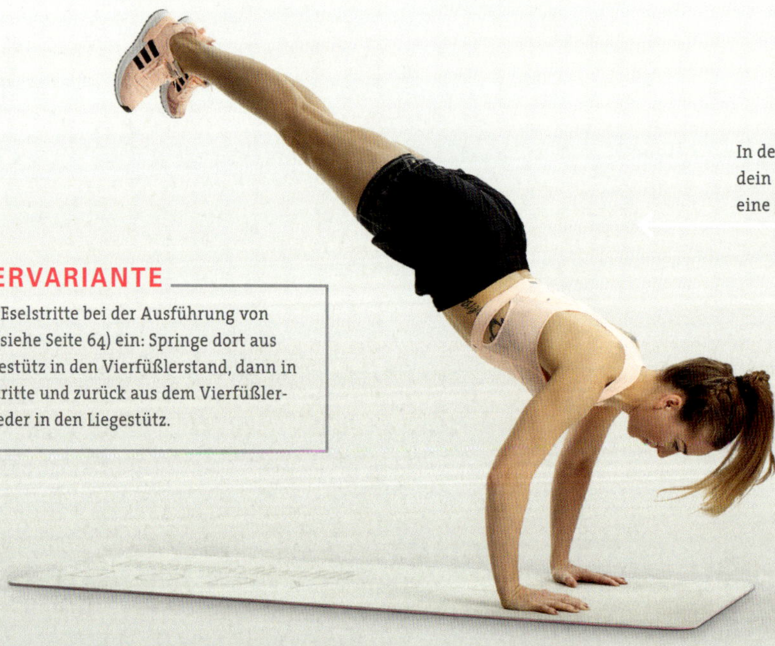

In der Endposition bildet dein Körper im Idealfall eine gerade Linie.

POWERVARIANTE

Setze die Eselstritte bei der Ausführung von Burpees (siehe Seite 64) ein: Springe dort aus dem Liegestütz in den Vierfüßlerstand, dann in die Eselstritte und zurück aus dem Vierfüßlerstand wieder in den Liegestütz.

B

- Stoße dich mit beiden Füßen kräftig ab und strecke deine Beine explosiv nach hinten oben.
- Ziehe die Knie blitzschnell wieder an und lande federnd in der Startposition. Halte deinen Rücken stets gerade. Achte zudem auf eine saubere und möglichst sanfte Landung, um die Knie zu schonen. Schiebe auch auf keinen Fall deinen Oberkörper durch den Schwung der Landung nach vorn – das kann die Schultern ungünstig belasten.
- Schließe sofort die nächste Wiederholung an und springe so möglichst ohne Pause bis zum Ende des Satzes.

Geeignet für Einsteiger	Abnehmen	Muskelaufbau	Gesundheit	Kraft	Ausdauer	Beweglichkeit
	●●●●	●●●	●●	●●●	●●●	●●●

Handstandschwünge aus dem Liegestütz

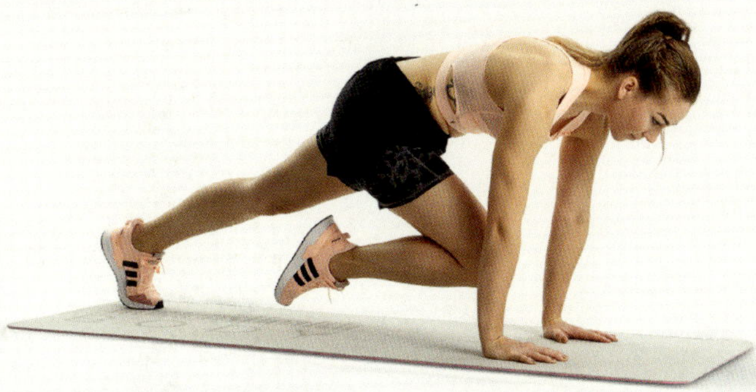

A

- Gehe auf einer Matte in eine saubere Liegestützposition (siehe Seite 162). Ziehe das rechte Knie unter den Körper und halte es dort in der Luft.

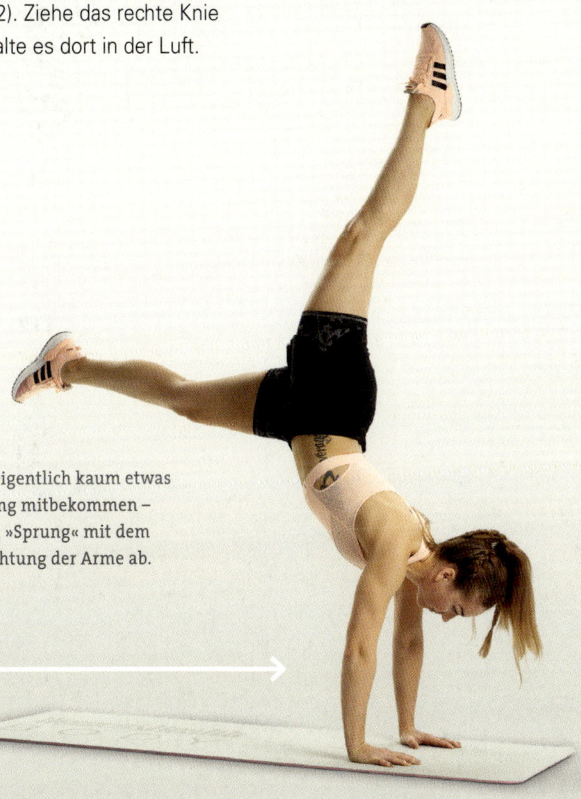

Deine Stützarme sollten eigentlich kaum etwas von der Schwungbewegung mitbekommen – deshalb drücke dich beim »Sprung« mit dem Fuß auf keinen Fall in Richtung der Arme ab.

B

- Drücke dich kräftig mit dem linken Fuß mehr oder weniger senkrecht ab. Der Schwung in den angedeuteten Handstand kommt vom rechten Bein: Dieses streckst du beim Abdrücken und ziehst es nach oben – dadurch richtet sich dein Oberkörper senkrecht auf, sozusagen über die stützenden Arme. Probiere ein bisschen aus, und wenn du den Bogen raus hast, übertreibe es nicht mit dem Schwung, damit du dich nicht überschlägst und kopfüber auf den Rücken knallst.
- Lande wieder möglichst sanft, dann schließe die nächste Wiederholung an.
- Im nächsten Satz wechselst du die Beine.

Geeignet für Fortgeschrittene	Abnehmen	Muskelaufbau	Gesundheit	Kraft	Ausdauer	Beweglichkeit
	•••	•••	•••	•••	•••	••••

Raupengang

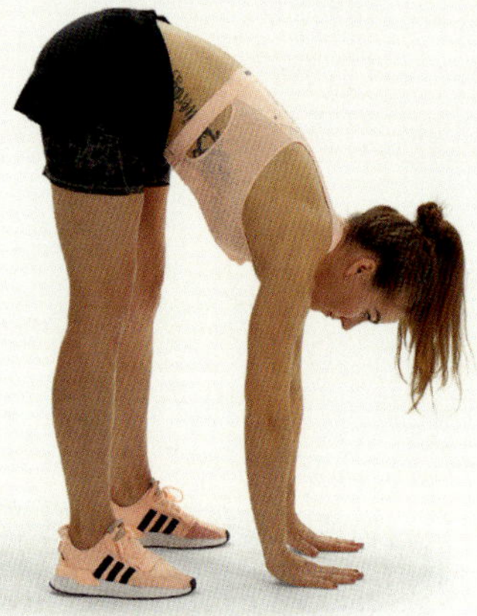

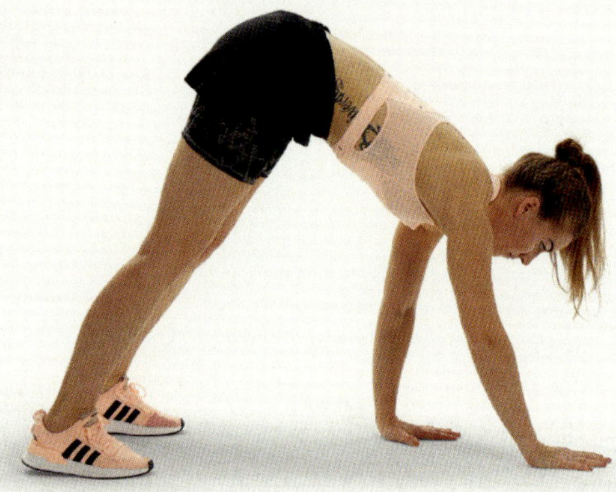

A ▶ Stelle dich aufrecht hin, baue Körperspannung auf und beuge dann deinen Oberkörper langsam nach vorn. Halte die Beine gestreckt und lasse deinen Oberkörper aushängen. Setze die Hände auf den Boden (wenn du es nicht schaffst, setze sie entweder weiter vorn auf oder beuge leicht die Knie).

B ▶ Nun beginnst du, mit den Händen vorwärts zu »laufen«: Setze zunächst die linke Hand weiter vor, dann die rechte, und schreite so …

Von der Position A in Position C bleiben die Füße an Ort und Stelle, von Position C zurück zu A bleiben die Hände unbewegt.

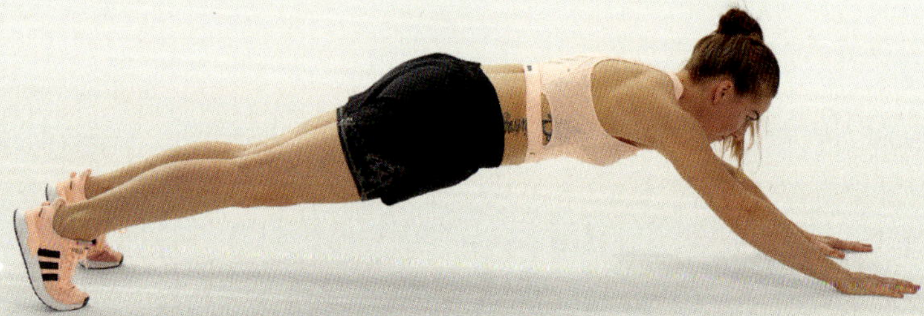

C ▶ … mit abwechselnden Handschritten in eine Art Liegestütze, bei der deine Hände soweit wie möglich nach vorn gesetzt sind, soweit, wie du die Spannung noch halten kannst.

▶ Aus dieser Position heraus beginnst du mit den Füßen kleine Schritte in Richtung der Hände zu machen. Dadurch bewegt sich dein Po wieder Richtung Decke und du landest schließlich wieder in Position A. Halte auch bei diesem Rückweg die Beine wieder jederzeit gestreckt.

▶ In Position A angekommen, beginne wieder mit den Händen nach vorn zu wandern.

▶ Absolviere in diesem Raupengang den gesamten Satz.

Geeignet für Einsteiger	Abnehmen	Muskelaufbau	Gesundheit	Kraft	Ausdauer	Beweglichkeit
	••	••	•••	•••	•	••••

Unterarmstütz

Halte deinen Kopf möglichst locker und stets in Verlängerung zur Wirbelsäule. Dein Blick geht auf den Boden unter deinem Gesicht.

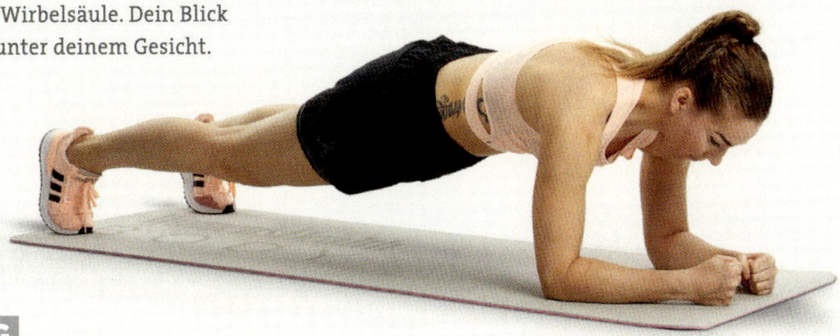

AUSFÜHRUNG

- Knie dich auf eine Matte. Setze die Unterarme vorn auf und strecke die Beine. Stelle die Füße auf die Zehenspitzen und hebe das Becken an. Dein Körper bildet nun von Kopf bis Fuß eine gerade Linie.
- Überprüfe, dass sich deine Ellenbogen genau unterhalb der Schultergelenke auf dem Boden befinden. Ziehe die Schulterblätter nach hinten unten zusammen und aktiviere auch deine Rumpfseiten mit den Serratus anterior-Muskeln (siehe Seite 10). Halte deinen Bauch dauerhaft aktiv angespannt. Lasse deine Hüfte nicht absinken oder nach oben wandern – beides sind Schummelbewegungen, die den Stütz bei nachlassender Kraft einfacher machen.
- Halte den Stütz für die Zeit, die du dir vorgenommen hast (wenigstens 30 Sekunden, gern auch länger als eine Minute), und bleibe in der Zeit unbewegt. Wenn du anfängst zu zittern, ist das kein Grund zur Sorge, sondern vollkommen normal und okay – du kannst trotzdem problemlos weiter halten.

POWERVARIANTEN

- Für den Stütz gibt es viele Möglichkeiten der Intensivierung: So kannst du ihn mit den Ellenbogen (oder Füßen) auf einem Therapiekreisel, einem Gymnastikball oder ähnlich wackeligen Flächen ausführen.
- Ansonsten findest du auf den Folgeseiten einige Anregungen – und direkt hier drunter ein schönes Beispiel für den Einsatz des Schlingentrainers:

Unterarmstütz im Schlingentrainer

AUSFÜHRUNG

- Stelle die Schlaufen eines Schlingentrainers etwa auf Wadenhöhe ein. Platziere eine Matte unter der Aufhängung und knie dich mit dem Rücken zur Aufhängung drauf.
- Fädele hier deine Füße in die Schlaufen des Gurtsystems ein, die etwa auf Wadenhöhe hängen.
- Richte deinen Körper in einer geraden Linie aus und lande so in dem oben beschriebenen Unterarmstütz.

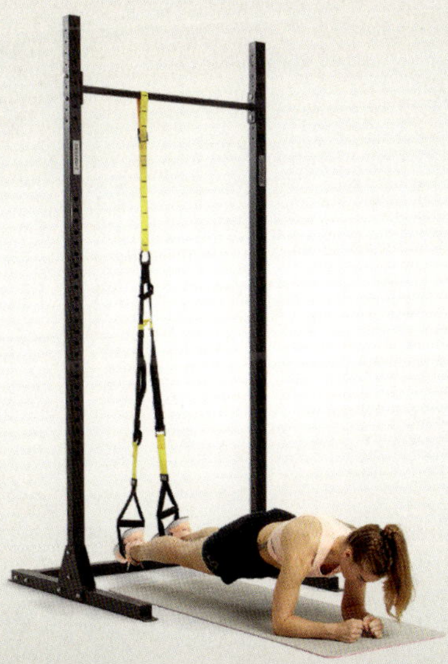

Geeignet für Einsteiger	Abnehmen	Muskelaufbau	Gesundheit	Kraft	Ausdauer	Beweglichkeit
	••	••	•••	•••	••	•

Einarmiger Unterarmstütz mit Armstrecken

Hier trainierst du die Rumpfseiten: Diese Muskeln müssen tüchtig arbeiten, um den »Verlust« der Stütze auszugleichen. Verhindere unbedingt, zu der stützfreien Seite abzukippen. Nimm auch keine allzu große Schummelhaltung in die andere Richtung ein.

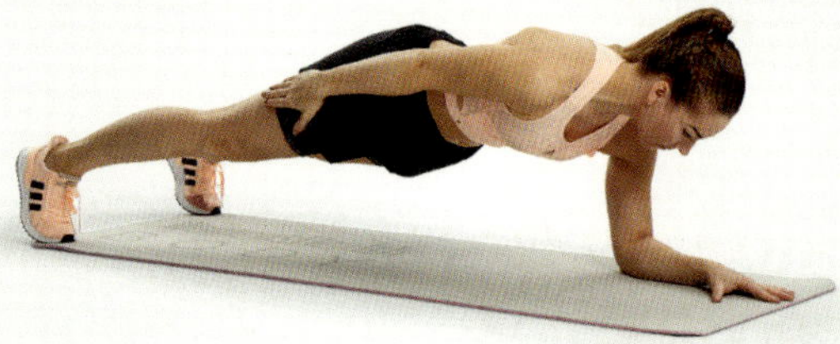

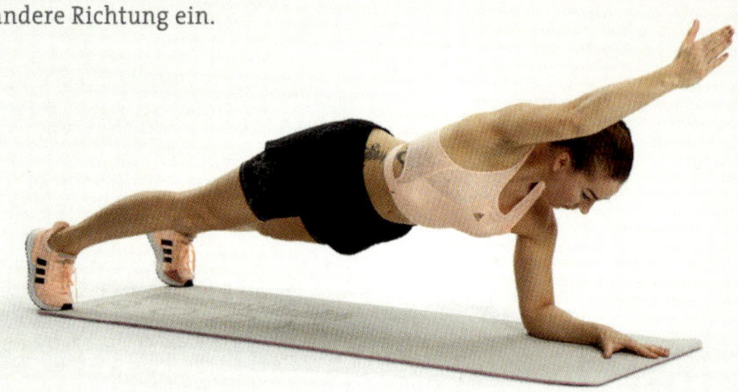

A

- Gehe – wie auf der Seite zuvor beschrieben – in einen Unterarmstütz. Stelle dann die Füße etwas weiter auseinander an die Mattenkanten, damit du deine Balance besser halten kannst.
- Nimm den rechten Arm vom Boden und lege ihn gestreckt am Körper an. Führe ihn wiederholt …

B

- … gestreckt über die Seite in einem großen Bogen am Kopf vorbei bis in die Verlängerung zum Körper und wieder zurück. Während des Satzes legst du ihn nicht wieder ab.
- Halte den Stütz für die vorgegebene Zeit. Im nächsten Durchgang bewegst du den anderen Arm.

Geeignet für Fortgeschrittene	Abnehmen	Muskelaufbau	Gesundheit	Kraft	Ausdauer	Beweglichkeit
	•••	•••	•••	••••	••	••

Zweipunkt-Unterarmstütz

Bei dieser Ausführung wirst du ins Kippeln kommen. Halte den Körper ruhig und lasse weder das Becken noch den Schulterbereich zur »ungesicherten« Seite abkippen.

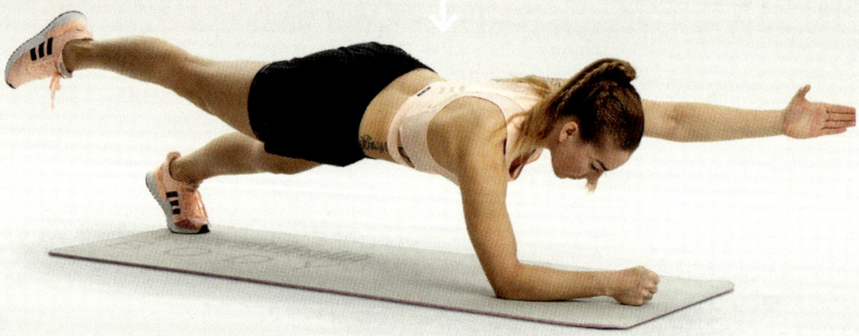

AUSFÜHRUNG

- Gehe wieder in den Unterarmstütz und stelle auch hier die Füße für einen besseren Halt etwas weiter auseinander. Bei dieser Variante hebst du dann einen Arm sowie das gegenüberliegende Bein gestreckt an und hältst diese für die vorgegebene Zeit in der Luft.
- Alternativ kannst du auch während eines Satzes wiederholt die gegenüberliegenden Extremitäten anheben und wieder absetzen.

Geeignet für Einsteiger	Abnehmen	Muskelaufbau	Gesundheit	Kraft	Ausdauer	Beweglichkeit
	•••	•••	•••	•••	••	••

Unterarmstütz mit Seitschritten

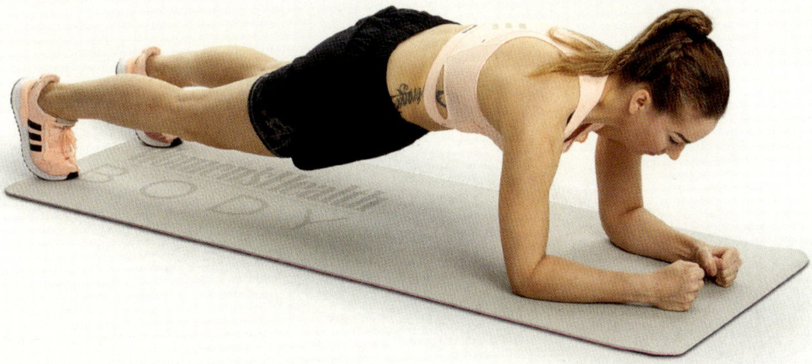

A ▶ Gehe wie auf Seite 131 beschrieben in einen sauberen Unterarmstütz. Stelle bei Bedarf die Füße ein wenig weiter auseinander. Halte für einen Moment den Stütz, dann beginne …

Abgesehen von dem bewegten Bein bleibt der restliche Körper absolut unbewegt!

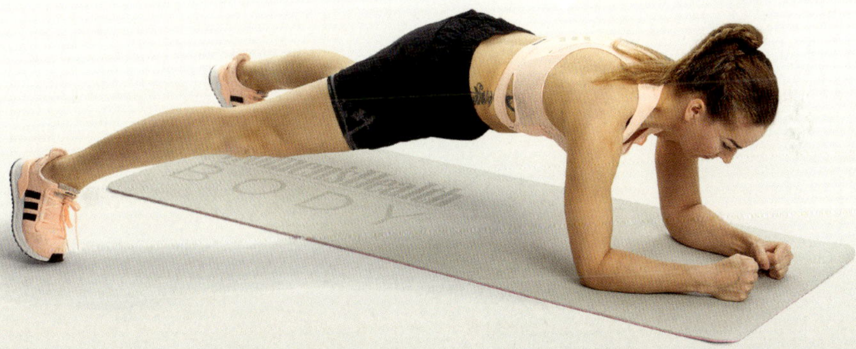

B ▶ … die Füße abwechselnd zu den Seiten zu setzen: Bewege zunächst das rechte Bein gestreckt nach außen und tippe die Fußspitze in einigem Abstand zur Matte kurz auf. Setze dann den Fuß zurück in die Ausgangsposition, bevor du dasselbe mit dem linken Bein zur linken Seite machst.

▶ In der Folge bewege die Beine in zügigem Tempo abwechselnd zur Seite. Betone immer ein wenig das Anheben des Beins, auch wenn du es nicht hochreißen musst, sowie das leichte Auftippen des Fußes, wobei du nicht das volle Gewicht auf diese Außenposition geben solltest.

▶ Halte ansonsten den Stütz für die vorgegebene Zeit.

POWERVARIANTE

Springe mit beiden Füßen gleichzeitig nach außen und wieder zurück. Achte dabei erst recht darauf, dass der restliche Körper möglichst unbewegt bleibt. Zudem darf dein Becken nach den Landungen nicht nach unten durchschlagen – das bedeutet mehr Arbeit für die stabilisierende Rumpfmuskulatur.

Geeignet für Einsteiger	Abnehmen	Muskelaufbau	Gesundheit	Kraft	Ausdauer	Beweglichkeit
	•••	•••	•••	•••	••	•••

Hüftdrehen im Unterarmstütz

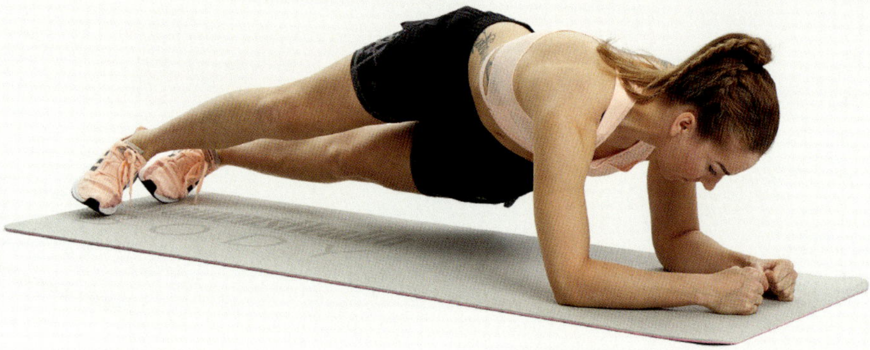

A ▶ Gehe in einen Unterarmstütz wie auf Seite 131 beschrieben. Gewöhne dich kurz an die Spannung, dann kippe das Becken zur linken Seite Richtung Boden, ohne es abzulegen. Dein Oberkörper bleibt möglichst unbewegt, und auch die Beine bleiben gestreckt, dafür dürfen die Füße mit zur Seite kippen.

Führe die Bewegung wie einen Scheibenwischer aus: Dein Becken kippt immer wiederholt zu den Seiten, schiebt aber nicht nach oben und sackt dabei auch nicht ab.

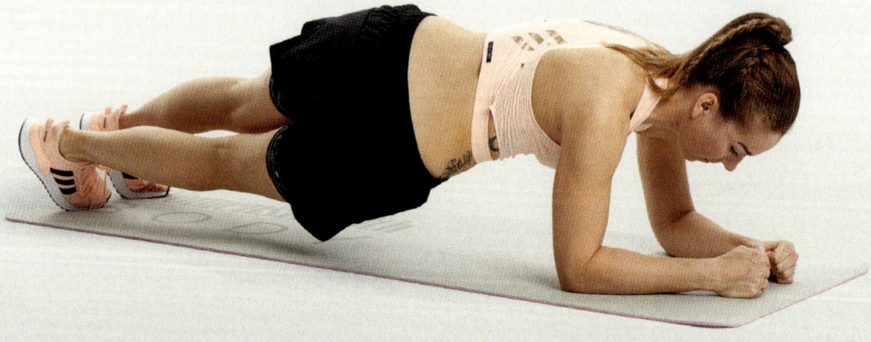

B ▶ Bewege die Hüfte in einer flüssigen Bewegung zurück in die Mitte und – ohne anzuhalten – zur rechten Seite. Lege auch hier das Becken nicht ab, sondern bringe es gleich wieder zurück auf den Weg nach links.

▶ Halte den Stütz für die vorgegebene Zeit ohne irgendwelche Ausgleichsbewegungen, und kippe dabei sauber und unentwegt das Becken hin und her.

Geeignet für Einsteiger	Abnehmen	Muskelaufbau	Gesundheit	Kraft	Ausdauer	Beweglichkeit
	●●	●●●	●●●	●●●	●●	●●●

Unterarm-Seitstütz

Dein Becken darf zu keiner Zeit absacken oder nach vorn, hinten oder oben wandern.

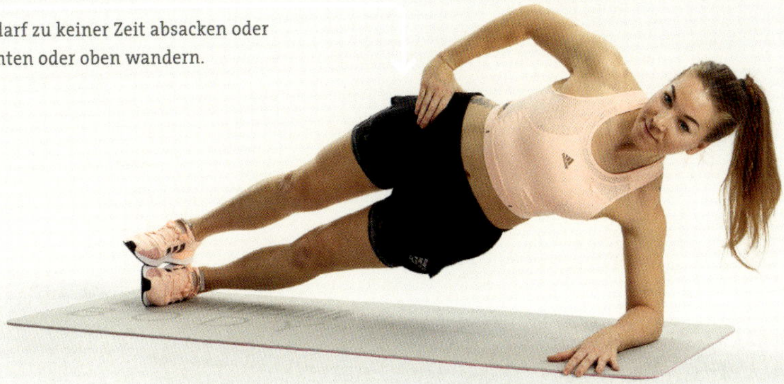

AUSFÜHRUNG

- Lege dich mit der linken Seite auf eine Matte. Stütze deinen linken Ellenbogen unterhalb der linken Schulter ab, dann strecke die Beine und lege deine rechte Hand auf die Hüfte.
- Drücke die Hüfte nach oben, bis dein Körper von Kopf bis Fuß auf einer geraden Linie ausgerichtet ist. Du kannst den oberen (hier rechten) Fuß wie abgebildet auf dem unteren ablegen, oder du setzt ihn vor den unteren (hier linken) Fuß.
- Halte diesen Stütz nun solange, wie es das Training vorsieht. Der Kopf bleibt immer in Verlängerung zur Wirbelsäule.
- Im nächsten Satz kümmerst du dich um die rechte Körperseite.

POWERVARIANTEN

Dieser weitere Klassiker des Rumpftrainings, der Seitstütz, bietet ebenfalls zahlreiche Möglichkeiten für Abwandlungen. Abgesehen von der Möglichkeit, den oben beschriebenen Stütz auch mit den Füßen im Schlingentrainer auszuführen (eine Top-Intensivierung!), findest du hier zwei weitere Powervarianten – und auf den folgenden Seiten weitere Variationen dieser Übung, die in keinem funktionellen Trainingsprogramm fehlen sollte.

Unterarm-Seitstütz mit Beinheben

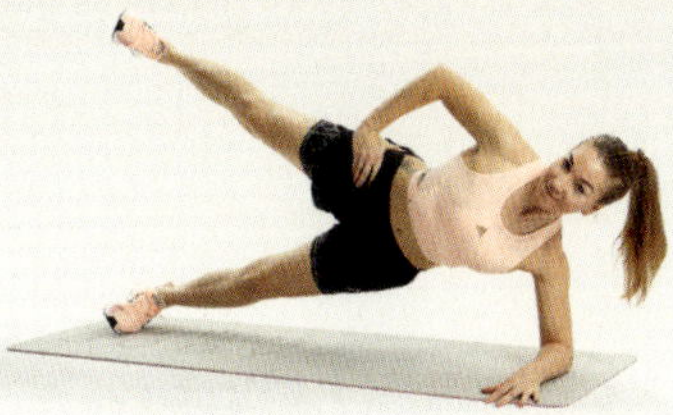

AUSFÜHRUNG

- Gehe, wie in der Hauptübung beschrieben, in einen Seitstütz und halte dich an den dortigen Ablauf. Hinzu kommt: Hebe das obere Bein gestreckt an und halte es entweder dort dauerhaft, oder hebe und senke es wiederholt während eines Satzes.

Hoher Seitstütz mit Arm- und Beinheben

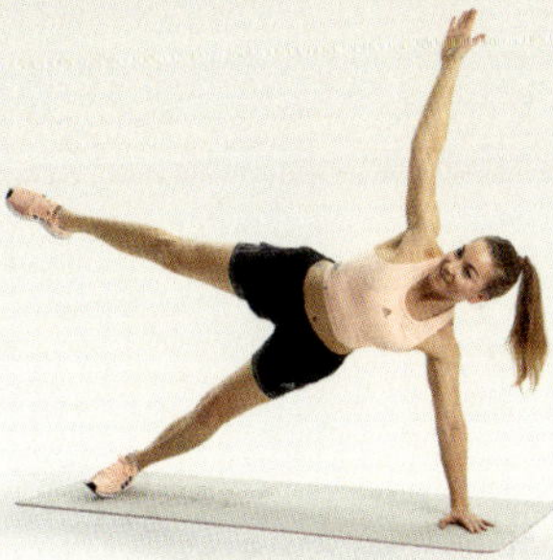

AUSFÜHRUNG

- Der hohe Stütz ist deutlich anstrengender als der Unterarmstütz, da du dauerhaft auf dem senkrecht unter der Schulter ausgestrecktem Arm stützt. Auch hier kannst du das obere Bein anheben, es aber auch ablegen und einfach den hohen Stütz »pur« genießen … Den Arm kannst du, wie abgebildet, oben halten oder ebenfalls auf und ab bewegen.

Geeignet für Einsteiger	Abnehmen	Muskelaufbau	Gesundheit	Kraft	Ausdauer	Beweglichkeit
	••	••	•••	•••	••	•

Unterarm-Seitstütz mit Rumpfdrehungen

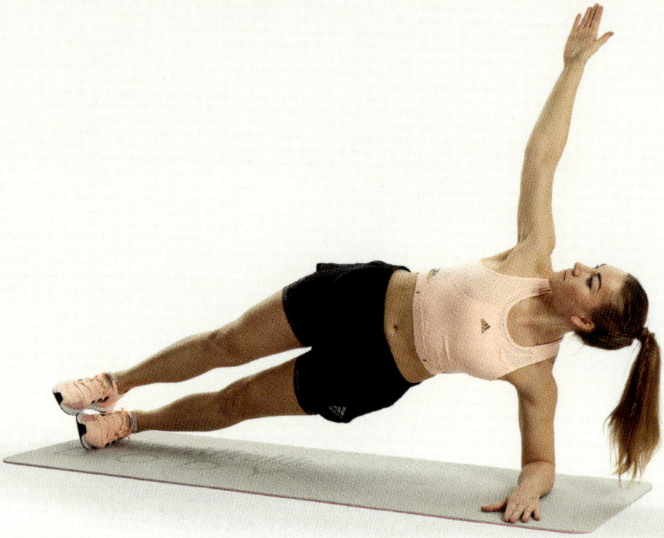

A

- Lege dich mit der linken Seite auf eine Matte und gehe in den Unterarm-Seitstütz wie auf der Seite zuvor beschrieben.
- Hebe deinen rechten Arm zur Decke. Dein Blick folgt der Hand.

POWERVARIANTE

Absolviere diese Variante im hohen Stütz (siehe die Powervariante auf Seite 135).

Versuche, soweit wie möglich zu drehen, ohne die saubere Stützposition zu verlassen.

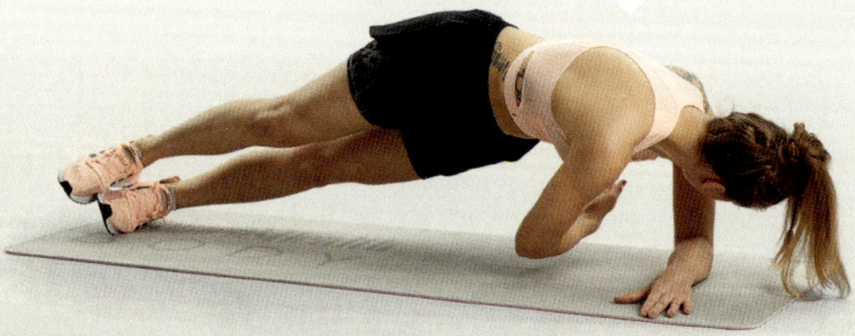

B

- Drehe nun deinen Rumpf nach vorn und führe dabei die rechte Hand unter deinem Körper hindurch nach hinten. Die Beine bleiben gestreckt, und dein stützender linker Arm bleibt sauber unterhalb der Schulter positioniert. Achte darauf, dass du das Gesäß nicht zu weit Richtung Decke wandern lässt.
- Halte die eingedrehte Position und spüre den Spannungen nach. Dann drehe dich auf demselben Weg langsam zurück. Schließe gleich die nächste Wiederholung an und vergiss nicht, im nachfolgenden Satz auch auf der rechten Seite zu trainieren.

Geeignet für Einsteiger	Abnehmen	Muskelaufbau	Gesundheit	Kraft	Ausdauer	Beweglichkeit
	•••	••	•••	•••	••	••••

Unterarm-Seitstütz mit seitlichen Crunches

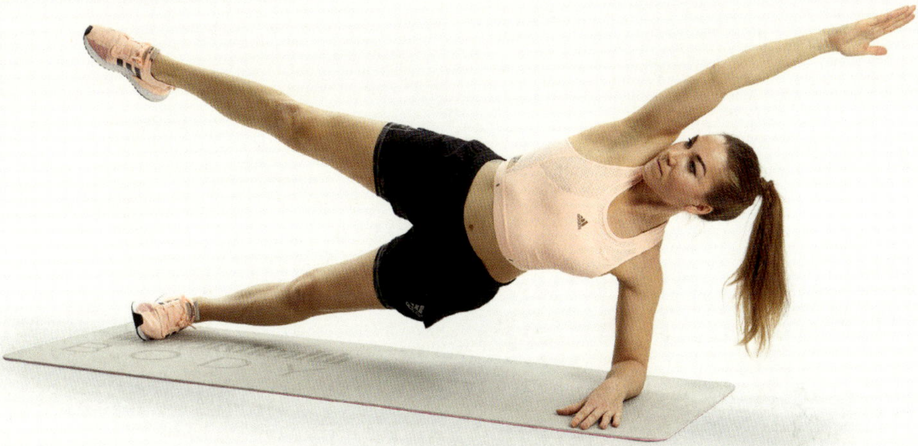

A

- Lege dich mit der linken Seite auf eine Matte und gehe in einen sauberen Unterarm-Seitstütz: Dein Körper bildet von Kopf bis Fuß eine Linie, und dein linker Ellenbogen stützt unterhalb der linken Schulter ab.
- Strecke deinen rechten Arm hoch und am Kopf vorbei aus, sodass der Oberarm über deinem Kopf ist. Gleichzeitig hebst du das rechte Bein gestreckt an.

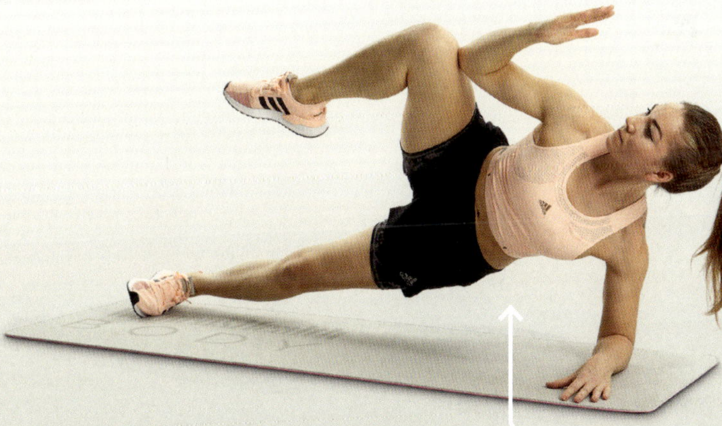

Spanne in der Endposition deine seitliche Bauchmuskulatur nochmals extra an.

B

- Führe deinen rechten Ellenbogen und dein rechtes Knie über deinem Körper zusammen. Halte den Rest deines Körpers dabei unbewegt.
- Strecke Arme und Beine wieder zurück in die Startposition, dann setze zur nächsten Wiederholung an. Für den Rest des Satzes solltest du den Seitstütz nicht auflösen.
- Im nächsten Durchgang führst du dasselbe auf der rechten Seite durch.

POWERVARIANTE

Du kannst diese Übung auch im hohen Stütz ausführen (schaue dir dazu die zweite Powervariante auf Seite 135 an).

Geeignet für Fortgeschrittene	Abnehmen	Muskelaufbau	Gesundheit	Kraft	Ausdauer	Beweglichkeit
	••••	•••	••	••••	••	•••

Unterarm-Seitstütz mit Kicks nach vorn

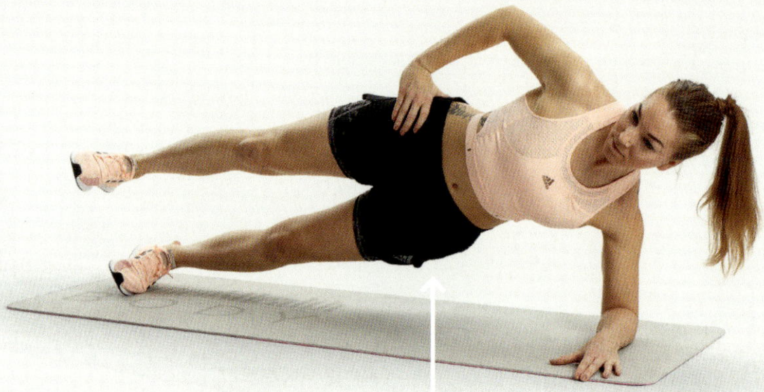

Achte insbesondere darauf, dass dein Becken stabil in Position bleibt und durch das schwingende Bein nicht abkippt oder nach hinten wandert.

A

- Lege dich mit links auf eine Matte und begib dich in den Unterarm-Seitstütz: Wie üblich ist dein gesamter Körper auf einer geraden Linie gestreckt, und dein linker Ellenbogen stützt unterhalb der linken Schulter ab.
- Hebe dein rechtes Bein gestreckt leicht an und stemme die rechte Hand in die Hüfte.

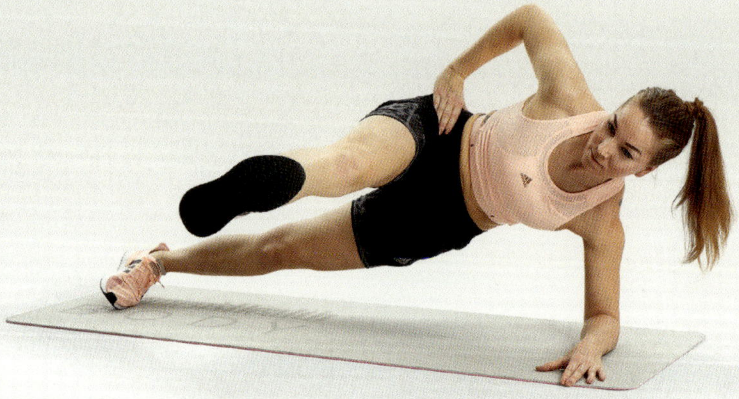

B

- Tritt mit dem rechten Bein dynamisch nach vorn, bis es etwa im rechten Winkel zu deinem Körper steht. Das Bein bleibt dabei möglichst gestreckt.
- Ziehe das Bein ebenfalls dynamisch wieder zurück in die Startposition. Führe sofort den nächsten Tritt aus und absolviere so alle Wiederholungen eines Satzes maximal zügig. Bewege dich dabei schnell, aber doch kontrolliert genug, damit dich der Schwung der Tritte nicht zu einer unsauberen Haltung zwingt. Das tretende Bein legst du für die Länge des Satzes nicht ab.
- Im nächsten Satz wechselst du die Seiten.

Geeignet für Fortgeschrittene	Abnehmen	Muskelaufbau	Gesundheit	Kraft	Ausdauer	Beweglichkeit
	••••	•••	••	••••	••	•••

Lange Rückenbrücke

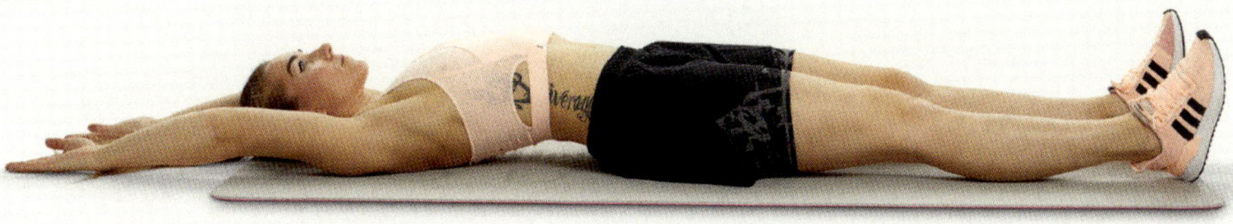

A ▶ Lege dich mit dem Rücken auf eine Matte und strecke Arme und Beine so aus, dass sie auf einer Linie mit deinem gesamten Körper sind: Deine Oberarme liegen neben den Ohren ab, die Handflächen zeigen nach oben.

Strecke das Becken nur soweit hoch, dass du keine Schmerzen im Rücken wahrnimmst: Es geht nicht um einen Weltrekord im Hohlkreuzmachen, sondern darum, eine intensive Spannung zu erzeugen.

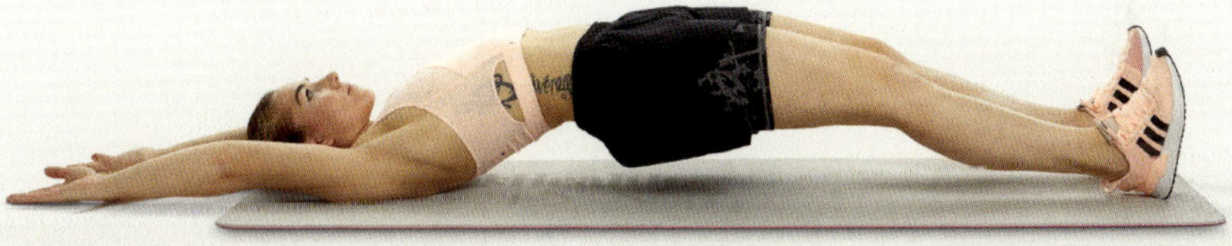

B ▶ Baue Körperspannung auf, dann stemme deine Fersen fest in den Boden, drücke ebenso mit den Armen beziehungsweise der Schulterpartie in die Matte und schiebe deine Hüfte nach oben.

▶ Halte die Position für einige Atemzüge, dann lege deinen Po wieder ab. Ohne vollends zu entspannen, schließt du dann die nächste Wiederholung an.

Geeignet für Fortgeschrittene	Abnehmen	Muskelaufbau	Gesundheit	Kraft	Ausdauer	Beweglichkeit
	••	••	•••	•••	•	••

Rückwärtiger Unterarmstütz

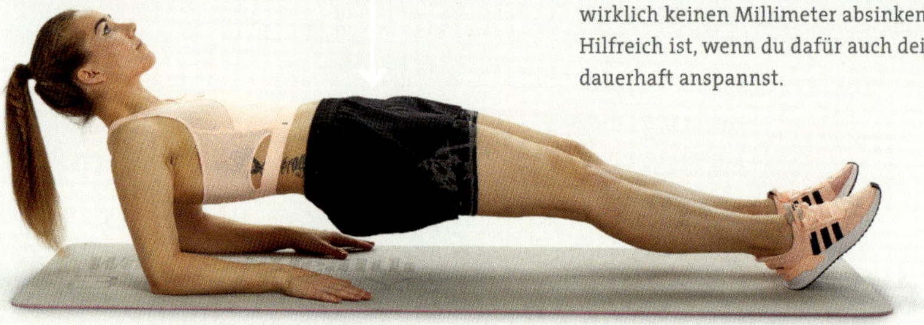

In der oberen Position ist dein Ziel, die Hüfte wirklich keinen Millimeter absinken zu lassen. Hilfreich ist, wenn du dafür auch dein Gesäß dauerhaft anspannst.

AUSFÜHRUNG

- Setze dich auf eine Matte und strecke deine Beine aus. Lehne dich etwas nach hinten und setze deine Ellenbogen schulterbreit auf. Die Oberarme sollten jetzt schon etwa senkrecht stehen – notfalls rutschst du mit dem Po noch ein bisschen weiter nach vorn.
- Drücke die Fersen und auch die Ellenbogen in den Boden, dann hebe das Becken an, bis deine Beine zusammen mit dem Rumpf eine gerade Linie bilden. Dein Kopf sollte möglichst in Verlängerung zur Wirbelsäule bleiben – auch wenn dir das aufgrund der Muskelkontraktion im Nacken nicht vollends gelingen wird.
- Halte diese Position für die vorgegebene Zeit. 15–20 Sekunden solltest du mindestens schaffen, bevor du deinen Po wieder (kurz) absetzt.

EINSTIEGSVARIANTE

Du kannst die Fersen auch etwas näher am Po aufstellen – dann sind zwar die Beine nicht mehr gestreckt, aber so kommst du leichter hoch.

POWERVARIANTE

Wieder einmal kann der Schlingentrainer sein fieses Schwingen ins Spiel bringen: Freue dich auf ordentlich mehr Anstrengung, wenn du die Füße in den Schlaufen hast.

Rückwärtiger Unterarmstütz am Schlingentrainer

AUSFÜHRUNG

- Hier absolvierst du den rückwärtigen Stütz mit den Füßen in den Schlaufen eines Schlingentrainers. Die Schlingen sollten etwa auf Wadenhöhe eingestellt sein, und das Gurtsystem sollte senkrecht hängen, wenn du die Übung ausführst. Da du nur auf den Unterarmen Bodenkontakt hast und ansonsten frei »schwebst«, werden deine Rumpf- Bein- und Pomuskeln zusätzliche Arbeit leisten müssen, um deinen Körper ruhig zu halten. Freue dich auf den Muskelkater …

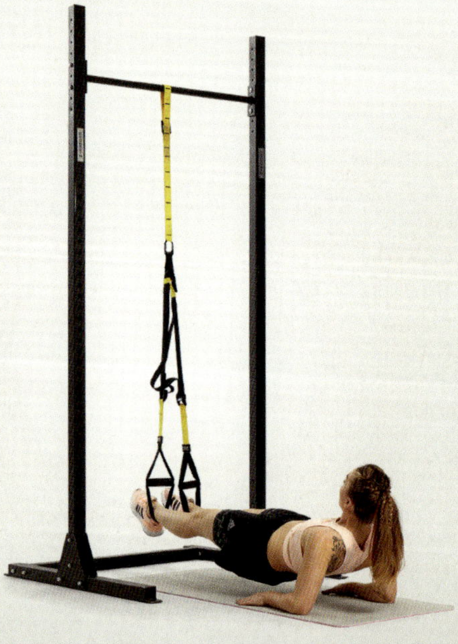

Geeignet für Einsteiger	Abnehmen	Muskelaufbau	Gesundheit	Kraft	Ausdauer	Beweglichkeit
	••	••	••	•••	••	••

Seitliche Rollbewegungen auf einem Gymnastikball

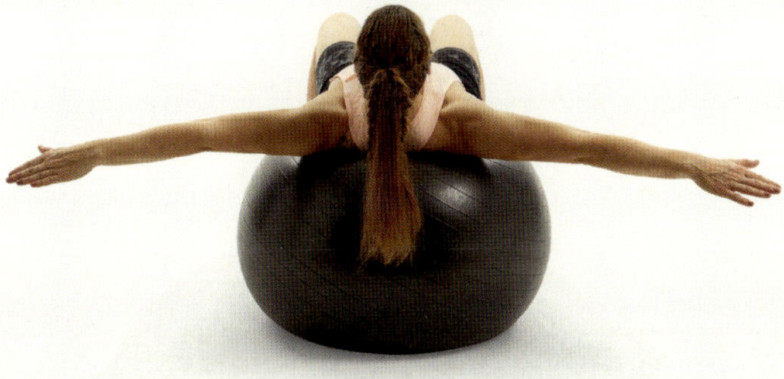

A

- Lege dich rücklings auf einem Gymnastikball ab. Finde die richtige Balance. Dann positionierst du dich für die Übung: Stelle die Füße etwa hüftbreit auf, deine Knie sind rechtwinklig gebeugt.
- Intensiviere die Rumpfspannung, dann verlagere deinen Körper zum Gymnastikball so, dass du eher nur noch mit dem oberen Rücken abliegst. Drücke die Hüfte nach oben, sodass Oberschenkel und Rumpf auf einer Linie sind. Die Arme streckst du zu den Seiten auf Schulterhöhe aus.

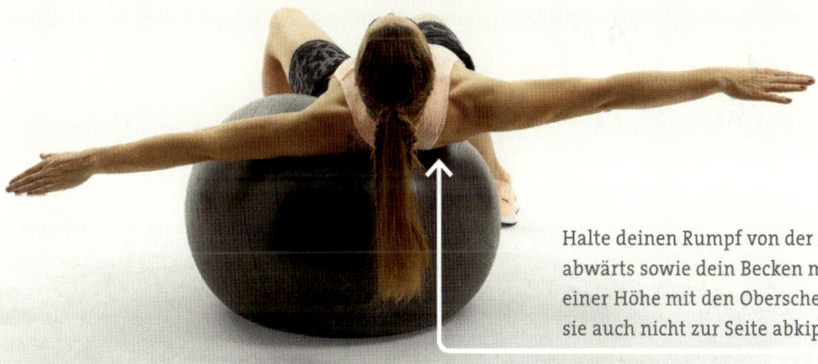

Halte deinen Rumpf von der Schulterpartie abwärts sowie dein Becken möglichst auf einer Höhe mit den Oberschenkeln, wobei sie auch nicht zur Seite abkippen dürfen.

B

- Drücke mit minimaler Verlagerung deinen Körper aus den Füßen heraus nach rechts. Dein Körper rollt leicht über den Ball nach rechts mit. Setze die Füße nach, sodass sie wieder in einer Flucht mit Beinen und Rumpf stehen.
- Wiederhole das Ganze soweit, wie du deinen Körper noch gerade ausgerichtet auf dem Ball halten kannst und die beschriebene Position unter A nicht aufgeben musst oder gar zur Seite abzurollen drohst.
- Halte die mögliche Endposition für einige Atemzüge, dann rolle langsam auf demselben Wege zurück in die mittige Startposition. Von da aus begibst du dich ohne Pause nun zur linken Seite und vollendest den Satz mit wechselnden Bewegungen zu beiden Seiten.

Geeignet für Fortgeschrittene	Abnehmen	Muskelaufbau	Gesundheit	Kraft	Ausdauer	Beweglichkeit
	••	••	•••	•••	••	••

Seitwärtsrollen

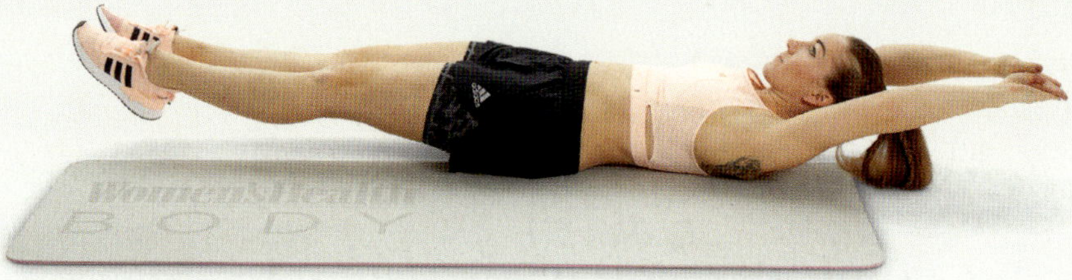

A

- Lege dich rücklings auf die Außenkante einer Matte – in der Endposition auf dem Bauch sollst du es ja schön gemütlich haben. Strecke deine Arme und Beine so aus, dass sie mit dem Rumpf eine gerade Linie bilden. Die Hände legst du aufeinander.
- Baue Körperspannung auf, hebe Beine und Arme gestreckt an und beginne, …

Krümme deinen Körper nicht zusammen, um ihn zu bewegen, und nutze auch weder Arme noch Beine dafür – diese bleiben dauerhaft in der Luft.

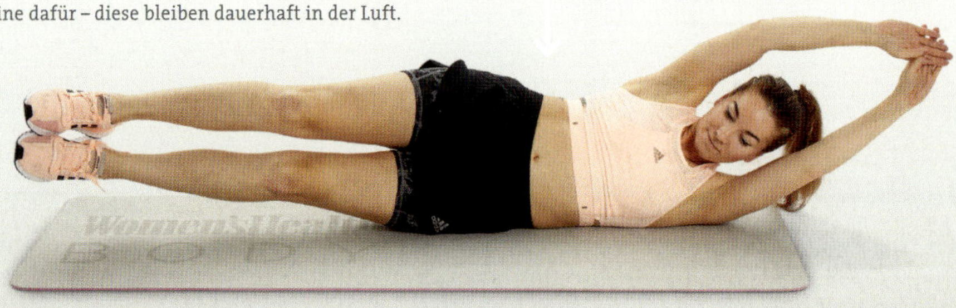

B

- … aus der Spannung des Bauches heraus deinen Körper langsam nach links auf die Seite zu rollen, dann weiter …

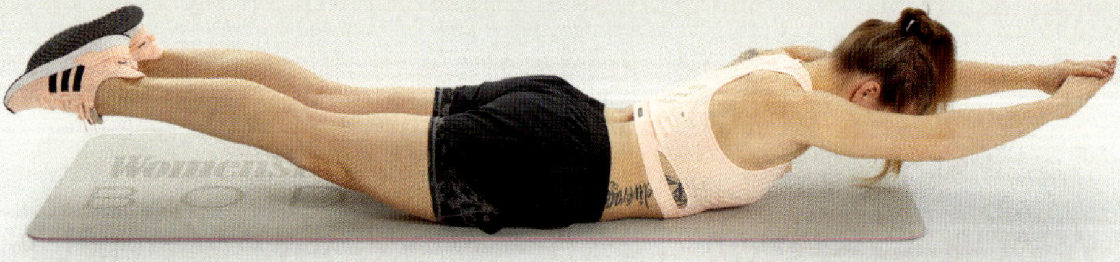

C

- … hinein in die Bauchlage. Lasse dich beim »Abrollen« nicht einfach fallen und achte darauf, dass Arme und Beine in der Luft bleiben.
- Sammle dich kurz, dann bewege dich auf demselben Weg zurück – damit hast du eine Wiederholung geschafft. Schließe sogleich die Nächste an und beende den Satz mit allen Wiederholungen, ohne Arme und Beine abzulegen.

EINSTIEGSVARIANTE

Solltest du nicht den ganzen Satz über Arme und Beine hochhalten können, dann lege diese immer mal bei Bedarf kurz ab.

Geeignet für Einsteiger	Abnehmen	Muskelaufbau	Gesundheit	Kraft	Ausdauer	Beweglichkeit
	•••	••	•••	••	••	•••

Rumpfdrehen im Sitzen

(Russian Twists)

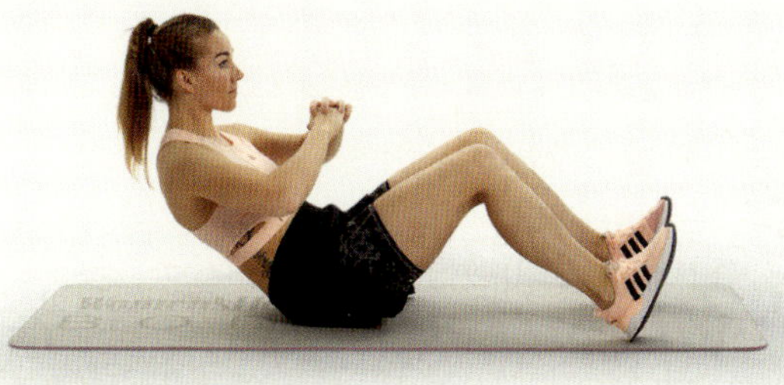

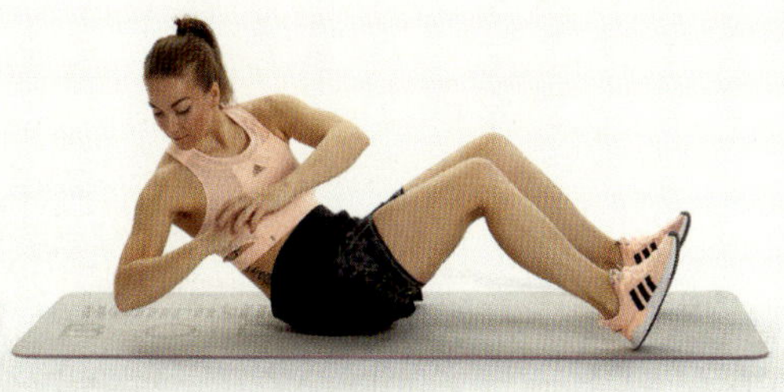

A

- Setze dich auf eine Matte und baue Rumpfspannung auf. Lehne deinen Oberkörper in einem Winkel von etwa 45 Grad gerade zurück und stemme deine Fersen bei leicht gebeugten Beinen in die Matte. Die Hände bringst du vor der Brust zusammen, wobei die Ellenbogen nach außen zeigen.

B

- Drehe deinen Rumpf soweit es geht nach rechts, ohne ihn zu heben, zu senken oder zu krümmen. Auch die Beine bleiben für den Rest des Satzes möglichst unbewegt. Dein rechter Ellenbogen tippt dabei Richtung Boden, muss diesen aber nicht berühren.

Die Ellenbogen geben zwar die Drehrichtung vor, aber die Armposition bleibt während des gesamten Satzes unverändert – die Drehkraft kommt ausschließlich aus dem Rumpf.

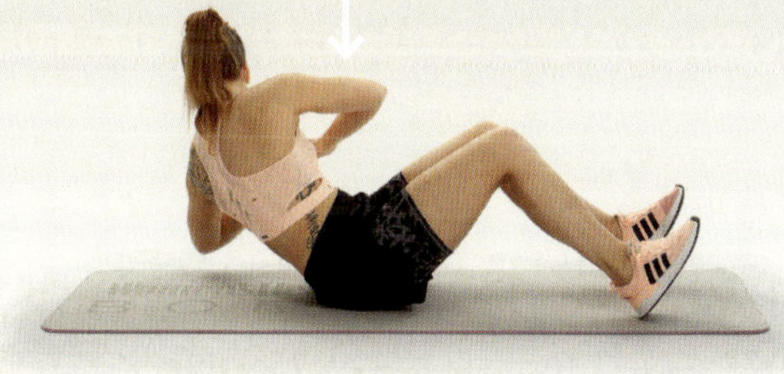

C

- Drehe dich zurück in die Ausgangsposition und sofort weiter zur linken Seite.
- Absolviere so den Satz mit wechselnden Drehungen nach links und rechts, ohne an der sonstigen Körperhaltung etwas zu verändern.

ALTERNATIVE

Rumpfdrehen im Knien

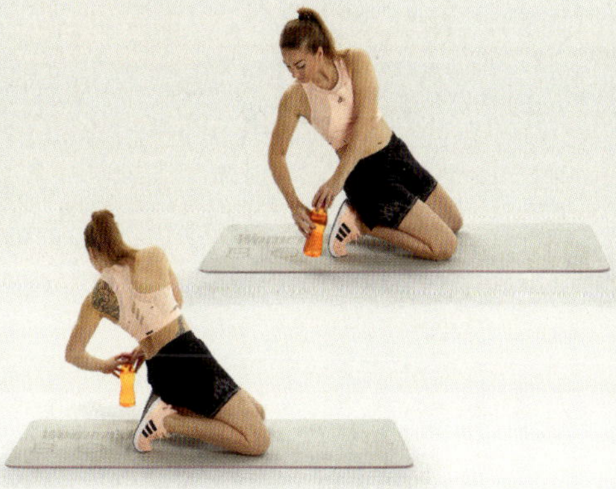

AUSFÜHRUNG

- Bei dieser Variante drehst du den Rumpf im Fersensitz: Knie dich dafür auf eine Matte, stelle die Füße auf, setze das Gesäß auf den Fersen ab, neige deinen Rumpf nach hinten und drehe dann den Körper wiederholt nach rechts und links. Um den Ablauf intuitiver zu gestalten und eine maximale Drehung zu erzwingen, kannst du eine Flasche benutzen, die du auf jeder Seite hinter deinem Rücken abstellst, dann nach der Drehung zur anderen Seite von dort wieder aufnehmen musst.

Crunch-Bewegungen im Einbeinstand

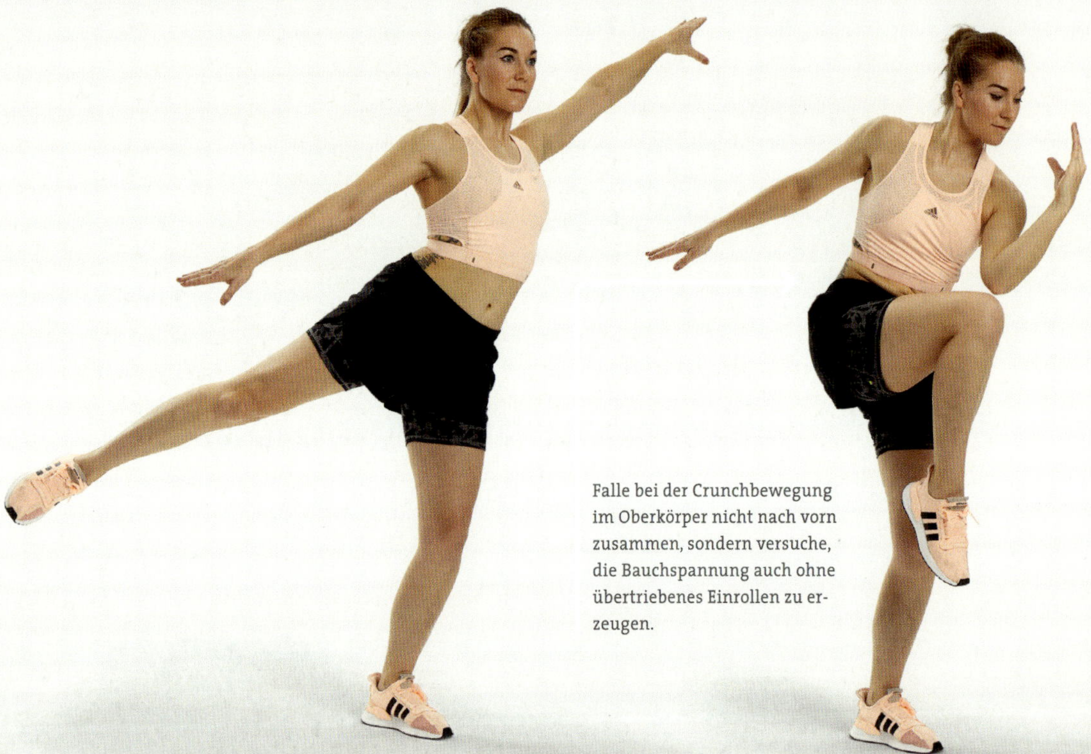

Falle bei der Crunchbewegung im Oberkörper nicht nach vorn zusammen, sondern versuche, die Bauchspannung auch ohne übertriebenes Einrollen zu erzeugen.

A

- Stelle dich aufrecht hüftbreit hin und aktiviere deine Rumpfmuskulatur. Löse den rechten Fuß vom Boden und hebe das rechte Bein gestreckt zur Seite und gegebenenfalls etwas nach hinten zeigend an. Dein Körper neigt sich dabei etwas zur linken Seite. Zugleich streckst du den linken Arm seitlich nach oben aus, den rechten gestreckt nach rechts unten. Finde deine Balance, dann …

B

- … bringst du das rechte Knie und den linken Ellenbogen vor dem Körper zusammen. Spüre der Bauchspannung nach und intensivere den Crunch in der Endposition noch einmal, bevor du wieder zügig aber kontrolliert in die Ausgangsposition zurückkehrst.
- Absolviere zügig alle weiteren Wiederholungen des Satzes, ohne das freie Bein abzustellen.
- Im nächsten Durchgang wechselst du die Seiten.

Geeignet für Einsteiger	Abnehmen	Muskelaufbau	Gesundheit	Kraft	Ausdauer	Beweglichkeit
	●●●	●●	●●●	●●	●●	●●●

Crunch-Bewegungen in der Seitlage

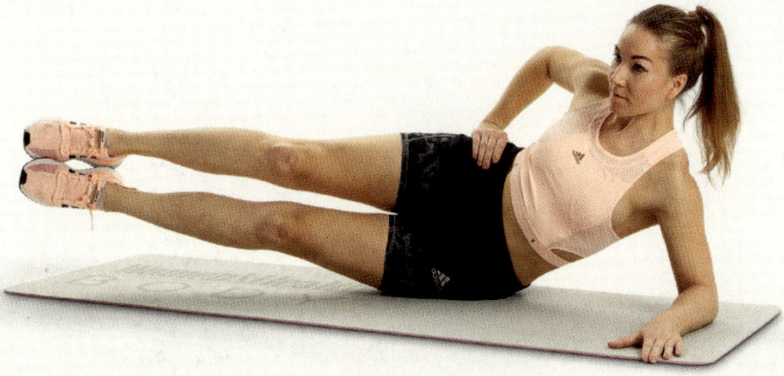

A ▶ Lege dich mit der linken Seite auf eine Matte. Stütze deinen linken Unterarm auf und strecke deine Beine aus. Baue Rumpfspannung auf, dann hebe die gestreckten Beine geschlossen leicht vom Boden ab. Deine rechte Hand stemmst du in die Hüfte.

Halte für eine maximale Bauchspannung zu jeder Zeit die Knie zusammen.

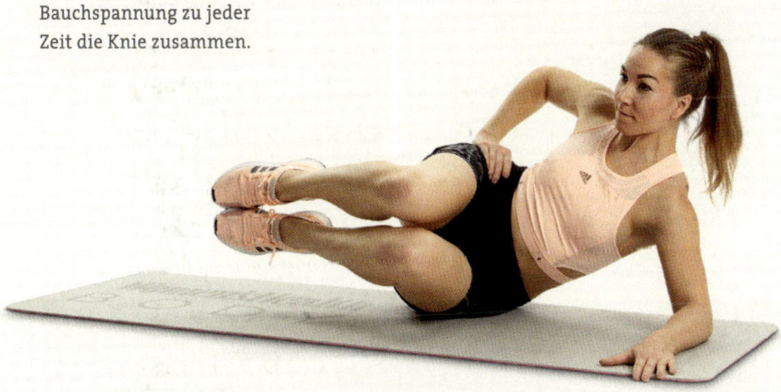

B ▶ Ziehe die Knie aus der Kraft des Bauches heraus soweit wie möglich zu deiner Brust. Krümme bei der Crunchbewegung deinen Oberkörper nicht übertrieben zusammen – abgesehen von der Kniebewegung bleibt der Rest deines Körpers unbewegt. Intensiviere aber die Baucharbeit noch einmal in der Endposition, dann drücke die Fersen wieder kontrolliert weg, sodass du in der Ausgangsposition landest. Für den Rest des Satzes legst du die Beine nicht mehr ab.

▶ Wechsele die Seiten im folgenden Satz.

Geeignet für Einsteiger	Abnehmen	Muskelaufbau	Gesundheit	Kraft	Ausdauer	Beweglichkeit
	•••	•••	•••	•••	••	•••

Käfer

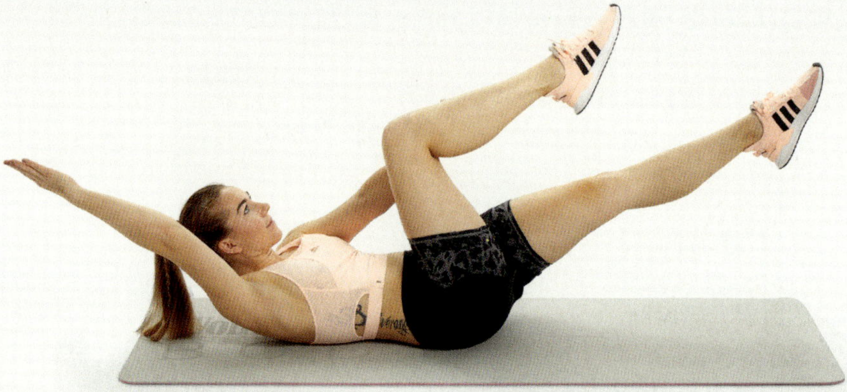

A

- Lege dich mit dem Rücken auf eine Matte und strecke Arme und Beine in Verlängerung zum Körper aus, sodass dieser von Finger- bis Zehenspitzen eine Linie bildet.
- Aktiviere deine Bauchmuskeln, dann hebe die Arme, deinen Kopf inklusive des Schultergürtels sowie die Beine ganz leicht vom Boden ab.
- Beginne mit der Käferbewegung, indem du zunächst das rechte Knie anziehst und gleichzeitig den linken Arm gestreckt nach vorn führst, bis du mit der Hand den Knöchel oder Unterschenkel des rechten Beines berührst. Der rechte Arm und auch das linke Bein bleiben in Position.

Komme jedes Mal mit dem Schulterbereich ein wenig hoch, wenn du Hand und Fuß zusammenführst, um die Baucharbeit zu intensivieren.

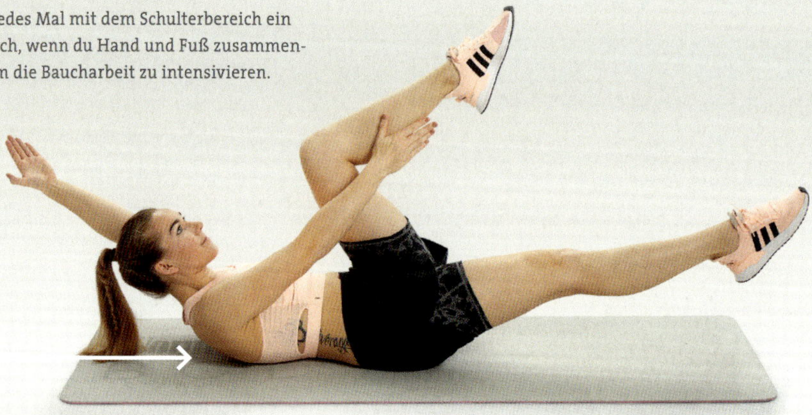

B

- Das ändert sich jetzt beim Wechsel: Strecke das rechte Bein und den linken Arm wieder zurück in die Startposition, während du gleichzeitig nun das linke Bein und den rechten Arm auf gleiche Weise zusammenführst.
- Wechsele die Seiten weiterhin zügig für den Rest des Satzes, ohne Arme, Beine, Kopf und oberen Rücken abzulegen.

Geeignet für Einsteiger	Abnehmen	Muskelaufbau	Gesundheit	Kraft	Ausdauer	Beweglichkeit
	●●●●	●●	●●●	●●●	●●●	●●●

Gedrehte Crunches mit eingeklemmtem Handtuch

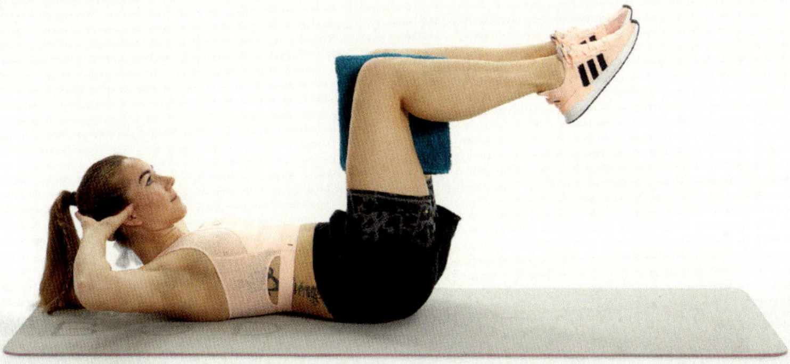

A

- Nimm dir ein Handtuch und lege dich mit dem Rücken auf eine Matte. Falte das Handtuch zusammen, dann winkele deine Beine an und klemme das Tuch zwischen deine Knie – dort bleibt es und darf während des Satzes nicht abrutschen.
- Lege die Fingerspitzen locker an den Hinterkopf. Locker ist wichtig, denn du solltest auf gar keinen Fall mit den Händen am Hinterkopf ziehen. Deine Ellenbogen zeigen permanent zu den Seiten – auch das diszipliniert dich darin, die Hände nicht einzusetzen. Spanne nun den Bauch an und hebe Kopf und obere Schulter leicht an – beides legst du bis zum Ende des Satzes nicht wieder ab.

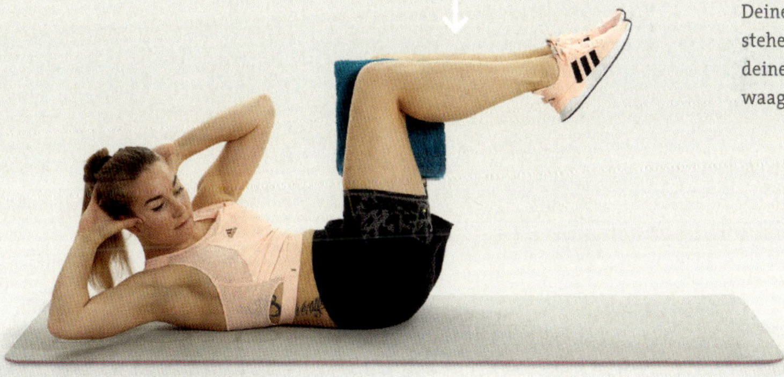

Deine Beine sind stets rechtwinklig gebeugt: Deine Oberschenkel stehen senkrecht, deine Unterschenkel waagerecht.

B

- Hebe deinen Oberkörper aus der Kraft des Bauches heraus an und drehe ihn dabei nach rechts, sodass dein linker Ellenbogen den Knien nahekommt. Deinen rechten Ellenbogen setzt du nicht ab.
- Halte die Endposition, dann kehre auf demselben Wege zurück in die Startposition. Ohne Pause kannst du nun in der nächsten Wiederholung entweder nach links drehen, oder du beendest den Satz immer mit Drehungen nach rechts und schließt dann einen weiteren Satz mit Drehungen nach links an.

POWERVARIANTEN

- Kippe deine angewinkelten Beine zu der jeweils anderen Seite.
- Strecke zusätzlich die Beine in der Luft aus, wenn du die Crunchbewegung ausführst. Auf dem Weg zurück ziehst du die Knie dann wieder an. Natürlich darf das Handtuch dabei nicht abrutschen.

Geeignet für Einsteiger	Abnehmen	Muskelaufbau	Gesundheit	Kraft	Ausdauer	Beweglichkeit
	•••	•••	•••	•••	••	••

Crunches mit Handtuchzug

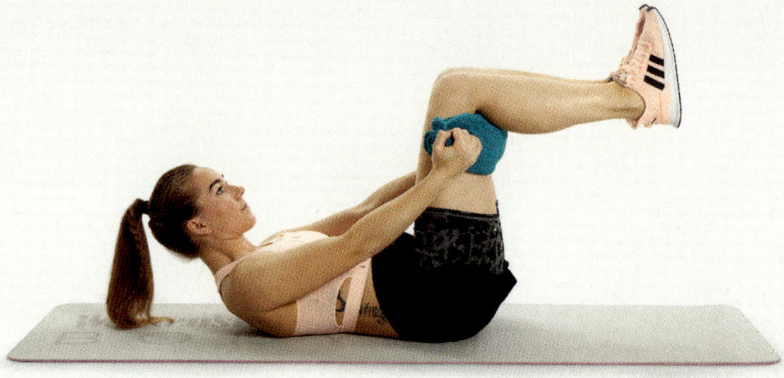

A

- Setze dich mit einem Handtuch in der Hand auf eine Matte. Rolle das Handtuch zusammen, führe es unter deine Kniekehlen und greife die Enden jeweils mit einer Hand. Lege den Rücken ab und winkele die Beine in der Luft rechtwinklig an. Das Handtuch verläuft jetzt auf Höhe der Kniekehlen, deine Hände sind neben den Oberschenkeln.
- Baue Rumpfspannung auf, dann hebe Kopf und Schultergürtel vom Boden ab. Bringe auch deine Arme unter Spannung, indem du etwas an den Handtuchenden ziehst.

Wenn du die Oberschenkel dauerhaft von dir wegschiebst, erhöhst du massiv die Spannung auf den Bauch. Dein Zug am Handtuch sorgt dabei dafür, dass die Beine nicht gen Boden sinken.

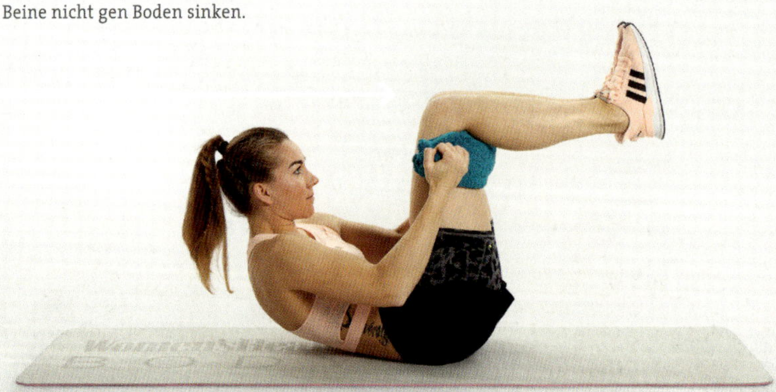

B

- Hebe den Schulterbereich vom Boden und führe aus der Kraft des Bauches heraus einen Crunch aus. Die Arme können leicht mithelfen, indem du dich mit ihnen hochziehst – aber bitte nur locker, denn die Übung soll nicht zum Bizepscurl ausarten.
- Lasse dich kontrolliert wieder herab, auch hier wieder vorrangig aus dem Bauch heraus.
- Schließe sofort die nächste Wiederholung an und lege Kopf und Schulterbereich erst am Ende wieder komplett ab.

POWERVARIANTE

Halte mit dem Handtuch nur einen Oberschenkel unter Spannung. Das andere Bein hältst du ausgestreckt über dem Boden oder bewegst es gestreckt in der Luft, während du die Crunchbewegung ausführst.

Geeignet für Einsteiger	Abnehmen	Muskelaufbau	Gesundheit	Kraft	Ausdauer	Beweglichkeit
	•••	•••	••	•••	••	•

Sternförmige Crunches

Halte Arme und Beine möglichst gestreckt und möglichst dicht über dem Boden.

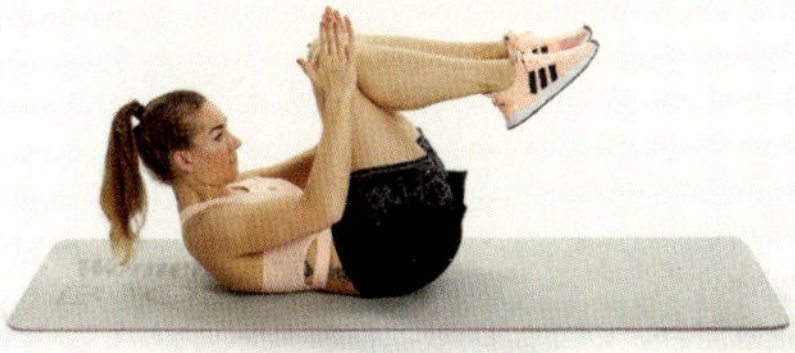

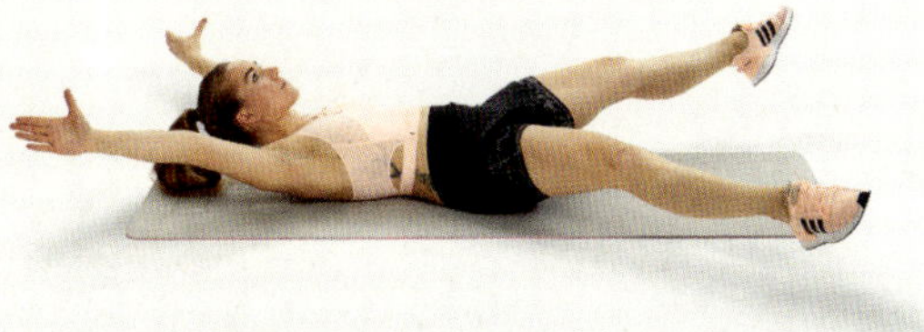

A
- Lege dich rücklings auf eine Matte. Baue Rumpfspannung auf, dann ziehe die Knie über deine Brust und lege die Hände von außen an die Knie. So machst du dich ganz »klein«. Kopf und Schultergürtel sind vom Boden gelöst – du legst sie erst wieder ab, wenn der Satz beendet ist.

B
- Strecke dynamisch alle Viere von dir, sodass sie in einer Art Stern gestreckt zu allen Seiten zeigen, ohne dass du irgendeinen Bereich ablegst.
- Halte die Spannung für ein, zwei Atemzüge, dann führe die Extremitäten wieder zügig zusammen in die Startposition.
- Ohne Pause streckst du dich wieder in die nächste Wiederholung hinein und komplettierst so den Satz mit zügigen Ausführungen, bei denen du die Endposition immer für kurze Zeit auskostest.

Geeignet für Einsteiger	Abnehmen	Muskelaufbau	Gesundheit	Kraft	Ausdauer	Beweglichkeit
	●●●●	●●●	●●	●●●	●●	●●●

Sit-ups mit einseitigem Beinstrecken

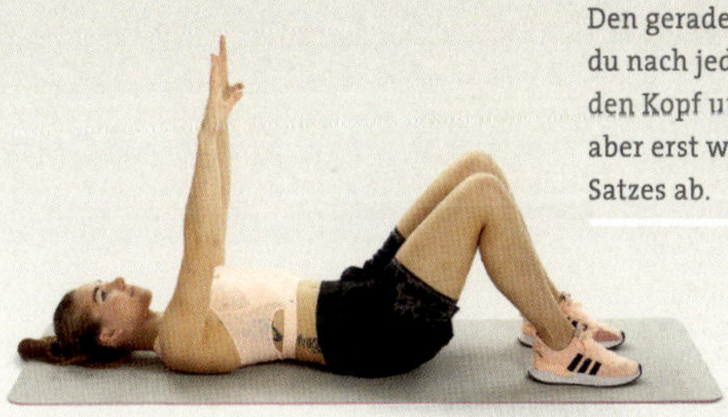

Den geraden Rücken legst du nach jeder Wiederholung, den Kopf und Schulterbereich aber erst wieder am Ende des Satzes ab.

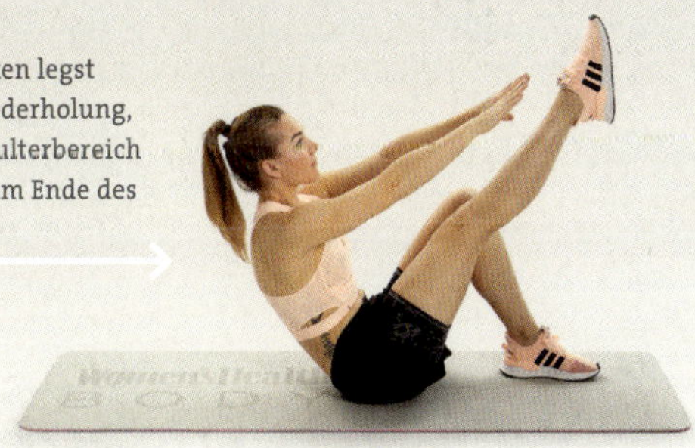

A
- Lege dich rücklings auf eine Matte und stelle die Füße auf, sodass deine Beine etwa rechtwinklig gebeugt sind. Hebe die Arme gestreckt senkrecht an und baue Rumpfspannung auf.

B
- Aus der Kraft des Bauchs bringst du deinen gesamten Oberkörper mit geradem Rücken nach oben. Gleichzeitig streckst du das rechte Bein durch. Deine Arme bleiben unbewegt, durch die Rumpfbeugung wandern deine Hände automatisch in Richtung des ausgestreckten Fußes.
- Halte dies Position kurz, bevor du kontrolliert in die Startposition zurückkehrst, ohne dich fallen zu lassen.
- Führe sofort die nächste Wiederholung durch, strecke diesmal das linke Bein durch und wechsele die Beine in der Folge immer ab.

EINSTIEGSVARIANTE

Lasse das Beinstrecken weg und konzentriere dich auf den Sit-up.

Geeignet für Fortgeschrittene	Abnehmen	Muskelaufbau	Gesundheit	Kraft	Ausdauer	Beweglichkeit
	●●●	●●●	●●	●●●	●●	●●

V-Sit-ups

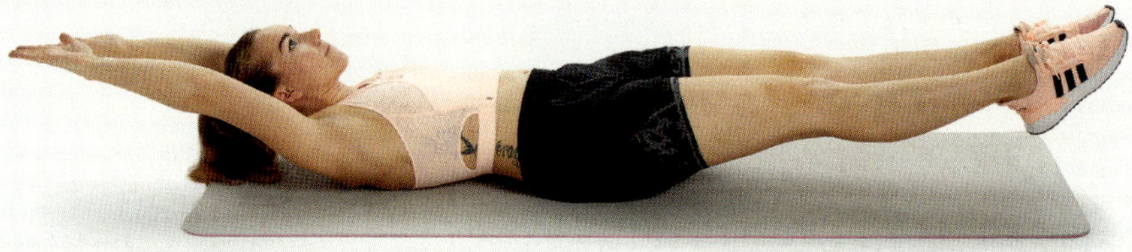

A

- Lege dich mit dem Rücken auf eine Matte und strecke deine Arme und Beine so aus, dass sie in Verlängerung mit deinem Rumpf eine gerade Linie bilden. Baue Rumpfspannung auf, dann hebe Arme und Beine jeweils gestreckt und geschlossen an.

Achte zu jeder Zeit darauf, dass du deinen Rücken nicht krumm machst. Dafür ist jede Menge Bauchspannung nötig, was dies zu einer intensiven Übung wirklich nur für Fortgeschrittene macht.

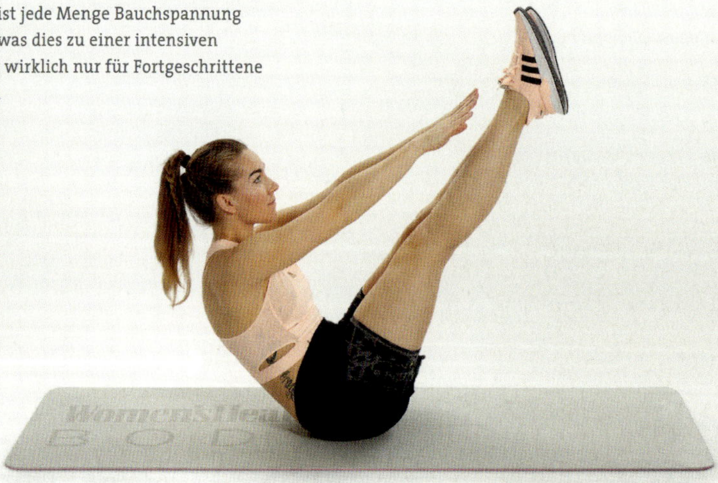

B

- Richte deinen Oberkörper aus der Kraft des Bauches heraus gerade auf. Gleichzeitig hebst du die gestreckten Beine an, sodass diese etwa einen rechten Winkel mit deinem Oberkörper bilden. Deine Hände streben zu den Füßen, die du berühren kannst, aber nicht musst – wichtiger ist, dass du deinen Rücken nicht krumm machst.
- Halte kurz diese Position, dann kehre wirklich kontrolliert zurück in die Startposition, ohne Schultern, Arne und Beine abzulegen.
- Schließe sofort die nächste und dann weitere Wiederholungen an und absolviere so in kontrolliertem Tempo den gesamten Satz.

Geeignet für Fortgeschrittene	Abnehmen	Muskelaufbau	Gesundheit	Kraft	Ausdauer	Beweglichkeit
	•••	•••	••	••••	••	•••

Beinschere

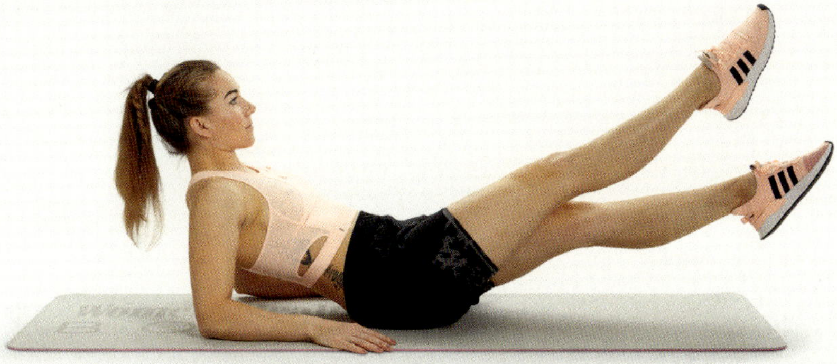

A ▶ Setze dich auf eine Matte, dann lehne dich nach hinten und stütze dich auf deinen Ellenbogen ab, sodass die Oberarme etwa senkrecht unter den Schultern stehen. Die Unterarme legst du locker ab. Spanne deine Bauchmuskeln an, dann hebe deine Beine gestreckt an.

▶ Beginne nun, die Beine scherenartig übereinander zu bewegen: Führe das rechte Bein über das linke Bein nach links, während das linke unter das rechte zieht. Als Nächstes …

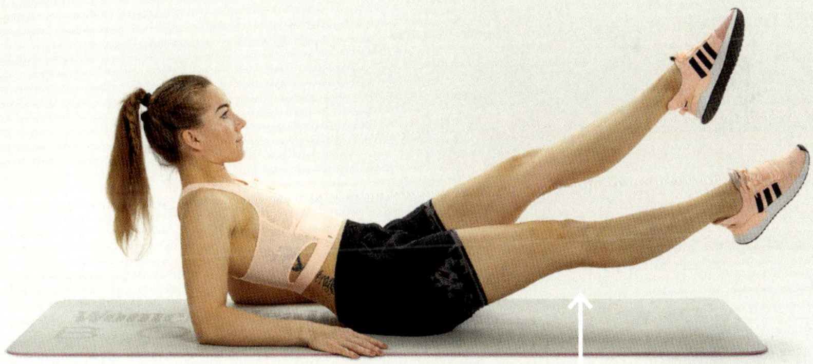

Halte die Beine die ganze Zeit über gestreckt und möglichst auf einer Höhe.

B ▶ … führst du die Beine wieder auseinander, um dann das linke Bein über das rechte und das rechte Bein unter das linke zu drücken. Auf diese Weise führst du für den gesamten Satz wechselseitige Scherenbewegungen aus. Der Rest des Körpers bleibt unbewegt.

POWERVARIANTEN

- Halte dich in einer Art Sit-up frei in der Luft, ohne den Oberkörper abzustützen – dabei aber den Rücken unbedingt gerade halten.
- Ziehe bei jeder Wiederholung die Beine zusätzlich betont auseinander.

Geeignet für Einsteiger	Abnehmen	Muskelaufbau	Gesundheit	Kraft	Ausdauer	Beweglichkeit
	••••	•••	••	•••	••	••

Hüftheben

Drücke Hände und Arme fest in den Boden, um die Hüftbewegung nach oben zu unterstützen.

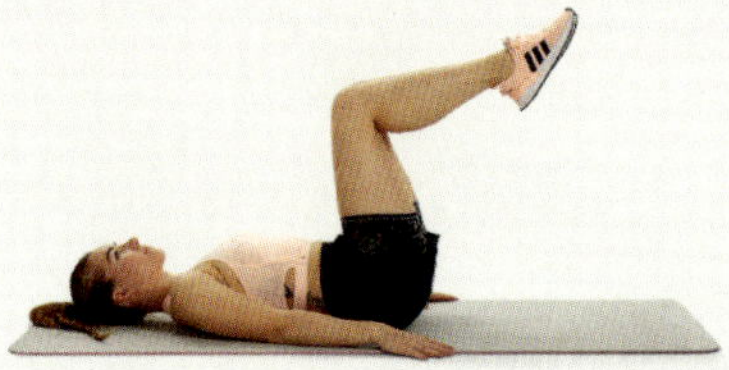

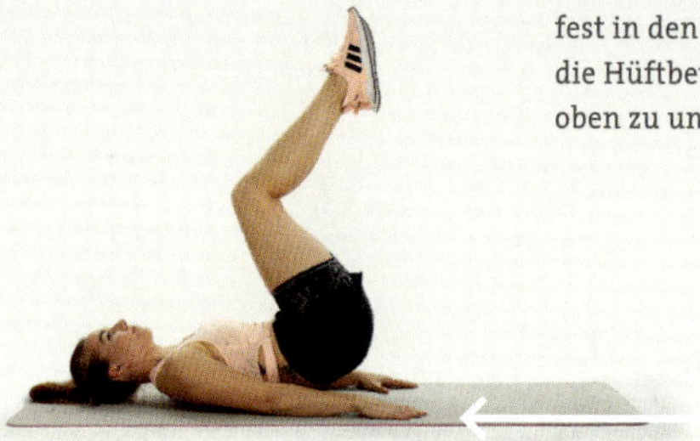

A

- Lege dich rücklings auf eine Matte. Lege die Arme neben dem Körper ab, baue Rumpfspannung auf und winkele dann die Beine an, sodass die Oberschenkel senkrecht, die Unterschenkel waagerecht stehen.

B

- Schiebe nun aus der Kraft des Bauches heraus die Knie möglichst senkrecht nach oben. Die Bewegung ist klein – sorgt dafür aber für mehr Muskelbrennen, als wenn du die ganzen Beine in einer »Kerze« nach oben strecken oder die Knie nicht senkrecht heben, sondern Richtung Brust ziehen würdest.
- Halte die obere Position solange wie möglich und arbeite dann mit aller Bauchkraft beim Herunterlassen dagegen, um das Becken betont langsam abzusenken.
- Sogleich folgt die nächste Wiederholung. Deinen Po legst du erst am Ende des Satzes wieder vollständig ab.

EINSTIEGSVARIANTE

Bei der als »Kerze« bekannten Übung schiebst du nicht das Knie, sondern die komplett senkrecht hochgestreckten Beine nach oben. Das ist tatsächlich einfacher und eine gute Alternative für absolute Einsteigerinnen.

Geeignet für Einsteiger	Abnehmen	Muskelaufbau	Gesundheit	Kraft	Ausdauer	Beweglichkeit
	••	•••	••	•••	••	•

Beinheben

Lege deine Arme mit den Handflächen nach unten neben dem Körper ab und schiebe die Hände leicht unter das Gesäß – das kann deinen unteren Rücken vor einem Hohlkreuz bewahren. Alternativ kannst du auch eine Sit-up-Matte, ein kleines Handtuch oder Kissen unter das Gesäß legen.

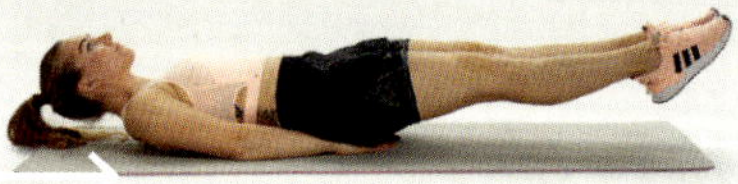

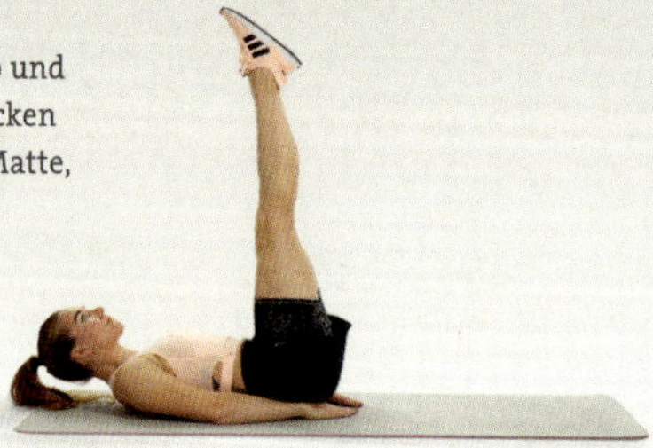

A

- Lege dich mit dem Rücken auf eine Matte, spanne deine Bauchmuskeln an und hebe die geschlossenen und gestreckten Beine an. Löse auch den Kopf und den Schultergürtelbereich vom Boden.

B

- Hebe die gestreckten Beine langsam in die Senkrechte. Halte kurz, dann lasse die Beine ebenso langsam herab und arbeite schön aus dem Bauch heraus dagegen.
- Gehe ohne Pause in die nächste Wiederholung. Beine, Kopf und Schultergürtel legst du erst am Ende des Satzes wieder ab.

ALTERNATIVEN

- Arbeite isometrisch, halte also die Beine für den gesamten Satz »einfach« knapp über dem Boden gestreckt in der Luft.
- Hebe immer abwechselnd nur ein Bein senkrecht an – das jeweils andere bleibt waagerecht gestreckt in der Luft.

Geeignet für Einsteiger	Abnehmen	Muskelaufbau	Gesundheit	Kraft	Ausdauer	Beweglichkeit
	•••	•••	••	•••	••	••

Körperschaukel in Bauchlage

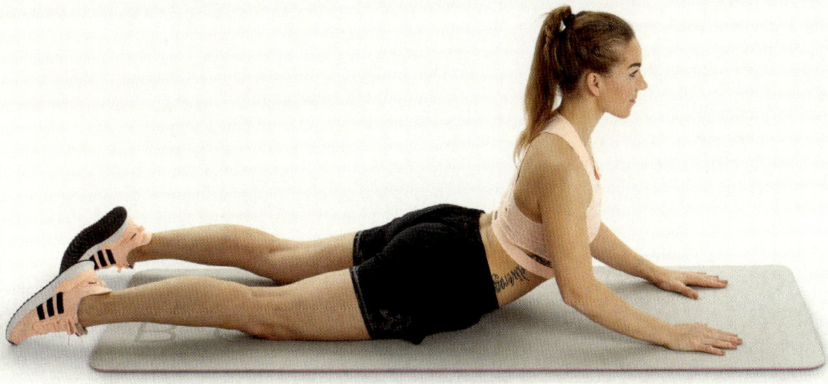

A

- Lege dich auf einer Matte auf den Bauch. Richte deinen Oberkörper auf und stütze dich mit den Händen vorn ab. Deine Schultern sind entspannt unten, die Schulterblätter aktiv nach hinten unten zusammengezogen.

Du kannst die Spannung erhöhen, indem du die Unterschenkel nach hinten wegdrückst. Deine Hände halten selbstverständlich dagegen, sodass sich an der Haltung nichts ändert.

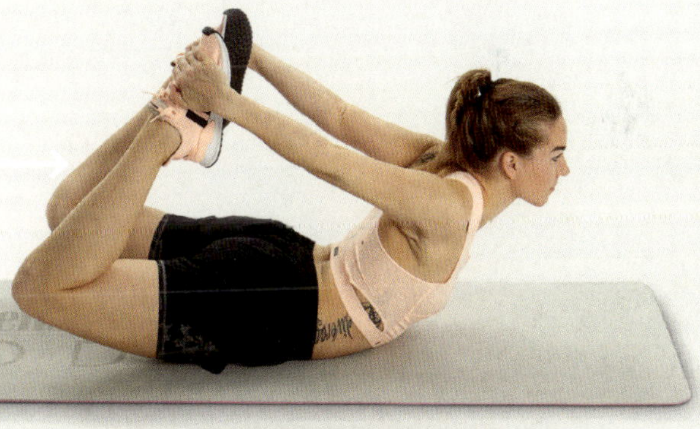

B

- Löse die Füße vom Boden, beuge die Knie und ziehe die Füße Richtung Gesäß. Gleichzeitig löst du auch die Hände, kippst behutsam mit dem Oberkörper etwas vor und führst die Arme nach hinten. Greife mit den Händen deine Füße oder deine Unterschenkel und entspanne in die Dehnung der vorderen Körperseite hinein.
- Halte diese Spannung für eine vorgegebene Zeit (siehe dazu den Stretching-Part ab Seite 33).

Geeignet für Fortgeschrittene	Abnehmen	Muskelaufbau	Gesundheit	Kraft	Ausdauer	Beweglichkeit
	•	••	•••	••	•	••••

Superwoman mit Abklatschen des Fußgelenks

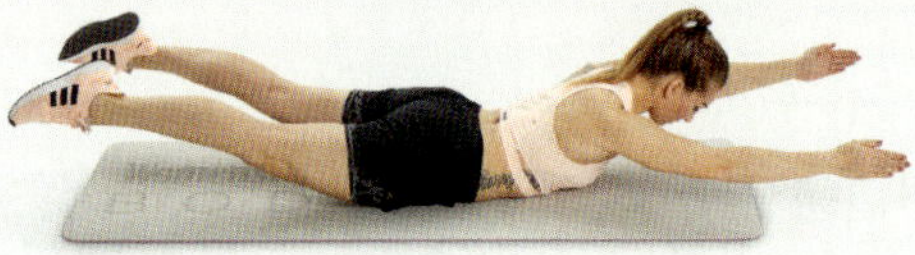

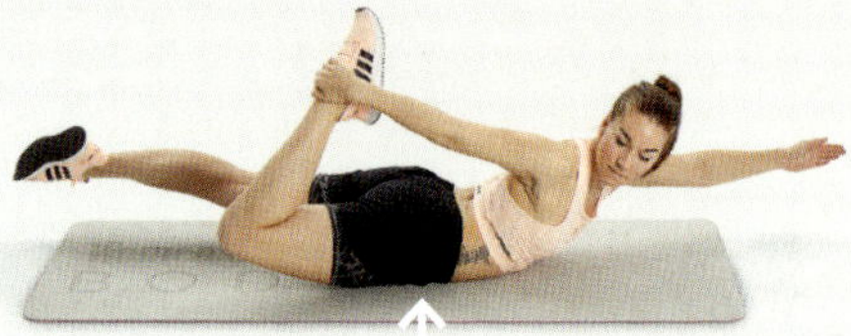

Dein Becken sollte dauerhaft komplett am Boden bleiben. Versuche, nur in der Brustwirbelsäule zu drehen.

A

- Begib dich auf einer Matte in Bauchlage und strecke deine Arme und Beine in Längsrichtung des Körpers aus. Spanne die Rumpfmuskeln an, dann hebe Arme und Beine gestreckt leicht an. Hebe zudem auch deine Brustbereich vom Boden und halte ihn ebenso wie Arme und Beine für den Rest des Satzes oben.

B

- Drehe deinen Oberkörper nach rechts auf, beuge dein rechtes Bein und bewege deinen rechten Arm nach hinten, sodass deine Hand deinen Fuß berühren kann. Das linke Bein und der linke Arm bleiben in Position.
- Gehe zurück in die Startposition und drehe dich ohne Pause nun zur linken Seite. Für den Rest des Satzes fahre zügig wechselweise fort.

Geeignet für Einsteiger	Abnehmen	Muskelaufbau	Gesundheit	Kraft	Ausdauer	Beweglichkeit
	•••	••	••••	•••	••	••••

Arm- und Beinstrecken auf dem Gymnastikball

Lasse zu keiner Zeit das Becken zur Seite wegkippen – das schaffst du mit ausreichend Rumpfspannung.

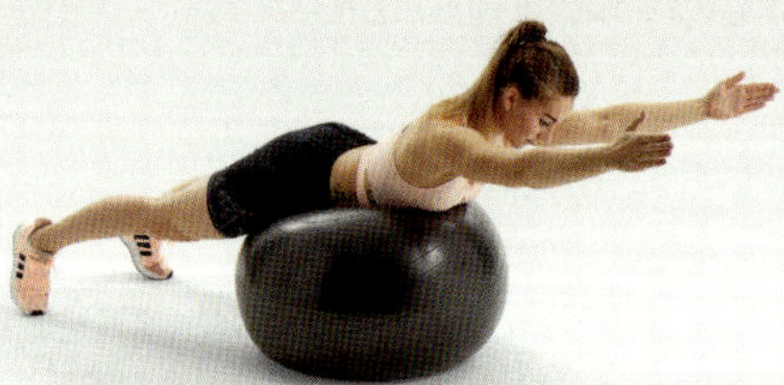

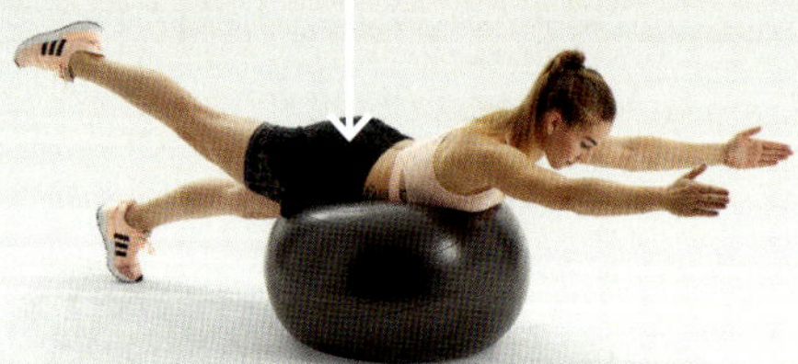

A

- Lege dich mit dem Bauch auf einen Gymnastikball. Strecke deine Beine aus – je enger deine Füße stehen, desto kippeliger wird deine Haltung. Baue Rumpfspannung auf und strecke deine Arme in Verlängerung zum Oberkörper nach vorn oben aus.

B

- Hebe das gestreckte rechte Bein maximal an, ohne dass du ins Hohlkreuz gerätst oder der Rücken schmerzt. Deine Arme sollten im Verhältnis zum Oberkörper zu keiner Zeit nach unten wandern.
- Halte die Spannung für ein, zwei tiefe Atemzüge, dann setze den rechten Fuß wieder ab und hebe nun das linke Bein maximal hoch an. Wechsele so die Seiten für den Rest des Satzes ab.

Geeignet für Fortgeschrittene	Abnehmen	Muskelaufbau	Gesundheit	Kraft	Ausdauer	Beweglichkeit
	•••	•••	••••	•••	••	•••

Superwoman-Rudern mit Handtuch

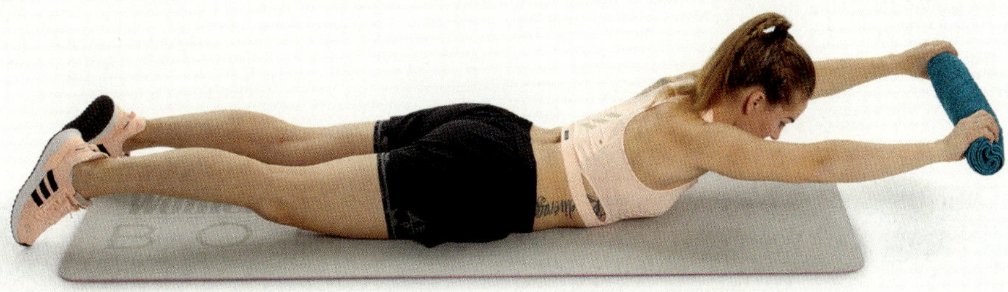

A

- Nimm dir ein Handtuch und lege dich mit dem Bauch auf eine Matte. Rolle das Handtuch zusammen und greife jeweils ein Ende mit einer Hand. Strecke dann deine Arme am Kopf vorbei aus. Auch deine Beine sind gestreckt.
- Baue Körperspannung auf, ziehe das Handtuch von jetzt an für den Rest des Satzes unter Spannung auseinander und hebe deinen Brustbereich und die Arme dauerhaft an.

Halte deine Schulterblätter dauerhaft hinten unten zusammen und ziehe zu keiner Zeit deine Schultern hoch – das schont die Gelenke und unterstützt die Bewegung.

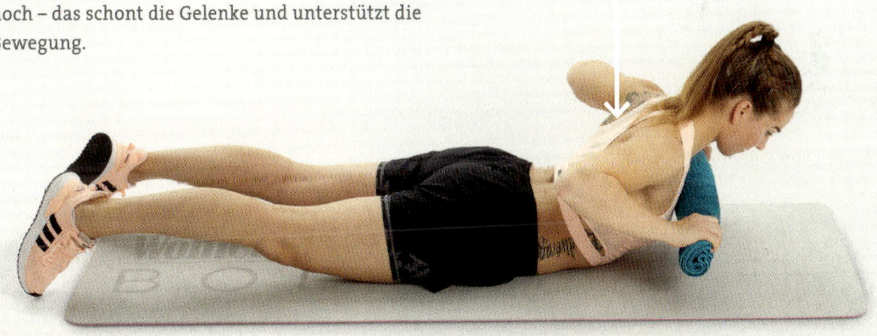

B

- Ziehe das Handtuch an deine Brust. Dabei hebst du deinen Oberkörper maximal an. Die Bewegung ist nicht groß, aber intensiv. Spüre der Spannung nach und halte diese für ein, zwei tiefe Atemzüge.
- Strecke deine Arme wieder vor und lasse den Oberkörper kontrolliert minimal herab, ohne ihn oder die Arme abzulegen.
- Schließe sofort die nächste Wiederholung an.

POWERVARIANTE

Hebe von Anfang an auch deine Beine gestreckt an und halte sie knapp über dem Boden in der Luft.

Geeignet für Einsteiger	Abnehmen	Muskelaufbau	Gesundheit	Kraft	Ausdauer	Beweglichkeit
	•••	•••	••••	••	••	••

Einbeinige Sprünge in den Unterarmstand

Insbesondere als Einsteigerin solltest du dich behutsam an die Endposition und den finalen Unterarmstand herantasten, damit du nicht kopfüber auf den Rücken schlägst und dich verletzt. Beginne also mit kleineren Hüpfern und lerne, den entstehenden Schwung einzuschätzen.

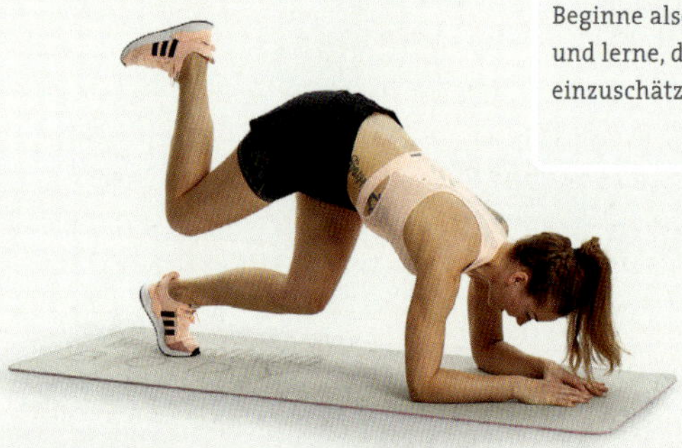

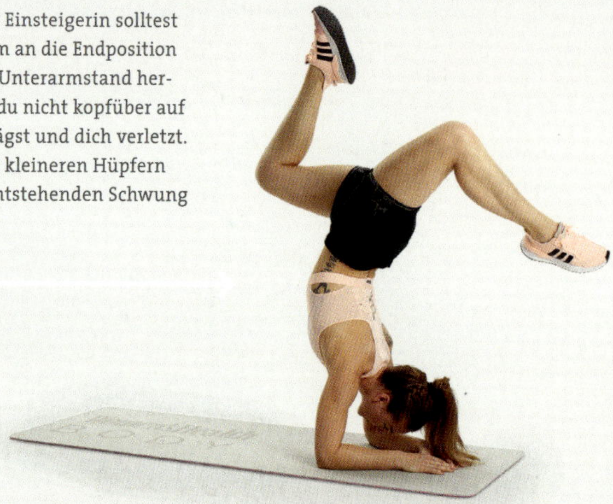

A
- Knie dich auf eine Matte und begib dich zunächst in einen Vierfüßlerstand, dann stütze dich mit den Ellenbogen unterhalb der Schultern auf. Baue Rumpfspannung auf und hebe die Knie leicht vom Boden. Löse den rechten Fuß ebenfalls vom Boden und hebe das Bein rechtwinklig in die Luft.

B
- Jetzt wird's dynamisch: Drücke dich kräftig aus dem linken Fuß ab und schwinge deine angewinkelten Beine über die stützenden Arme.
- Das Ziel: Dein Oberkörper steht senkrecht über den Ellenbogen, mit dem Winkel deiner Beine gleichst du die Balance aus. Halte die Endposition für einige tiefe Atemzüge, dann löse vorsichtig wieder auf und komme möglichst sanft wieder mit dem linken Fuß auf. Zum Abbremsen federst du im Knie nach und kannst am Ende auch den rechten Fuß hinzunehmen – ziehe diesen nur nicht zu früh nach unten, das beschleunigt nämlich deine Landung.
- Führe weitere Wiederholungen mit dem linken Fuß durch (und wechsele dann erst im kommenden Satz das Stützbein), oder tausche den abstoßenden Fuß von Mal zu Mal aus. Versuche wirklich mit beiden Seiten zu arbeiten, auch wenn klar ist, dass du eine Schokoladenseite haben wirst.

POWERVARIANTEN

Bewege deine Beine in der Endposition auch in andere Richtungen.

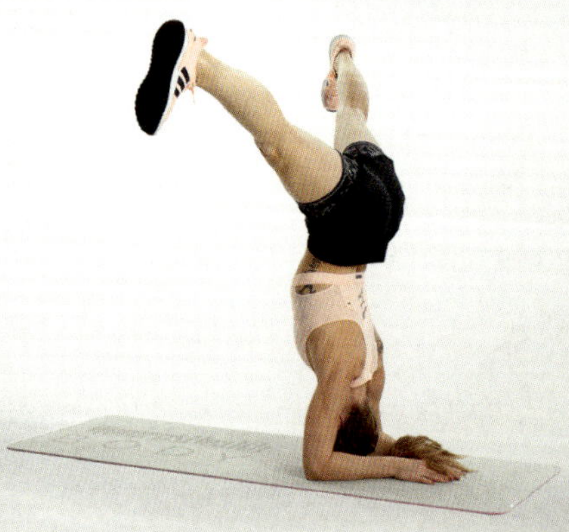

Geeignet für Fortgeschrittene	Abnehmen	Muskelaufbau	Gesundheit	Kraft	Ausdauer	Beweglichkeit
	●●	●●	●●●	●●●	●●	●●●●

Kopfstand

A

- Knie dich auf eine Matte und gehe in den Vierfüßlerstand. Setze deine Hände jeweils auf der Außenseite der Matte auf, dann hebe die Knie vom Boden, stecke langsam die Beine und kippe vorsichtig vor. Beuge die Arme im Zuge der Bewegung und setze schließlich sanft deinen Scheitel auf der Matte ab. Bei Bedarf lege ein Kissen darunter, und zur Absicherung kannst du deine ersten Versuche vor einer Wand machen, damit du am Ende nicht über den Rücken auf den Boden knallen kannst.
- Tippele mit den Fußspitzen vorsichtig Richtung Kopf, sodass dein Oberkörper immer senkrechter steht und das Gesäß praktisch zur Decke zeigt.

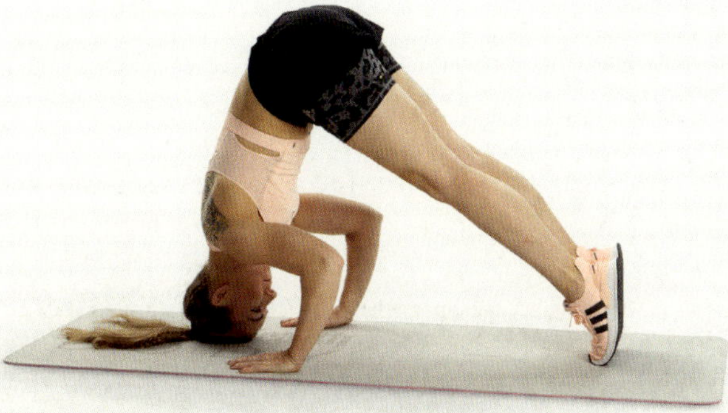

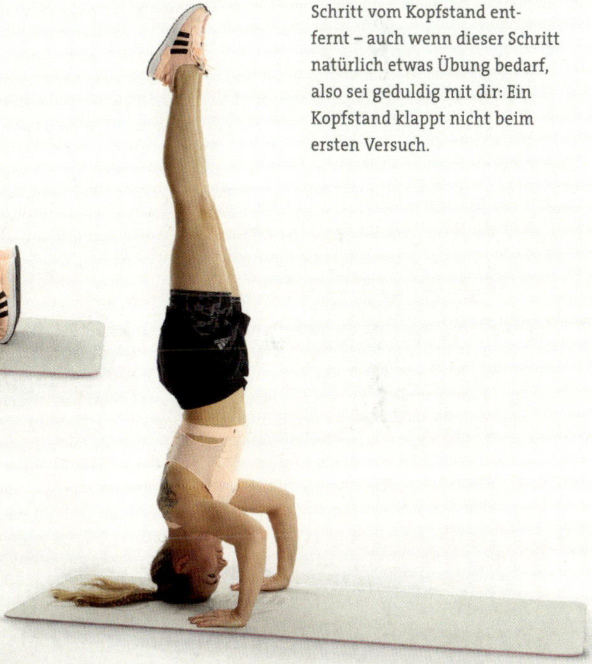

In dieser Ausgangsposition bist du nur noch einen kleinen Schritt vom Kopfstand entfernt – auch wenn dieser Schritt natürlich etwas Übung bedarf, also sei geduldig mit dir: Ein Kopfstand klappt nicht beim ersten Versuch.

B

- Stoße dich mit einem kleinen Impuls beidbeinig ab und bringe das Gesäß vollends über den Oberkörper. Ziehe in der Luft ruhig erst die Knie an und finde eine Balance, in der die Oberschenkel waagerecht stehen. Dann streckst du allmählich die Beine nach oben durch, bis du im komplett gestreckten Kopfstand bist. Alternativ kannst du, wenn du schon etwas routinierter bist, die Beine gleich mehr oder weniger gestreckt nach oben führen.
- Halte die Position für einige tiefe Atemzüge, dann löse kontrolliert wieder auf. Auch hier ist es hilfreich, die Beine erst zu beugen, dann das Gewicht in Richtung der Füße zu verlagern.
- Schließe bei Bedarf weitere Wiederholungen an.

ALTERNATIVE

Manche nutzen lieber die komplette Fläche der Unterarme, um sich abzustützen und den Kopf zu sichern. Dazu kannst du die Unterarme parallel ablegen, oder so, dass die Ellenbogen eher nach außen zeigen und die Hände sich dort berühren, wo du deinen Kopf ablegst.

Geeignet für Fortgeschrittene	Abnehmen	Muskelaufbau	Gesundheit	Kraft	Ausdauer	Beweglichkeit
	••	••	•••	•••	•	•••

Turkish Get-up

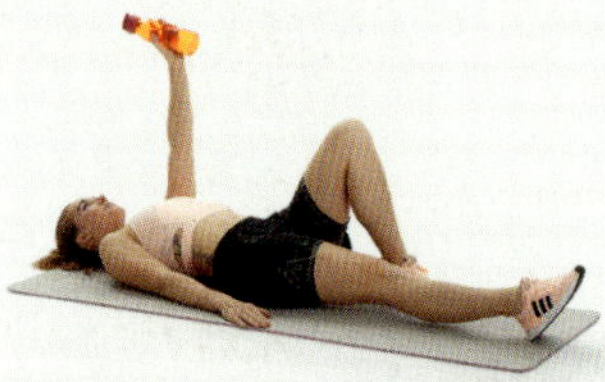

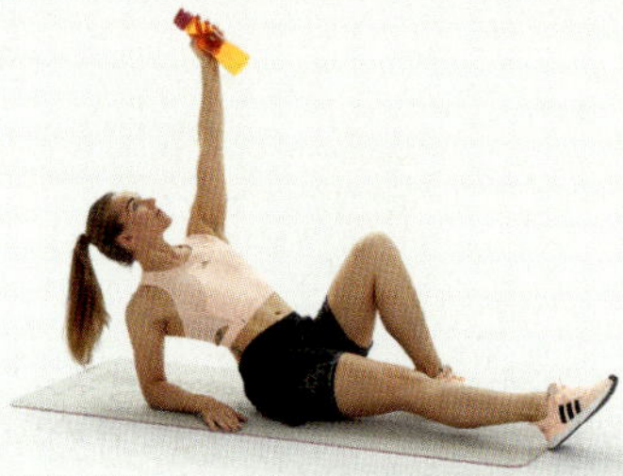

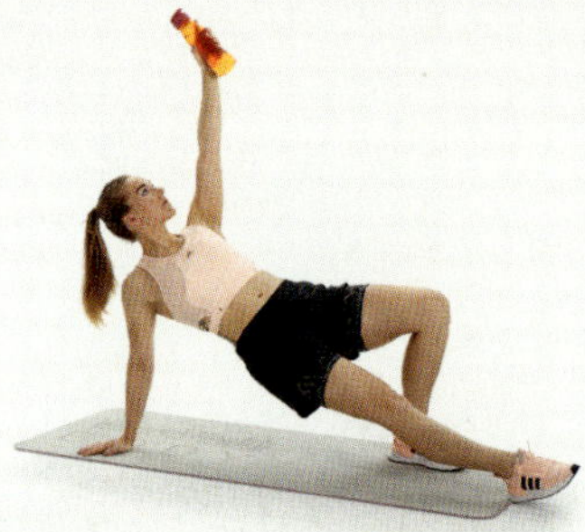

A
- Lege dich rücklings auf eine Matte und stelle den linken Fuß auf. Strecke deinen linken Arm senkrecht nach oben. Wenn du magst, hältst du zur Intensivierung einen kleinen Gegenstand, etwa eine kleine Flasche. Alternativ mache mit der Hand eine Faust.

B
- Spanne deine Rumpfmuskeln an, dann richte deinen Oberkörper mit Bauchkraft auf und stütze dich auf den rechten Ellenbogen.

C
- Richte den Oberkörper weiter auf, dann stütze dich auf die rechte Hand unterhalb der Schulter und hebe das Becken vom Boden ab.

Dein hochgestreckter Arm sollte immer senkrecht nach oben zeigen – achte darauf zu jeder Zeit. Was dir hilft: Schaue immer hoch zur ausgestreckten Hand.

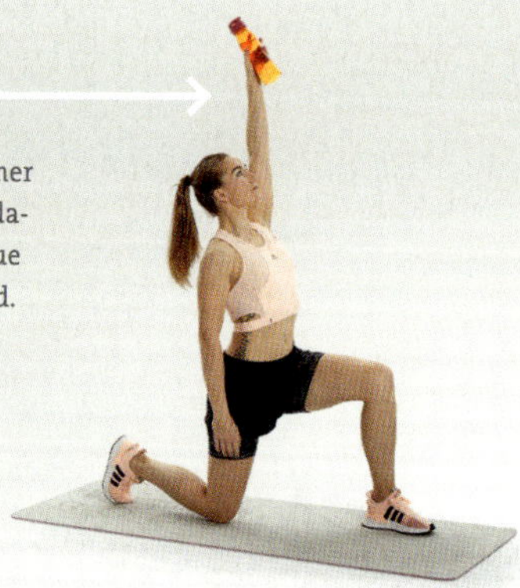

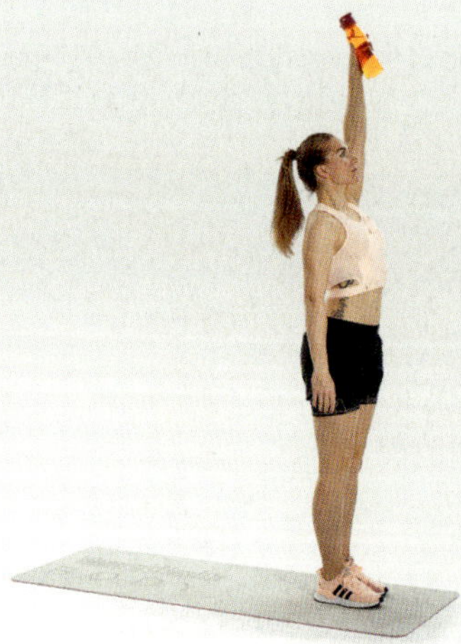

D
- Ziehe das rechte Bein nach hinten unter dem Körper durch und setze das Knie neben der stützenden Hand auf. Nimm die Hand vom Boden, dann richte deinen Oberkörper auf und drehe ihn so, dass er mit stützendem Knie und Fuß gerade nach vorn ausgerichtet ist.

E
- Richte dich auf in den Stand und setze den rechten Fuß neben den linken.
- Gehe Step-by-Step auf umgekehrtem Wege zurück in die Ausgangsposition – das ist eine Wiederholung.
- Beim nächsten Satz wechselst du die Seiten.

Geeignet für Einsteiger	Abnehmen	Muskelaufbau	Gesundheit	Kraft	Ausdauer	Beweglichkeit
	●●●	●●	●●●	●●●	●●	●●●●

Turkish Get-up ohne Armeinsatz

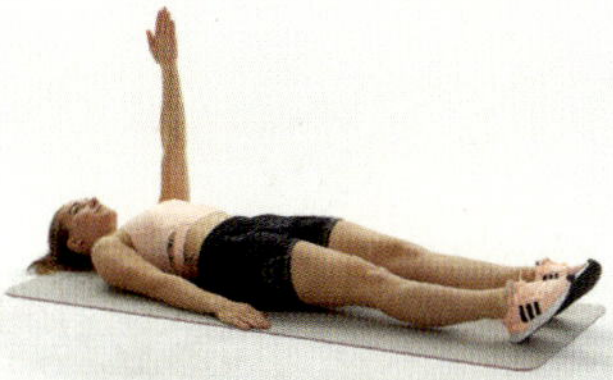

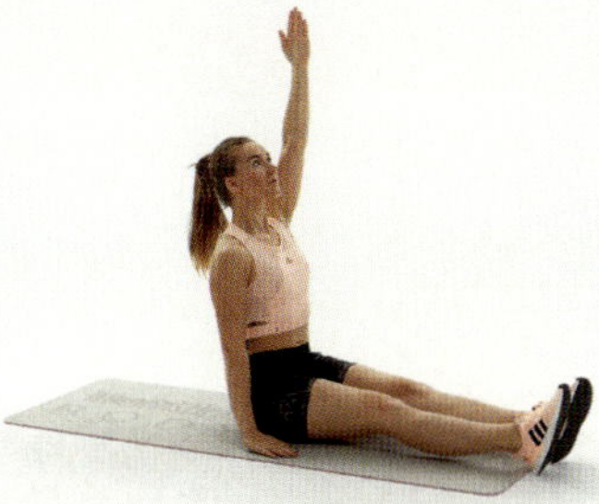

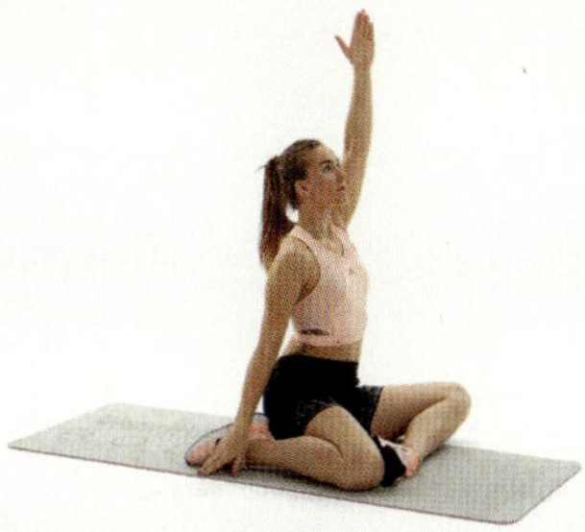

A

- Diese Variante ist vom Ablauf ähnlich wie die Übung zuvor – mit einem entscheidenden Unterschied: Du darfst zu keiner Zeit die freie Hand zum Abstützen benutzen!
- Los geht's: Lege dich zunächst flach auf eine Matte.

B

- Baue Körperspannung auf, dann hebe deinen Oberkörper aus der Kraft des Bauches an und richtige dich so ins Sitzen auf.

C

- Ziehe deine Füße zur rechten Seite und so die Unterschenkel nach rechts an, bis deine Beine etwa rechtwinklig gebeugt nebeneinanderliegen. Das rechte Knie ist dabei schon rechts vom linken Fuß, sonst hast du Schwierigkeiten, auf die Knie zu kommen. Das passiert jetzt:

Dein Oberkörper sollte immer gerade nach vorn ausgerichtet sein - orientiere dich dazu nach jedem Schritt an der Flucht der Matte.

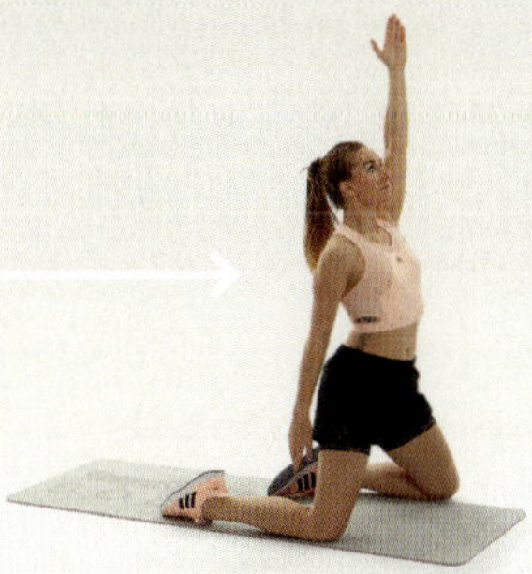

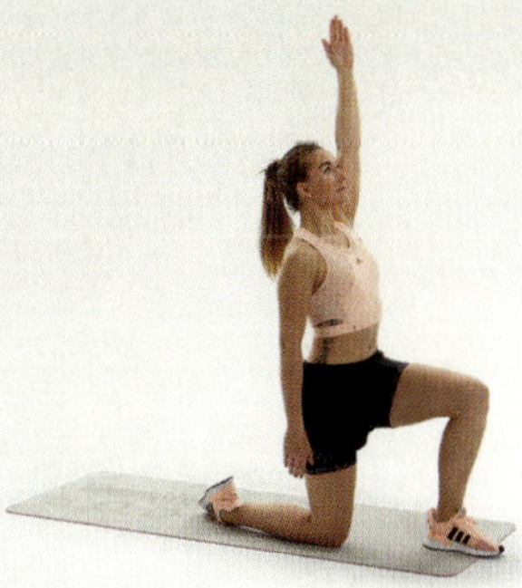

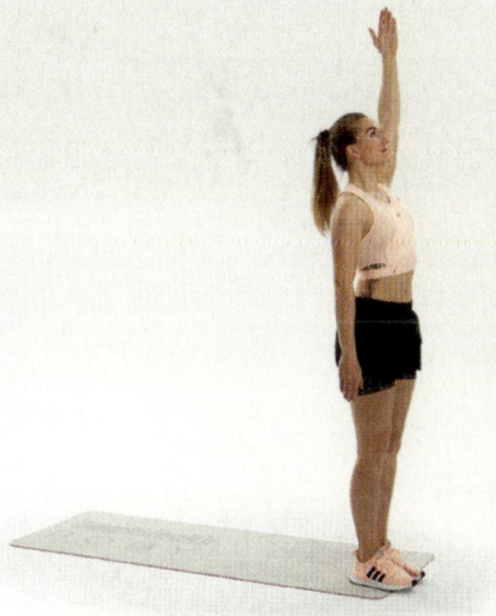

D

- Verlagere dein Gewicht etwas nach rechts und drücke die Knie in den Boden, schiebe die Hüfte vor und drehe dann deine Unterschenkel in Mattenrichtung.

E

- Setze den linken Fuß auf, dann …

F

- … stehe auf und lande im aufrechten Stand.
- Auch hier geht's auf demselben Weg zurück in die Ausgangsposition – ohne Einsatz des freien Arms.
- Im nächsten Durchgang wechselst du die Arme.

Geeignet für Fortgeschrittene	Abnehmen	Muskelaufbau	Gesundheit	Kraft	Ausdauer	Beweglichkeit
	●●●	●●	●●●	●●●	●●	●●●●

ÜBUNGEN FÜR DEN FUNKTIONSKREIS ARME

In diesem abschließenden Kapitel beschäftigen wir uns mit Übungen, deren natürliche Bewegungen aus dem Funktionskreis Arme kommen. Dazu zählt vor allem Folgendes:

→ Das Wegdrücken der Arme (zumeist nach vorn oder oben) – ab der gegenüberliegenden Seite,

→ das Heranziehen der Arme (zumeist von vorn oder oben) – ab Seite 179 und

→ das Beugen, Strecken und Rotieren der Arme – ab Seite 187

Die meisten Übungen sind auch in diesem Teil funktionell so angelegt, dass immer noch mindestens ein weiterer Funktionskreis mittrainiert wird.

Der Oberkörper wird von vielen Frauen beim Training oftmals etwas stiefmütterlich behandelt (im Gegensatz zu den Männern, die für eine breite Brust und V-Form alles tun würden). Zu Unrecht, denn deine Arme (und die damit direkt verbundenen großen Muskeln der Brust und des oberen Rückens) sind doch rund um die Uhr im Einsatz für dich! Ein Training des Oberkörpers zahlt sich also schon aus funktioneller Sicht aus. Zudem trägt es zu deiner »Shape«, also deiner Erscheinungsform und deiner Silhouette bei. Oberkörpertraining unterstützt auch eine aufrechte Körperhaltung. Und es kann Beschwerden wie Nacken- oder Schulterschmerzen beseitigen. Ganz abgesehen davon, dass Übungen dieses Kapitels perfekt für die Straffung der Arme geeignet sind. Es gibt also genügend Gründe, Bewegungen aus diesem Kapitel in dein Training einzubauen. Vermeide dabei aber bitte, zu einseitig zu trainieren: Du solltest gleichermaßen kräftigen und dehnen, um die Beweglichkeit der Arme zu erhalten. Und du solltest Vorder- und Rückseite deines Oberkörpers gleichermaßen im Blick haben.

Einarmige Liegestütze am Schlingentrainer

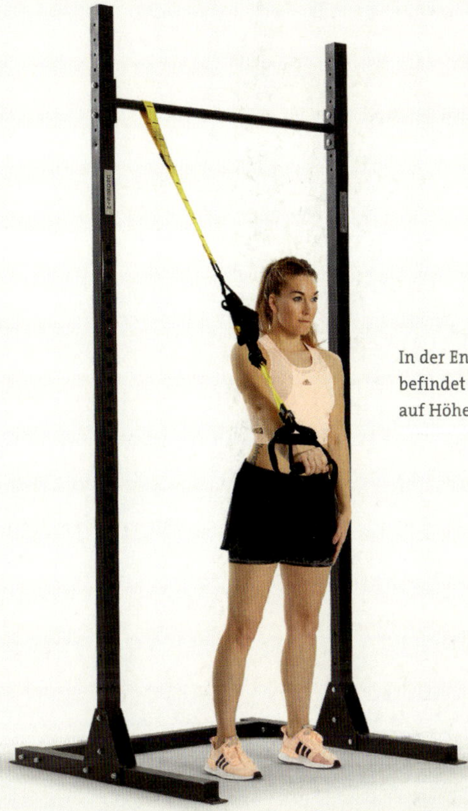

In der Endposition befindet sich der Griff auf Höhe der Brust.

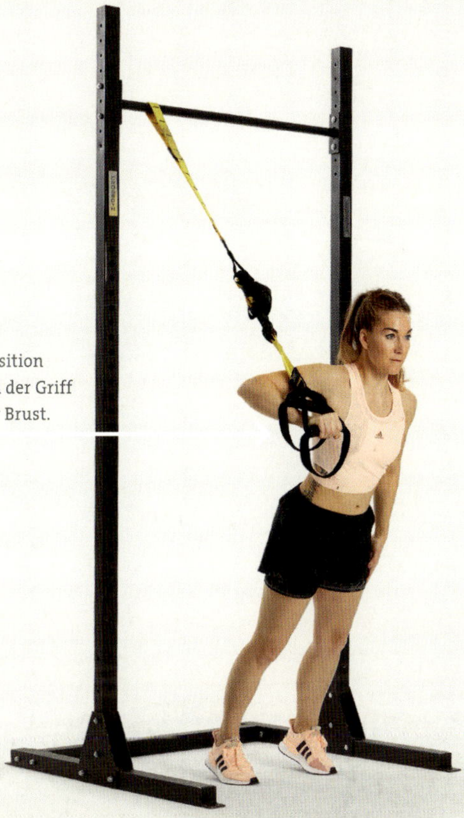

A

- Stelle die Griffe eines Schlingentrainers etwa hüfthoch ein und mache aus beiden Griffen einen (siehe Seite 80). Stelle dich unter die Aufhängung und fasse mit rechts den Griff. Die linke Hand legst du an die Hüfte.
- Baue Körperspannung auf, strecke den rechten Arm vor und kippe leicht auf die Zehenspitzen.

B

- Beuge den rechten Arm, bis der Ellenbogen rechtwinklig gebeugt ist. Senke auf diese Weise deinen Körper gerade gestreckt nach vorn ab. Der Rest des Körpers bleibt unbewegt.
- Halte deinen Körper in der Längsachse unbedingt gerade und kippe nicht seitlich ab – das klappt mit ausreichend Rumpfspannung. Je schräger du am Ende vorgebeugt bist, desto schwieriger wird es, die Position zu halten, und desto schwerer fällt das Armstrecken.
- Drücke dich kontrolliert ohne Ausgleichbewegungen auf gleichem Wege zurück und schließe die nächste Wiederholung an.
- Im nächsten Satz wechsele die Arme.

Geeignet für Einsteiger	Abnehmen	Muskelaufbau	Gesundheit	Kraft	Ausdauer	Beweglichkeit
	●●	●●●●	●●	●●●●	●●	●●

Liegestütze

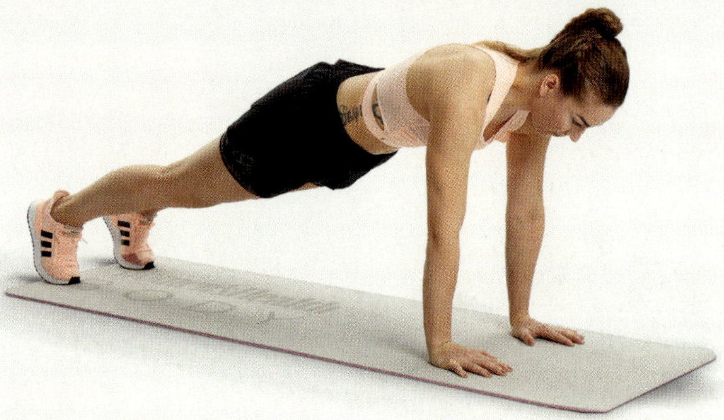

A

- Der hohe Stütz ist die Ausgangsposition von Liegestützübungen: Knie dich auf eine Matte, dann stütze dich schulterbreit mit den Händen ab. Spanne die Bauchmuskeln an, indem du deinen Bauchnabel dauerhaft einziehst. Strecke deine Beine und stelle deine Füße nebeneinander auf (je enger, desto schwieriger die Ausführung). Deine Arme stehen nun senkrecht unter den Schultern, und dein Körper ist von Kopf bis Fuß auf einer geraden Linie ausgerichtet. Für eine saubere Haltung schiebe die Brust noch etwas vor und ziehe deine Schulterblätter nach hinten unten zusammen. Fixiere die Ellenbogen im Stütz, indem du sie nach innen »drehst«. So wandern sie auf dem Weg nach unten nicht nach außen.

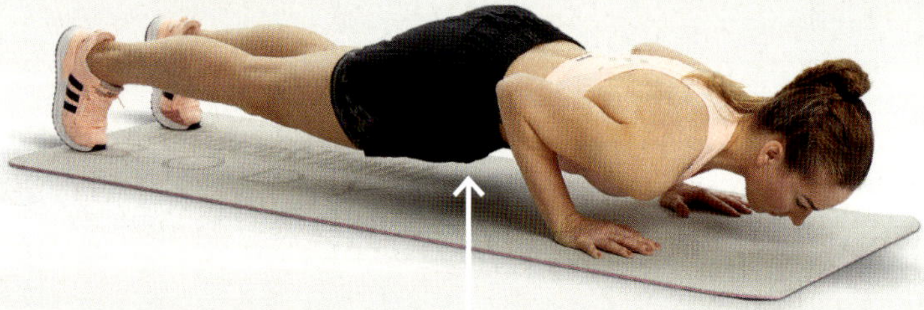

Dein Becken bleibt dauerhaft fixiert auf einer Linie mit Beinen und Oberkörper – es darf nicht durchhängen und auch nicht nach oben ausbrechen – beides sind eher Schummelbewegungen.

B

- Senke den geraden Körper kontrolliert wie ein Brett nach unten ab, indem du die Ellenbogen beugst. Am Ende berührt die Brust fast den Boden, ohne dass du deinen Körper ablegst. Halte kurz die Position, dann drücke dich wieder kontrolliert hoch.
- Schließe sofort die nächste Wiederholung an.

Geeignet für Einsteiger	Abnehmen	Muskelaufbau	Gesundheit	Kraft	Ausdauer	Beweglichkeit
	••••	••••	•••	••••	••	••

ALTERNATIVEN

Hier findest du eine Auswahl an Möglichkeiten, wie du klassische Liegestütze individuell gestalten kannst – auf dieser Seite und auch auf den folgenden.

Erhöhung des Trainingsgewichts: Einsatz eines beliebig schwer gepackten Rucksacks.

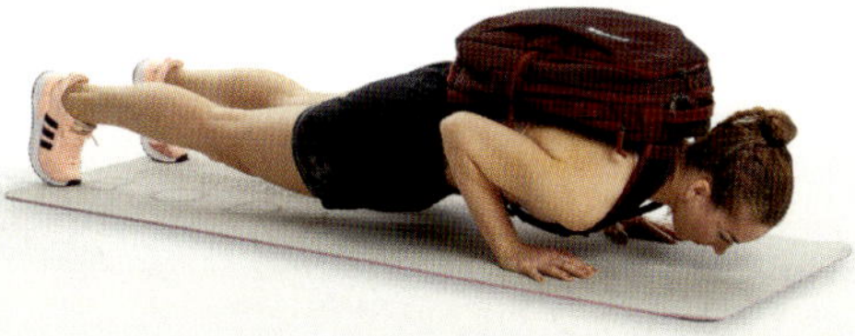

Zur Erleichterung für Einsteigerinnen: Liegestütze auf den Knien.

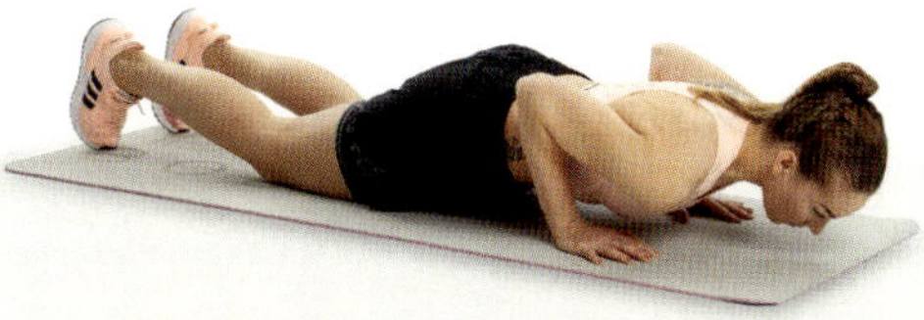

Intensiver, da du tiefer kommst: auf den Fäusten.

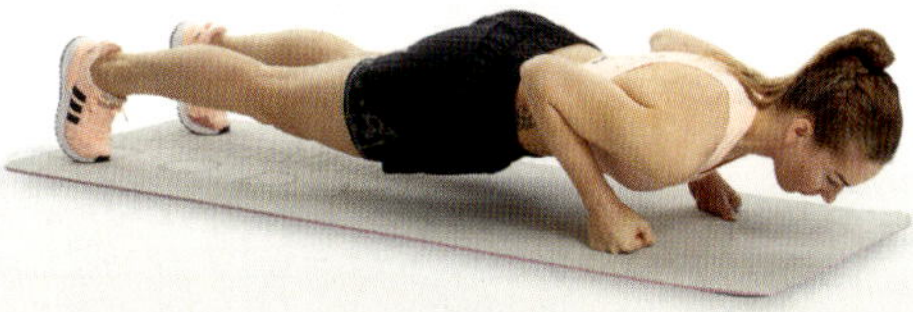

Mehr Dampf auf die Unterarme: auf den Fingern.

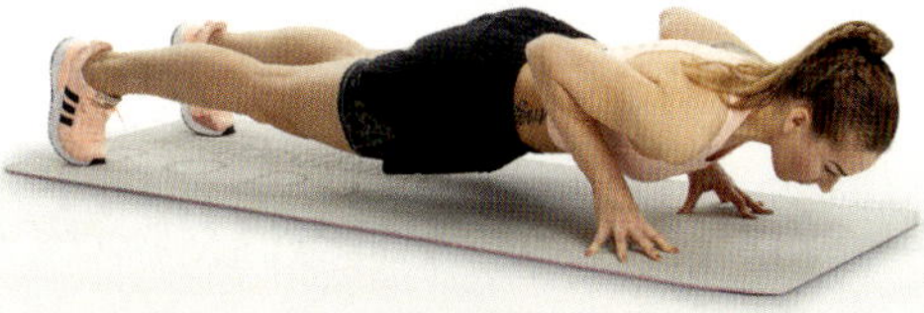

Mehr Brustanteil und schwererer Hebel: breite Liegestütze.

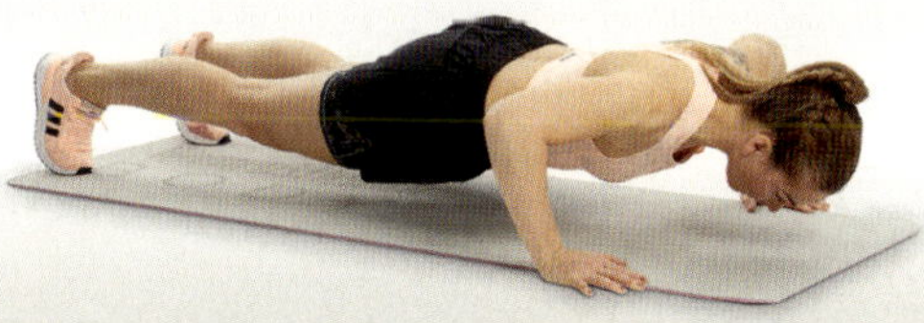

Extremarbeit für die Armstrecker: enge Diamant-Liegestütze.

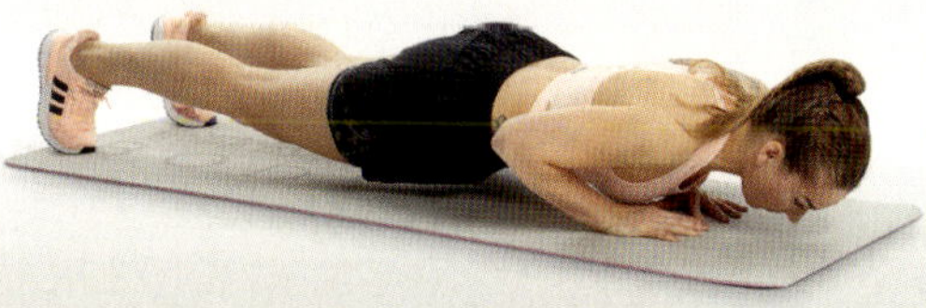

Erhöhte Arbeit für den seitlichen Rumpf: Ausführung auf einem Bein.

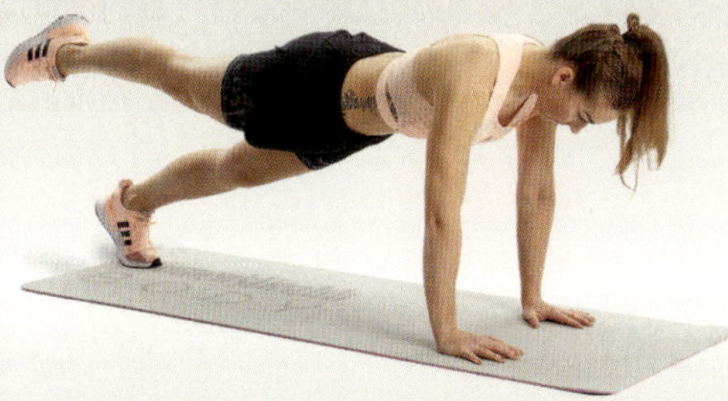

Mehr Instabilität und Schwerkraft: erhöhte Beine (hier auf dem Gymnastikball).

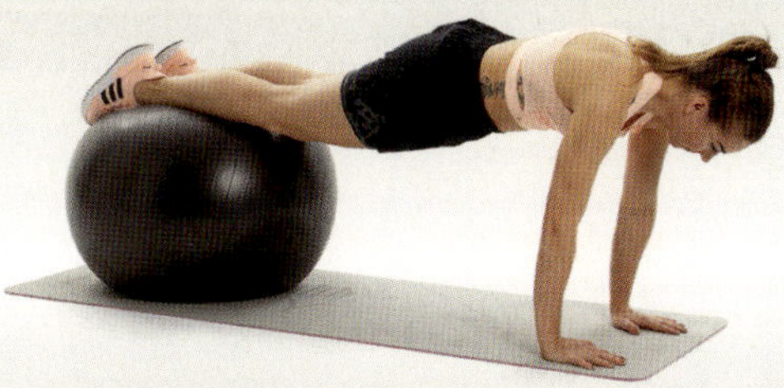

Liegestütze mit den Füßen im Schlingentrainer

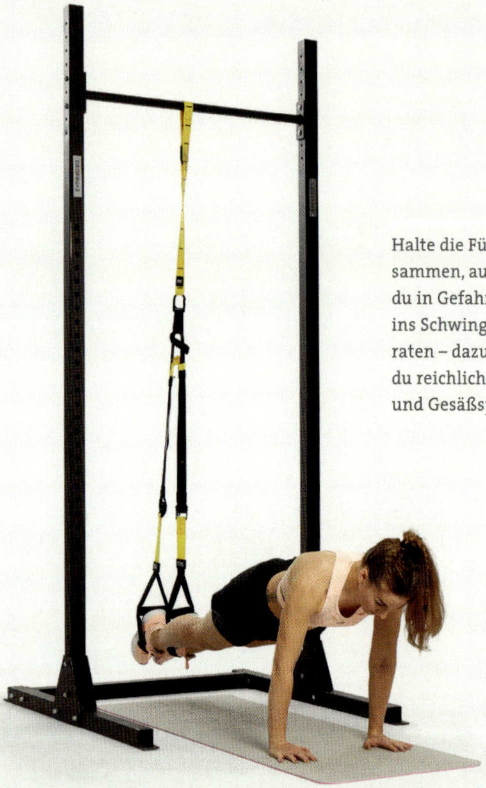

Halte die Füße zusammen, auch wenn du in Gefahr läufst, ins Schwingen zu geraten – dazu brauchst du reichlich Rumpf- und Gesäßspannung.

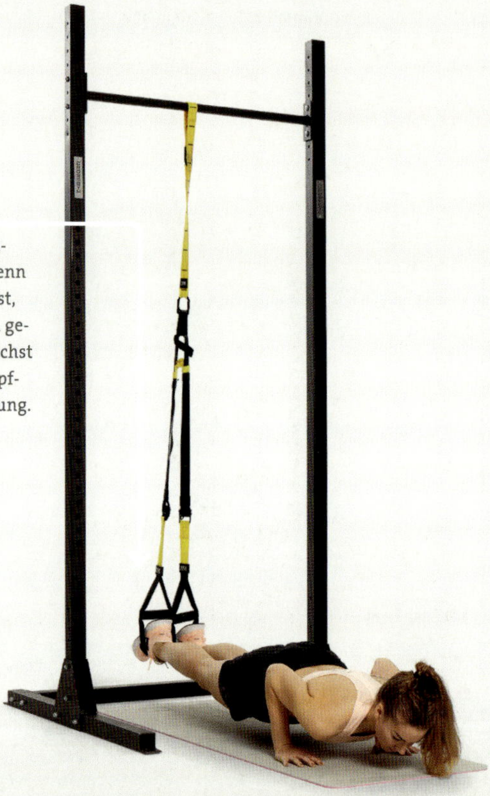

A

- Lege eine Matte unter die Aufhängung und stelle die Schlaufen des Schlingentrainers so ein, dass sie etwa kniehoch hängen. Knie dich rücklings vor den Gurt auf die Matte, dann fädele die Füße in die Schlaufen ein. Setze die Hände soweit vorn auf, dass der Gurt etwa senkrecht hängt, wenn du in der sauberen, geraden Liegestützausgangsposition bist.

B

- Senke deinen Körper gerade ab, indem du die Ellenbogen beugst. Am Ende berührt deine Brust fast die Matte. Halte kurz und unterbinde jedes Pendeln durch den Gurt, dann drücke dich kontrolliert wieder hoch.
- Schließe sofort die nächste Wiederholung an und beende den Satz, ohne die Knie abzusetzen oder die saubere, wirklich gerade Ausrichtung auf einer Körperlinie aufzugeben.

Geeignet für Fortgeschrittene	Abnehmen	Muskelaufbau	Gesundheit	Kraft	Ausdauer	Beweglichkeit
	●●●●	●●●●	●●●	●●●●●	●●	●●●

ALTERNATIVEN

Die meisten Variationsmöglichkeiten auf den Seiten zuvor stehen dir natürlich auch hier zur Verfügung – zusätzlich findest du hier noch drei Schlingentraineralternativen.

Deutlich mehr Körperspannung vonnöten: nur ein Fuß in der Schlaufe.

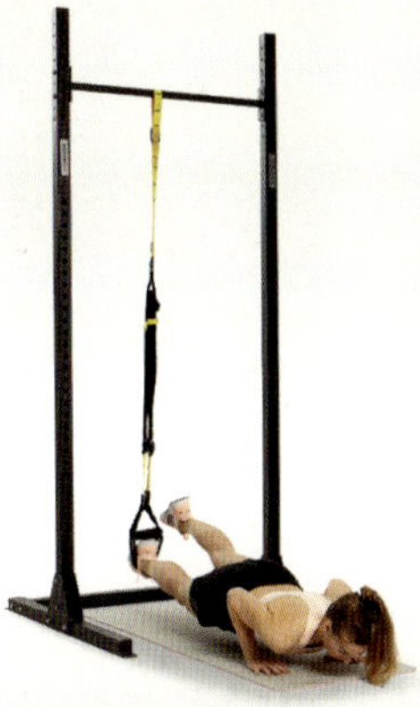

Asymmetrische Belastung für den Oberkörper: nur eine Hand am Gurt.

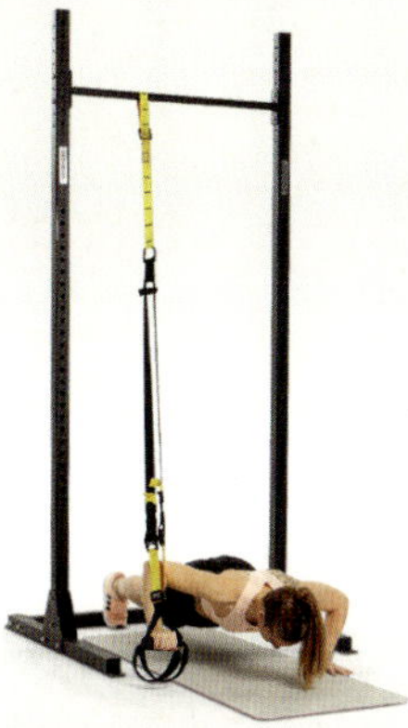

Massive Anforderung an Brust und Arme: beide Hände am Gurt (hier in der Ausgangs- und Endposition).

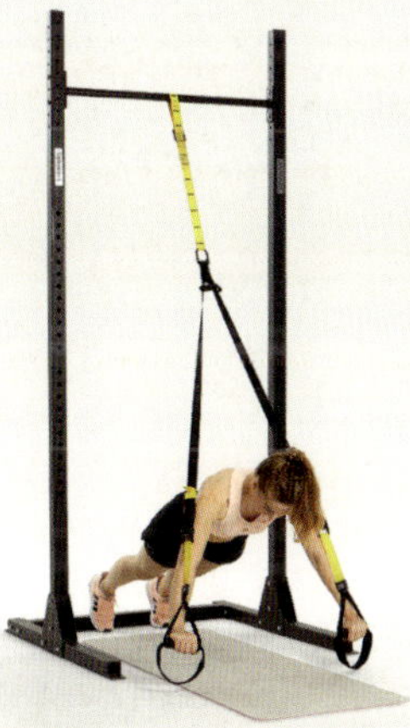

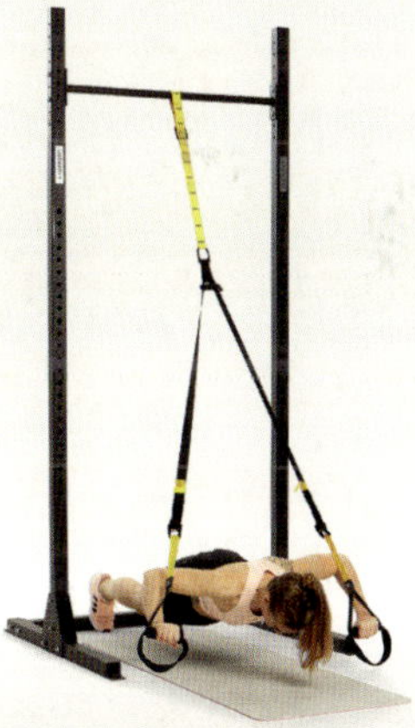

HOLE DAS MAXIMUM AUS DEINEM LIEGESTÜTZ HERAUS

Du hast zwei grundlegende Möglichkeiten, von praktisch jedem Liegestütz noch mehr zu profitieren:

1) Fordere deine Brustmuskulatur in allen ihren Aufgaben. Während der »normale« Liegestütz lediglich eine Hauptaufgabe des Brustmuskels trainiert, nämlich die Arme nach vorn zu führen, geht die zweite Hauptaufgabe zumeist unter: das Zusammenführen der Arme vor dem Körper (wie etwa in der Übung auf Seite 169). Diese zweite Funktion kannst du auf die Liegestütze übertragen: Schiebe dazu deine Hände im Stütz dauerhaft nach innen. Du bewegst sie natürlich nicht, aber durch den Druck arbeiten die Brustmuskeln intensiver.

2) Verlängere den Bewegungsweg: Schiebe dafür in der Ausgangsposition (und immer dann, wenn du wieder hochkommst) die Schulterblätter nach oben (also Richtung Decke im Stütz – nicht die Schultern zu den Ohren ziehen!) und drücke sie auseinander, ohne aber einen Rundrücken zu machen. So »verlängerst« du sozusagen die Arme.

Liegestütze mit Rumpfdrehungen

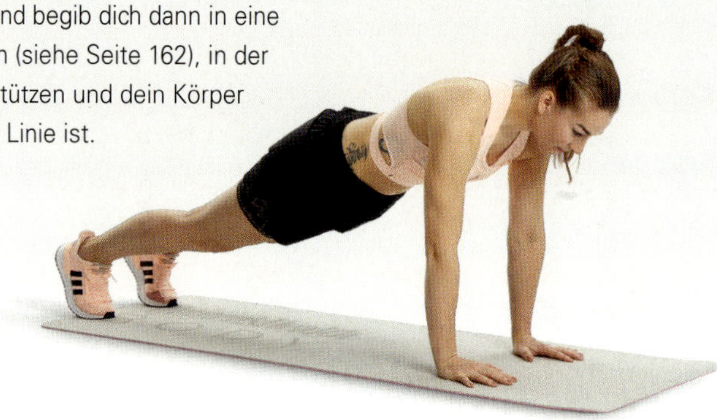

A

- Knie dich auf eine Matte und begib dich dann in eine saubere Liegestützposition (siehe Seite 162), in der deine Arme senkrecht abstützen und dein Körper von Kopf bis Fuß auf einer Linie ist.

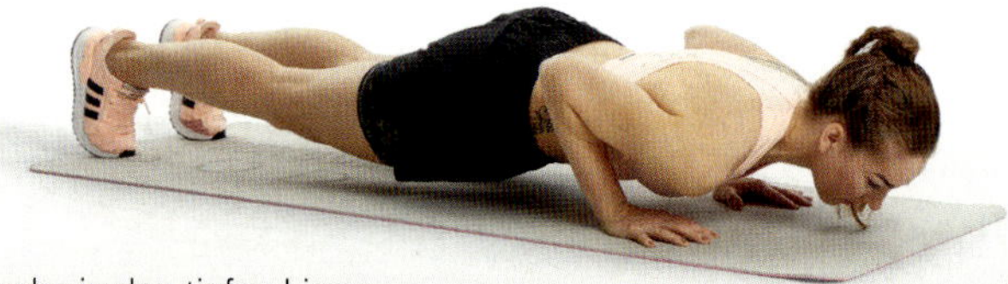

B

- Beuge die Ellenbogen und gehe in den tiefen Liegestütz. Deine Brust berührt fast den Boden. Anschließend strecke die Arme wieder zügig und drücke dich gerade hoch.

Halte den Beckenbereich immer in Position auf einer Linie mit Oberkörper und Beinen. Es sollte auch bei den Drehungen nicht absacken oder anderweitig ausweichen.

EINSTIEGSVARIANTE

Führe die Übung ohne den tiefen Liegestütz aus, bleibe stattdessen für die Drehungen im hohen Stütz.

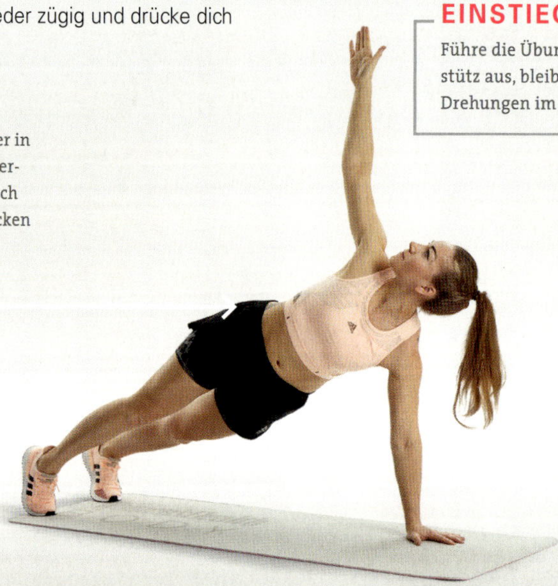

C

- Oben löst du die rechte Hand vom Boden und drehst dich nach rechts auf, bis dein rechter Arm senkrecht nach oben zeigt.
- Drehe dich wieder zurück in den hohen Stütz, dann führst du, wie in Position B beschrieben, wieder einen vollen Liegestütz aus. Im Anschluss drehst du dich dieses Mal zur linken Seite auf, indem du den linken Arm nach oben streckst. Dein Blick folgt jeweils der ausgestreckten Hand. Fahre für den Rest des Satzes wechselseitig fort.

Geeignet für Einsteiger	Abnehmen	Muskelaufbau	Gesundheit	Kraft	Ausdauer	Beweglichkeit
	••••	••••	•••	••••	•••	•••

Umgekehrtes Schulterdrücken

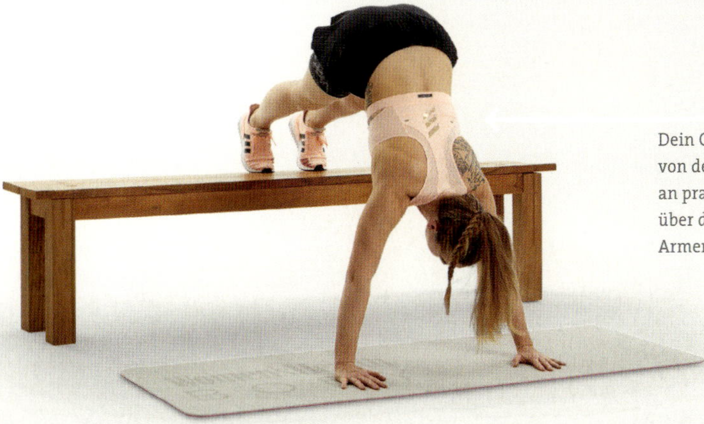

Dein Oberkörper steht von der Startposition an praktisch senkrecht über den gestreckten Armen.

A

- Lege eine Matte vor eine kippsichere Bank oder eine anderweitige, etwa kniehohe Erhöhung wie eine Bettkante. Knie dich auf den Boden davor, stütze dich mit den Händen vorn ab und setze dann deine Füße auf die Erhöhung. Strecke deine Beine und wandere mit den Händen so dicht an die Erhöhung, dass deine Hüfte etwa rechtwinklig gebeugt ist.

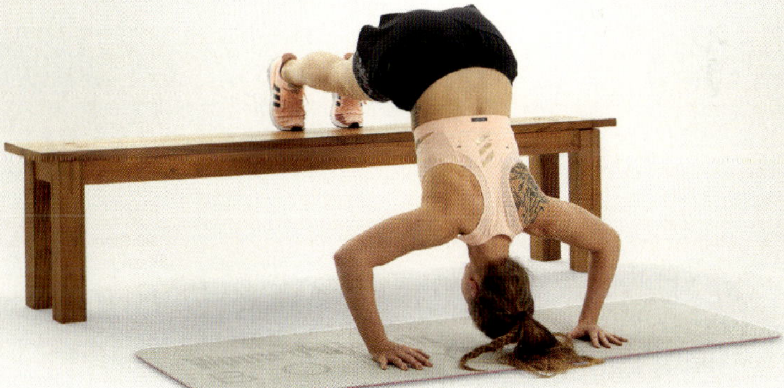

B

- Beuge deine Arme und senke den Oberkörper vorsichtig ab, bis dein Scheitel fast den Boden erreicht.
- Halte die Position kurz, dann drücke dich sauber wieder senkrecht hoch und schließe sofort die nächste Wiederholung an.

EINSTIEGSVARIANTE

Du kannst die Erhöhung weglassen und deine Füße einfach auf den Boden stellen. Dann gehst du mit den Händen im Stütz so nah an die Füße wie du kannst. Dein Po sollte nach oben zeigen, auch wenn du so natürlich nie eine derart steile Position erreichst wie mit Erhöhung.

Geeignet für Fortgeschrittene	Abnehmen	Muskelaufbau	Gesundheit	Kraft	Ausdauer	Beweglichkeit
	•••	•••••	•••	•••••	••	•••

Liegestütze mit Zurückschieben des Pos

(Blast-off Push-ups)

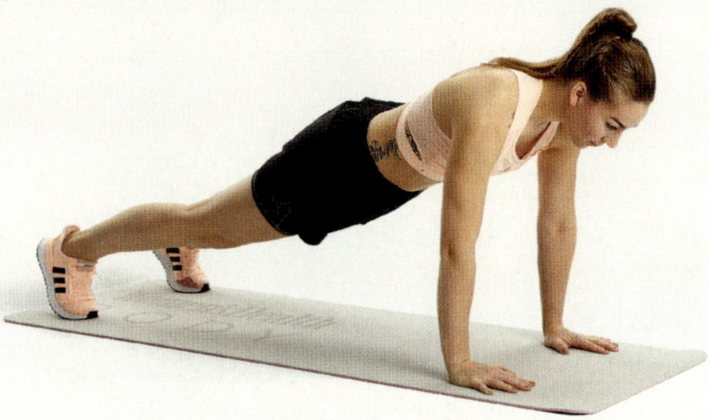

A

- Begib dich auf eine Matte und geh in einen sauberen Liegestütz (siehe Seite 162): Dein Körper ist auf einer geraden Linie ausgerichtet, deine Arme stützen unterhalb der Schultern ab.

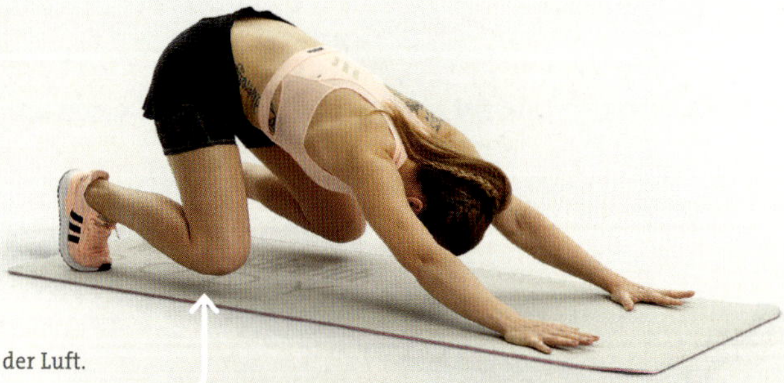

Die Knie bleiben immer in der Luft.

B

- Schiebe deinen Po weit nach hinten, beuge dabei die Knie und lasse Arme, Schultern und den Rücken richtig lang werden.
- Halte kurz, dann schiebe dich zurück in den sauberen Stütz. Führe sofort die nächste Wiederholung aus und vollende den Satz ohne Pause. Du kannst die Übung entweder schnell ausführen (etwa im HIIT-Training) oder auch langsamer, um den Stretch mehr zu betonen.

POWERVARIANTE

Für die eigentlichen »Blast-off Push-ups« gehst du in den tiefen Liegestütz: Das heißt, du schiebst dich aus der Endposition in die tiefe Position des Liegestützes, und von da aus auch wieder zurück.

Geeignet für Fortgeschrittene	Abnehmen	Muskelaufbau	Gesundheit	Kraft	Ausdauer	Beweglichkeit
	•••	•••	••••	•••	•••	••••

Flys im Stütz mit einem Handtuch

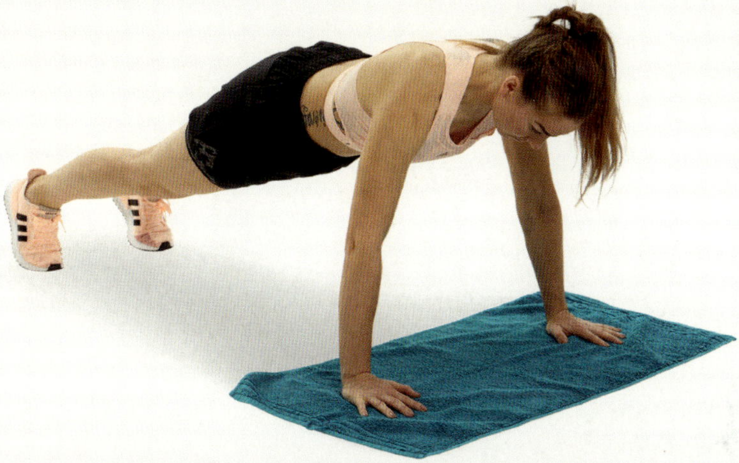

A

- Lege ein nicht zu kleines Handtuch auf einen möglichst glatten Boden (ein Teppich ist ungeeignet) und knie dich davor. Setze deine Hände mehr als schulterbreit auf das Handtuch – je breiter du aufstützt, desto schwieriger wird die Übung.
- Baue Rumpfspannung auf, strecke deine Beine, hebe dein Becken an und komme in einen sauberen Liegestütz, sodass dein Körper von Kopf bis Fuß auf einer geraden Linie ausgerichtet ist.

Achte darauf, dass du zu keiner Zeit deine gestreckte Haltung aufgibst – halte mit Rumpfspannung dagegen.

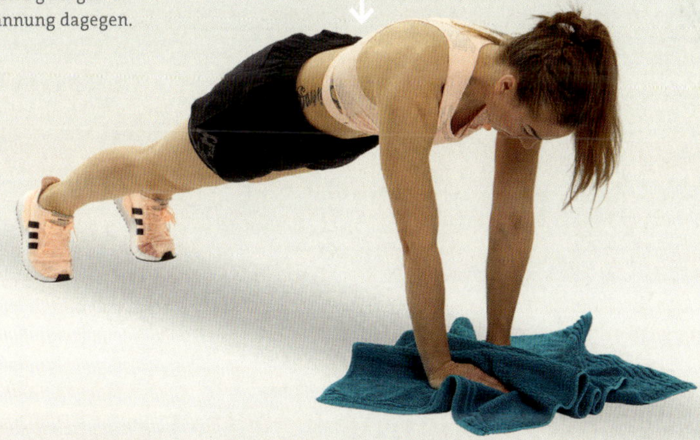

B

- Schiebe deine Arme aus der Kraft der Brust gestreckt zusammen, bis deine Hände mitsamt dem Handtuch zusammenkommen.
- Halte die Spannung kurz, dann drücke deine Arme auf umgekehrtem Wege nach außen, bis das Handtuch wieder gestreckt ist.

ALTERNATIVEN

Anstelle von einem kannst du auch zwei einzelne Handtücher benutzen, ansonsten auch Lappen oder andere rutschfähige Gegenstände. Besonders glatt und mit Vorsicht zu genießen sind Klarsichthüllen für Dokumente, in die du jeweils eine Hand stecken kannst.

Geeignet für Einsteiger	Abnehmen	Muskelaufbau	Gesundheit	Kraft	Ausdauer	Beweglichkeit
	•••	•••	••	••••	•	•

Raubtiergang

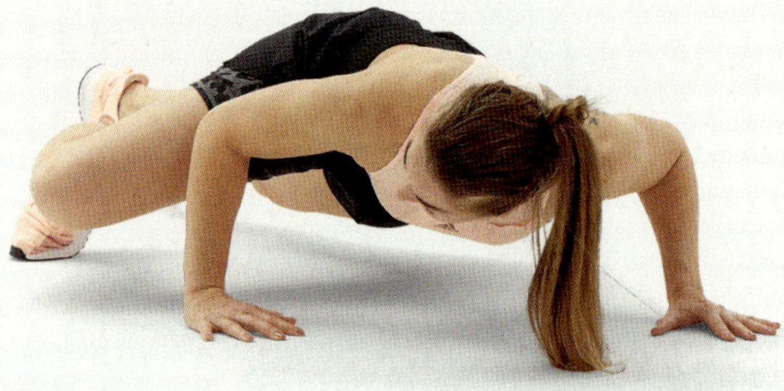

A ▶ Knie die auf den Boden und nimm eine saubere Liegestützposition ein (siehe Seite 162). Beuge deine Arme und gehe in den tiefen Liegestütz – auf dieser Höhe versuchst du fortan zu bleiben, denn das ist die Ebene, auf der du dich fortbewegen sollst wie eine schleichende Raubkatze: Setze also zunächst die linke Hand und den rechten Fuß vor, dann …

Du kannst dich entweder geradlinig wie eine Katze bewegen, oder so – wie hier abgebildet – zusätzliche »Schlängelbewegungen« bei jedem Schritt ausführen, was einen zusätzlichen Aspekt der Beweglichkeit ins Spiel bringt.

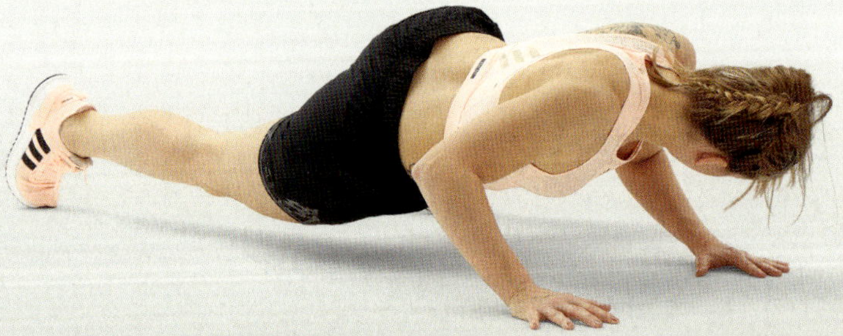

B ▶ … kommen der linke Fuß und die rechte Hand zum Zuge und so weiter. Schleiche auf diese Weise ohne Pause weiter, bis der Satz beendet ist. Arbeite dabei auch mit der Verlagerung deines Körpergewichts, um die schleichenden Schritte zu setzen. Spiele zudem mit den Schrittlängen, der Richtung etc.

▶ Wenn dir die Kräfte versagen, setze kurz die Knie ab und starte dann wieder aus dem hohen Stütz.

POWERVARIANTE

Schleiche im Rückwärtsgang über den Boden.

Geeignet für Fortgeschrittene	Abnehmen	Muskelaufbau	Gesundheit	Kraft	Ausdauer	Beweglichkeit
	●●●●	●●●	●●	●●●●	●●	●●●

Unterarmstütz-Liegestütz-Kombinationen

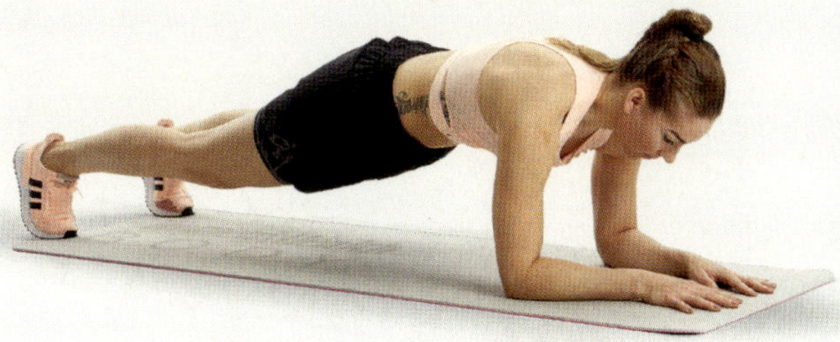

A

- Knie dich auf eine Matte und gehe in einen sauberen Unterarmstütz (siehe Seite 131), bei dem dein Körper von Kopf bis Fuß auf einer gerade Linie ausgerichtet ist und deine Ellenbogen unterhalb der Schultern abstützen.

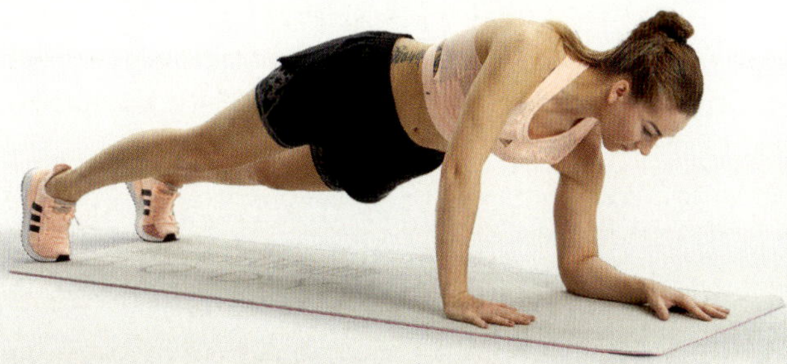

B

- Nimm den rechten Ellenbogen vom Boden und setze dafür die rechte Hand unter der Schulter auf.

Wechsele nach der halben Zeit oder der Hälfte der Wiederholungen die Reihenfolge, in der du die Arme setzt – starte in diesem Beispiel also dann mit dem linken Arm.

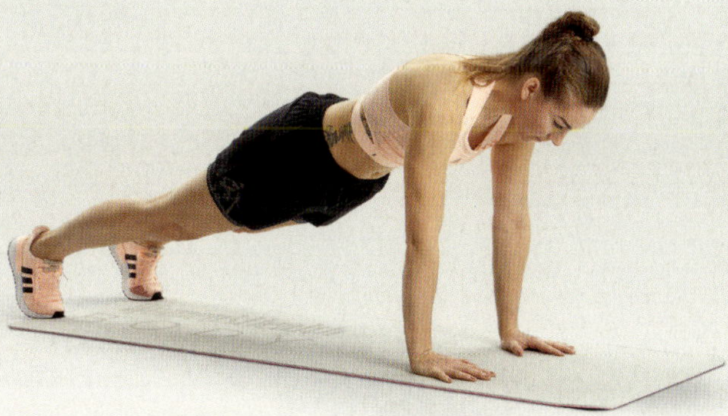

C

- Verlagere dein Gewicht auf die rechte Hand, dann löse auch den linken Ellenbogen von der Matte und setze die linke Hand unter der Schulter auf, sodass du schließlich in einer sauberen Liegestützposition bist (siehe Seite 162).
- Tritt sofort den Weg zurück an: Verlagere das Gewicht wieder auf rechts, löse die linke Hand und setze den linken Ellenbogen auf. Dann verlagerst du dein Gewicht auf links und setzt den rechten Ellenbogen anstelle der rechten Hand auf, bis du wieder im Unterarmstütz bist – das ist eine Wiederholung.
- Deine Hüfte sollte immer in der Linie des Körpers bleiben – sie schiebt zum Beispiel nicht nach oben, wenn du dich hochdrückst.

Geeignet für Einsteiger	Abnehmen	Muskelaufbau	Gesundheit	Kraft	Ausdauer	Beweglichkeit
	●●●●	●●	●●●	●●●	●●●	●●

Dynamische Liegestütz-Vierfüßlerstand-Wechsel

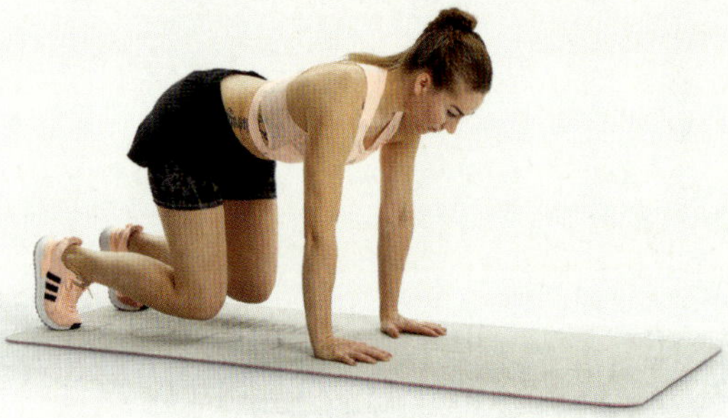

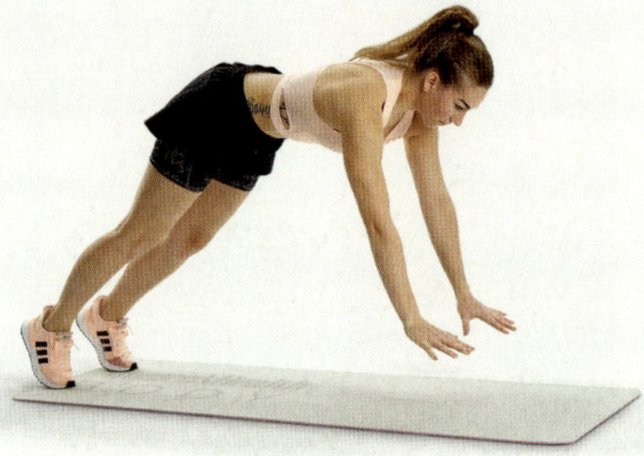

A ▶ Knie dich an einem Ende auf eine Matte (du wirst den Platz nach vorn gleich brauchen) und gehe in den Vierfüßlerstand (siehe Seite 125). Baue Rumpfspannung auf, dann hebe deine Knie an.

B ▶ Drücke dich dynamisch aus Händen und Füßen ab, löse deine Hände dabei vom Boden und drücke deine Beine durch. Mit den Händen bereitest du dich vor auf die bevorstehende Landung im …

Die Füße bleiben immer an Ort und Stelle.

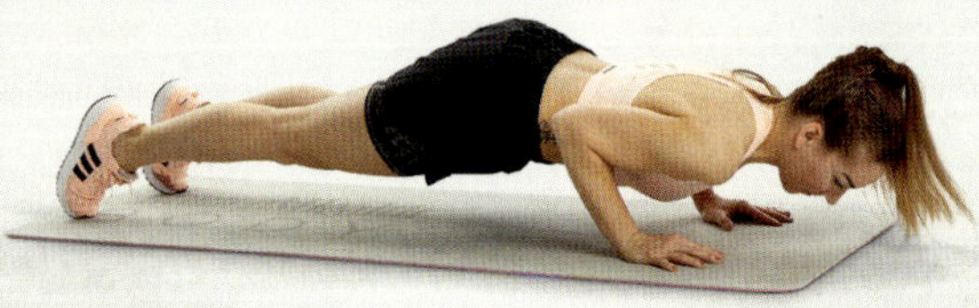

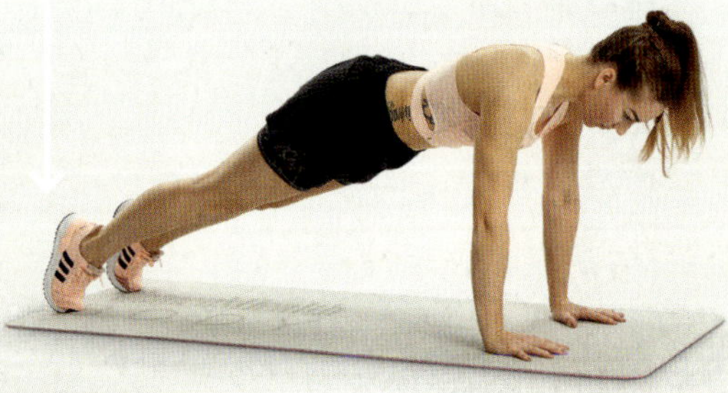

C ▶ … Liegestütz. Die Wucht der Landung federst du ab, indem du gleich in den tiefen Liegestütz gehst. Hier sammelst du dich kurz, dann drückst du dich hoch …

D ▶ … in den hohen Liegestütz. Hier sammelst du nochmals kurz Kräfte, dann drückst du dich – wie in Position B dargestellt – nur aus den Händen im Sprung wieder zurück in die Ausgangsposition A. Das ist eine Wiederholung.

▶ Schließe weitere Wiederholungen direkt an. Versuche, die Knie für den Rest des Satzes nicht mehr abzusetzen. Wenn es nicht anders geht, dann stelle sie aber zwischendurch kurz ab.

Geeignet für Fortgeschrittene	Abnehmen	Muskelaufbau	Gesundheit	Kraft	Ausdauer	Beweglichkeit
	●●●●	●●●	●●	●●●●	●●●	●●●

Wall Climbs

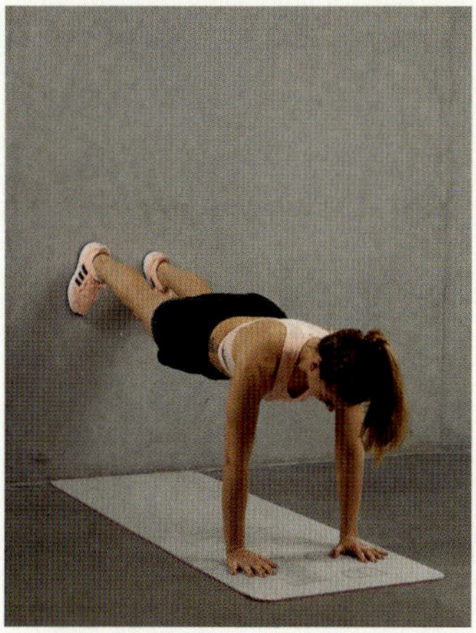
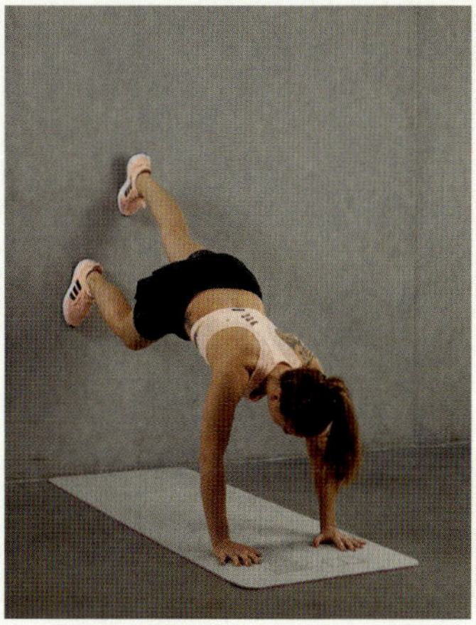
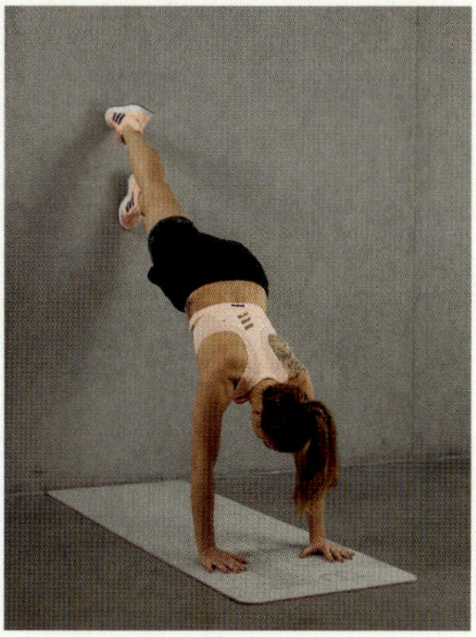

A
- Lege eine Matte mit der kurzen Seite an eine Wand. Knie dich etwa einen halben Meter entfernt mit dem Rücken zur Wand hin. Setze die Hände vor dir schulterbreit auf, dann baue Körperspannung auf.
- Drücke die Fußsohlen so an die Wand, dass du in einen Wand-Liegestütz kommst, bei dem dein Körper auf einer waagerechten Linie gestreckt ist und deine Arme senkrecht unter den Schultern stehen.

B
- Nun kannst du die Wand hinaufgehen: Drücke aus den Armen mehr Gewicht Richtung Wand, dann setze mit links einen Schritt nach oben. Setze die Hände etwas nach, näher an die Wand, dann setze den nächsten Schritt …

C
- … mit dem rechten Fuß. Versuche, dein Becken immer zwischen Oberkörper und Oberschenkel gerade zu halten und nicht in der Hüfte abzuknicken. Fahre fort, indem du abwechselnd die Hände ein bisschen näher an die Wand setzt und mit den Füßen kleine Schritte die Wand hinaufgehst, bis du …

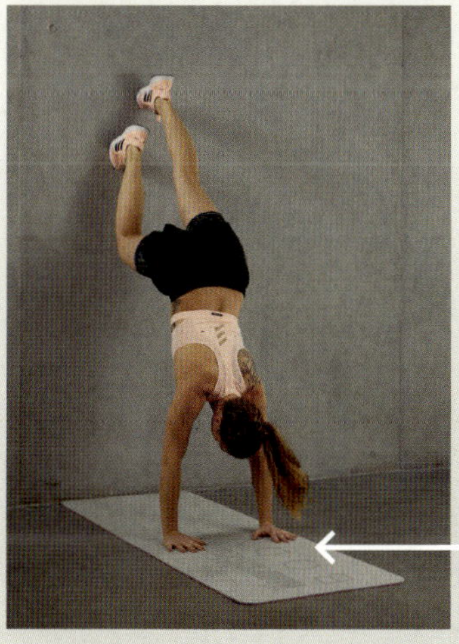
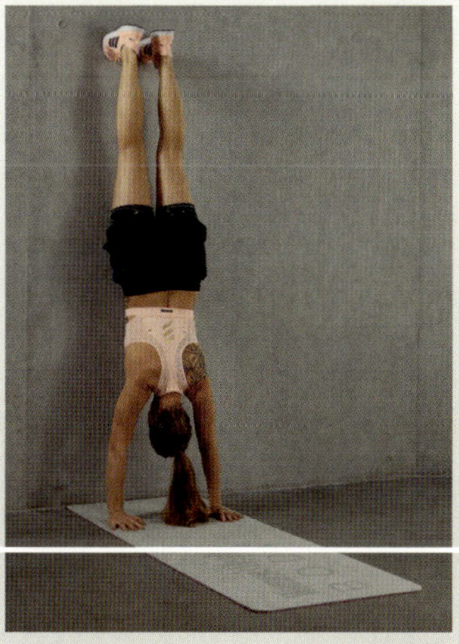

Wenn du noch nicht so Handstand-erfahren bist, gehe nicht zu dicht an die Wand – ansonsten kann es passieren, dass du das Gleichgewicht verlierst und womöglich rücklings zu Boden krachst..

D
- …. schon fast im Handstand bist. Nähere dich die letzten Zentimeter langsamer und in kleineren Schritten der Wand an, bis du schließlich …

E
- …. im Handstand angekommen bist – Glückwunsch! Halte diesen kurz, dann bewege dich auf gleichem Wege zurück in den Wand-Liegestütz.
- Unten kannst du entweder sofort wieder nach oben marschieren, oder du löst kurz auf, kniest dich hin und schüttelst dich aus, bevor du weitere Wiederholungen anschließt.

Geeignet für Fortgeschrittene	Abnehmen	Muskelaufbau	Gesundheit	Kraft	Ausdauer	Beweglichkeit
	●●●	●●●●●	●●●	●●●●●	●●	●●●●

Einarm-Handstand

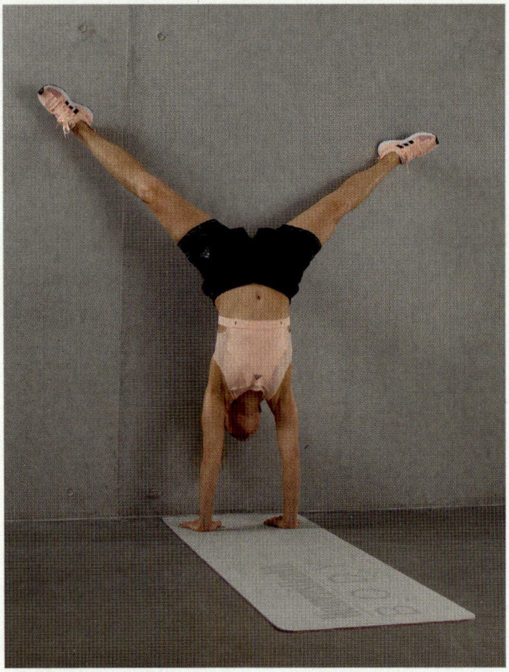

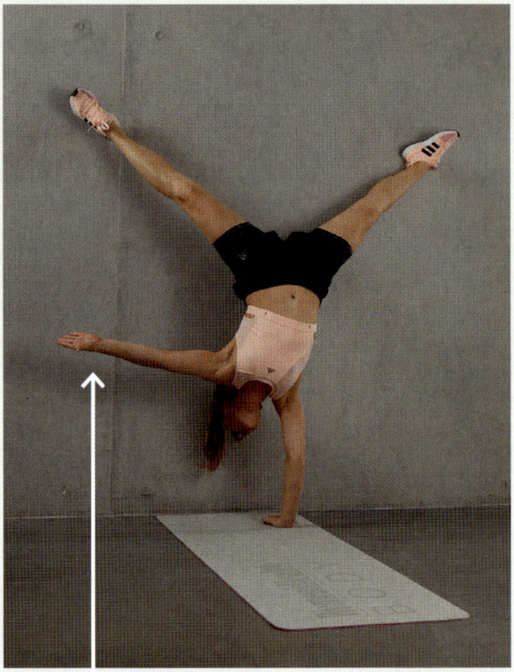

Es kann gut sein, dass du deine Spielhand immer wieder schnell aufsetzen musst, da du dich erst an die Gewichtsverteilung gewöhnen musst. Nur nicht nervös werden: Das ist völlig normal und macht nichts.

A

- Lege eine Matte mit der kurzen Seite vor eine Wand. Dann folge den Handstand-Anweisungen auf Seite 176, um in eben diesen Handstand an der Wand zu kommen. Überlege vorher, wo du die Hände hinsetzen möchtest: Für einen sauberen Handstand sollten sie nicht zu weit weg von der Wand sein, aber sie können auch nicht direkt an der Wand aufsetzen. Idealer Abstand sind etwa ein bis zwei handbreit zur Wand.
- Wenn du dich aufgeschwungen hast, finde deine Balance, dann spreize die Beine gestreckt auseinander, damit du gleich deinen Körperschwerpunkt besser steuern kannst.

B

- Verlagere vorsichtig das Gewicht auf deine rechte Hand (im Idealfall schaffst du den einarmigen Handstand mit beiden Händen – notfalls nur mit deiner Schokoladenseite) und löse die linke Hand vom Boden.
- Wenn du eine sichere Position hast, hebe deinen linken Arm weiter hoch an und versuche, für einige Sekunden den Stand zu halten.
- Setze die linke Hand wieder auf den Boden. Wenn du es schaffst, hebe nun auch die rechte Hand an. Du kannst aber auch erst einmal den Handstand auflösen, indem du die Füße wieder zusammenbringst und dich auf die Matte abschwingst.

ALTERNATIVE

Du kannst auch andersherum an die Wand herangehen und diesen einarmigen Handstand mit den Wall Climbs auf der Seite zuvor kombinieren.

Geeignet für Fortgeschrittene	Abnehmen	Muskelaufbau	Gesundheit	Kraft	Ausdauer	Beweglichkeit
	●●	●●●●	●●●	●●●●●	●	●●●●

Hockstütz

(Krähe)

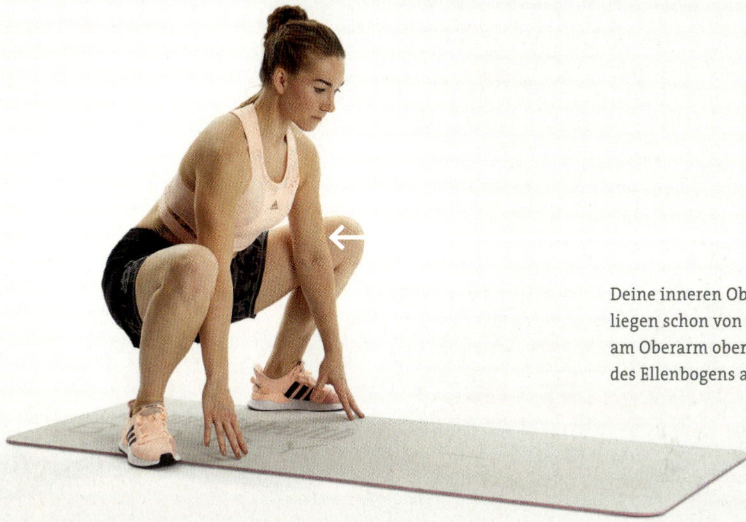

Deine inneren Oberschenkel liegen schon von außen am Oberarm oberhalb des Ellenbogens an.

A

- Hocke dich über eine Matte: Deine Füße stehen etwas breiter auseinander auf den Außenkanten der Matte, damit du deine Arme gleich mittig senkrecht auf die Matte setzen kannst.
- Baue Körperspannung auf, dann …

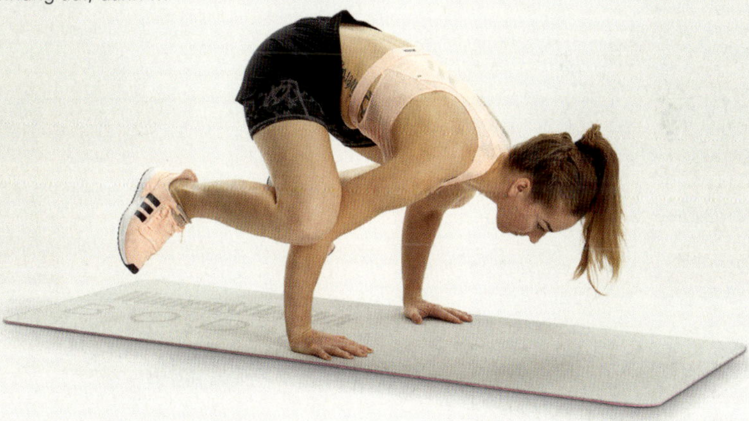

B

- … setze deine Hände schulterbreit auf die Matte, drücke die inneren Oberschenkel gegen die Oberarmaußenseiten und kippe den Körper langsam nach vorn, bis der Großteil des Gewichtes auf deinen Händen ruht. Die Arme sind leicht gebeugt.
- Verlagere das Gewicht vorsichtig weiter nach vorn, bis du die Füße vom Boden lösen kannst und schließlich nur noch auf den Händen stützt.
- Versuche, diese Position solange wie möglich, in jedem Fall für einige tiefe Atemzüge, zu halten. Finde dabei deine (innere) Balance.
- Wenn du auflösen musst, komme sanft wieder auf die Füße, schüttele dich aus und versuche dich an weiteren Wiederholungen. Falls du Angst um deinen Kopf hast, kannst du dir für die Übung weiter vorn auch ein Kissen platzieren, falls du doch mal vorkippen solltest. Das ist aber bei weitem nicht so dramatisch wie etwa bei einem Handstand.

Geeignet für Fortgeschrittene	Abnehmen	Muskelaufbau	Gesundheit	Kraft	Ausdauer	Beweglichkeit
	••	••	•••	•••	•	•••

Handstand

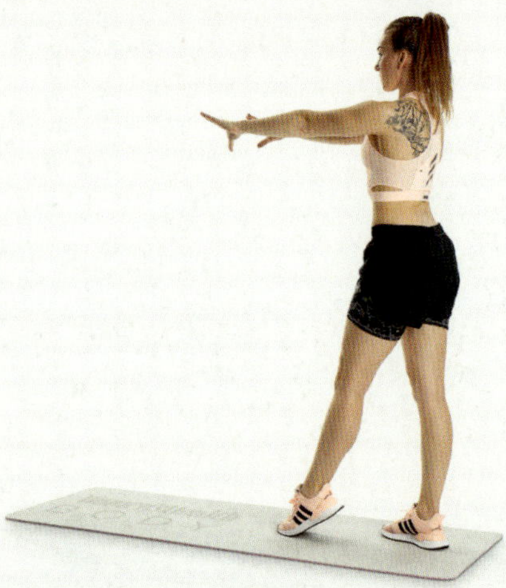

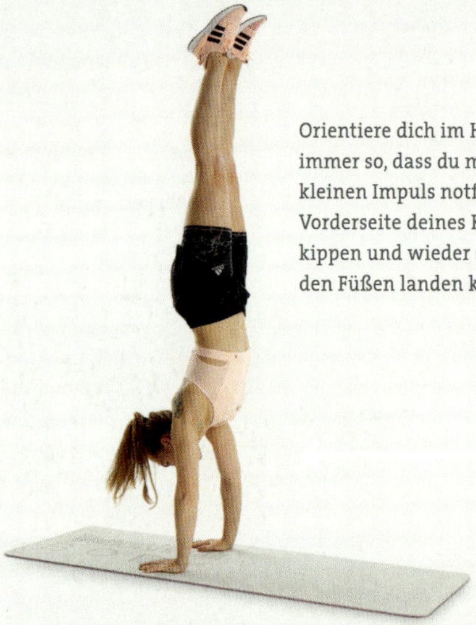

Orientiere dich im Handstand immer so, dass du mit einem kleinen Impuls notfalls zur Vorderseite deines Körpers abkippen und wieder sicher auf den Füßen landen kannst.

A

- Stelle dich auf eine Matte und baue Körperspannung auf. Präpariere dich für das Aufsetzen der Hände und den nachfolgenden Schwung in den Handstand, indem du etwa die Arme nach vorn streckst und das Aufsetzen mit den Händen visualisierst.

B

- Kippe deinen Körper nach vorn und setze deine Hände relativ dicht vor dir auf den Boden – wenn du sie zu weit von dir weg (hier als Beispiel am Mattenende) aufsetzt, ist der Hebel zu groß und du kommst mit den Beinen niemals hoch genug.
- Der Rest des Bewegungsablaufs ist eine Frage der Erfahrung: Dein Schwung muss groß genug sein, damit du in den Handstand gelangst. Er darf aber auch nicht zu groß sein, damit du nicht hintenüber schlägst. Aus diesem Grunde ein wichtiger Hinweis für alle Einsteigerinnen: Beginne deine Handstandversuche unbedingt an einer Wand (siehe Einstiegsvariante)! Auch die Art und Weise, in welcher Form erst ein Bein – angewinkelt oder nicht – oder beide Beine gleichzeitig als Schwungmasse genutzt werden, ist individuell unterschiedlich. Hier gibt es nicht nur die eine perfekte Lösung. Probiere dich selbst aus.
- Wenn du es geschafft hast, halte den Handstand solange wie möglich, bewahre dir aber noch die Kraft für einen sauberen Abschwung. Lege weitere Wiederholungen bei Bedarf nach und baue so deine Sicherheit immer weiter aus.

ALTERNATIVEN

Es gibt natürlich noch andere Wege, in den Handstand zu gelangen: Einige stützen ihre Hände bereits vorher aus dem Stand auf dem Boden ab. In der Form setzt du die Füße dann näher an die Hände, winkelst ein Schwungbein in der Luft an, drückst dich aus dem anderen Fuß ab und streckst dann die Beine in die Luft.

EINSTIEGSVARIANTE

Als Einsteigerin in das Handstandtraining trainierst du zunächst an einer Wand, vor die du dich frontal stellst und an die du dich heranschwingst, um im Idealfall deine Fersen am Ende leicht an die Wand zu lehnen. Auf diese Weise kannst du in Ruhe mit der freien Balancearbeit spielen – und wenn du doch mal von der Wand wegkippen solltest, setzt du einfach schnell mit den Füßen auf.

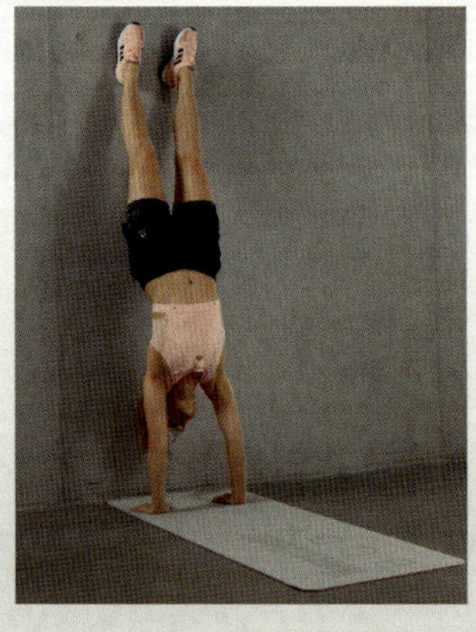

Geeignet für Fortgeschrittene	Abnehmen	Muskelaufbau	Gesundheit	Kraft	Ausdauer	Beweglichkeit
	●●●	●●●●	●●●	●●●●●	●	●●●●

Hohe Rückenbrücke

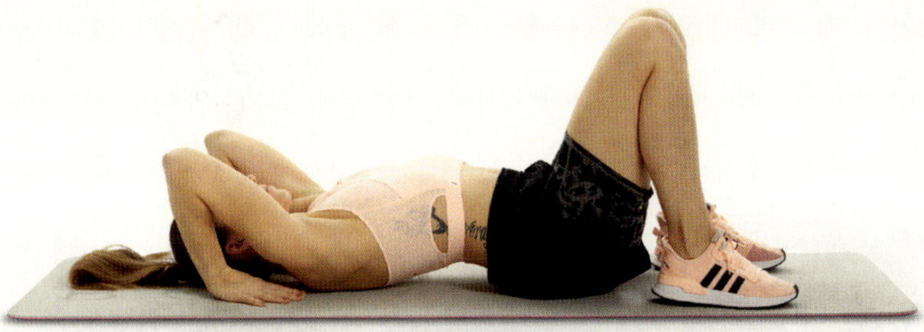

A ▶ Lege dich mit dem Rücken auf eine Matte. Stelle deine Fersen hüftbreit nah am Gesäß auf, dann beuge deine Arme und setze deine Handflächen neben den Ohren auf – die Ellenbogen zeigen parallel über den Kopf. Baue Körperspannung auf, dann…

Die Ausrichtung der Hand kann individuell unterschiedlich sein: Nicht alle schaffen es, die Finger – wie auf den Bildern gezeigt – Richtung Füße zeigen zu lassen. Sie dürfen auch etwas mehr nach außen zeigen

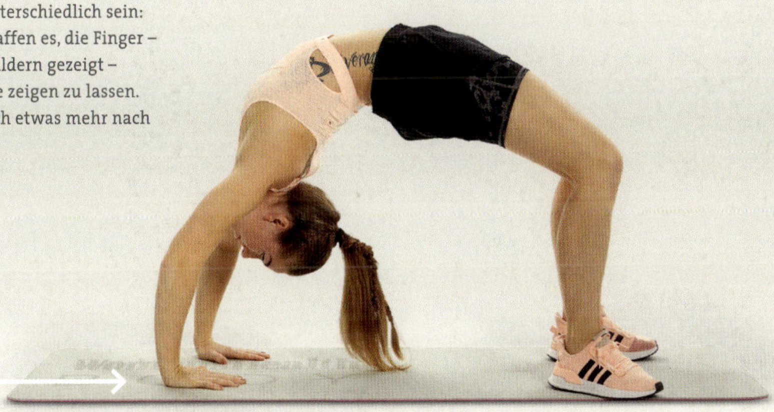

B ▶ … drücke dich aus den Händen und Füßen nach oben in eine Art umgekehrten Liegestütz, die (hohe) Brücke, die auch aus dem Yoga bekannt ist. Wölbe deinen Bauch nach oben und mache die vordere Körperseite richtig lang. Halte die Knie zusammen und deinen Kopf sowie die Halsmuskulatur möglichst entspannt.

▶ Verweile für ein paar tiefe Atemzüge in der Brücke, dann lasse dich kontrolliert wieder herab, ohne auf die Matte zu plumpsen. Ohne die Körperspannung komplett aufzugeben, schließt du die nächste Wiederholung an.

POWERVARIANTE

Strecke die Füße und steige auf die Zehenspitzen.

Geeignet für Fortgeschrittene	Abnehmen	Muskelaufbau	Gesundheit	Kraft	Ausdauer	Beweglichkeit
	●●●	●●●	●●●	●●●●	●	●●●●

Dips an einer Erhöhung

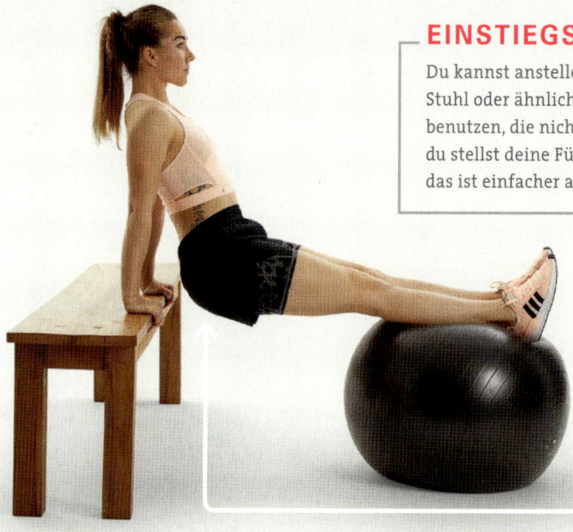

EINSTIEGSVARIANTEN

Du kannst anstelle des Gymnastikballs auch einen Stuhl oder ähnliche Dinge für die Ablage deiner Beine benutzen, die nicht so instabil wie der Ball sind. Oder du stellst deine Füße einfach auf dem Boden ab – auch das ist einfacher als mit erhöhten Beinen.

Dein Po hängt knapp neben der Stützkante, damit er beim Beugen der Arme problemlos senkrecht dicht an der Erhöhung nach unten sinken kann.

A

- Schnappe dir einen Gymnastikball und lege ihn vor eine stabile, etwa kniehohe Erhöhung, zum Beispiel eine Bank, eine feste Bettkante oder Ähnliches.
- Stütze dich rücklings mit den Händen schulterbreit auf der Erhöhung ab, dann lege deine Unterschenkel auf dem Gymnastikball ab – rolle ihn dazu in die richtige Position. Arme und Beine sind nun gestreckt. Richte auch deinen Oberkörper nochmals gerade auf und überprüfe deine ausreichende Rumpfspannung.

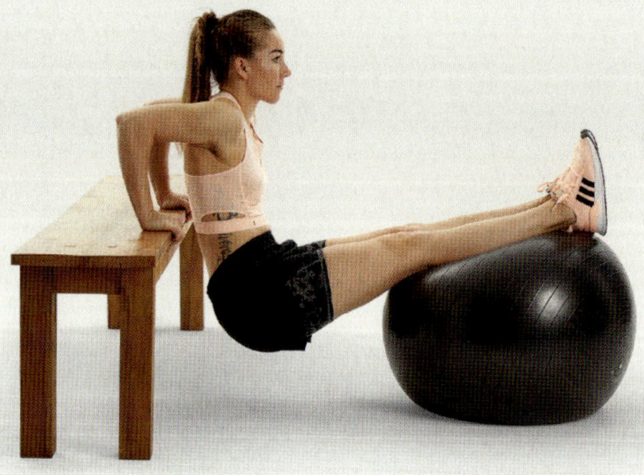

B

- Beuge nun deine Arme, bis deine Ellenbogen rechtwinklig gebeugt sind. Der Oberkörper bleibt gerade, die Beine bleiben gestreckt, die Ellenbogen wandern nicht auseinander.
- Halte die Spannung unten für ein, zwei Sekunden, dann drücke dich zügig aber kontrolliert wieder nach oben, von wo du sofort die nächste Wiederholung anschließt.

POWERVARIANTEN

- Du kannst bei jeder Form derartiger Dips ein Bein dauerhaft gestreckt anheben – der Effekt der Asymmetrie macht die Übung komplexer.
- Führe die Übung mit einem Schlingentrainer aus: Dazu stellst du die Griffe etwa hüfthoch ein, fasst jeden rücklings mit einer Hand von oben und streckst deine Beine vor – entweder mit den Füßen auf dem Boden oder auf eine Erhöhung. Die instabilen Gurte sind für die Arme eine riesige Herausforderung, die Übung wird so ungleich schwerer. Und wenn du für die Beine noch einen Gymnastikball nimmst, hast du die höchste Schwierigkeitsstufe erreicht.

Geeignet für Einsteiger	Abnehmen	Muskelaufbau	Gesundheit	Kraft	Ausdauer	Beweglichkeit
	●●●	●●●●	●●	●●●●	●●	●●

Klimmzüge im Untergriff

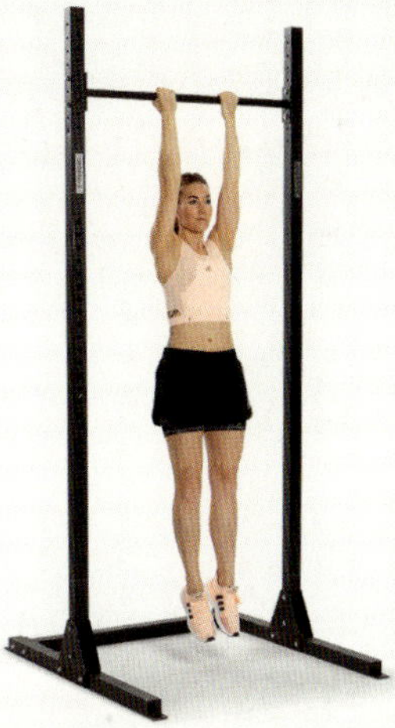

Halte den Kopf entspannt – es gibt keinen Grund, das Kinn hier nach oben zu strecken.

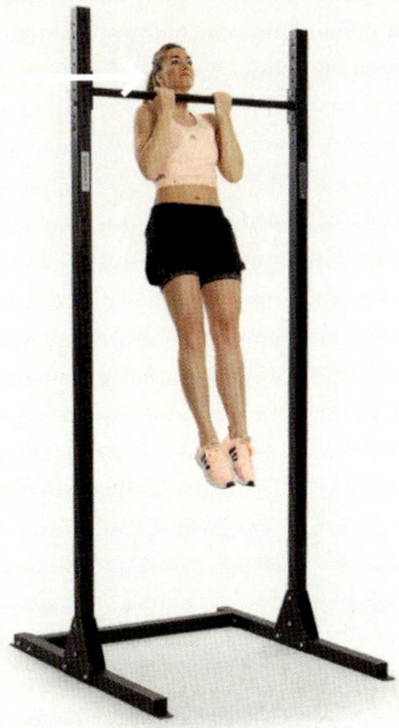

A
- Baue Körperspannung auf, dann springe an eine Klimmzugstange und packe schulterbreit zu: Deine Daumen zeigen dabei nach außen (der sogenannte Untergriff). Lasse deine Beine frei hängen.

B
- Ziehe dich möglichst ohne zusätzliche Körperbewegungen gerade und relativ zügig nach oben, bis deine Schultern etwa auf Höhe der Hände sind und dein Kinn die Stange passiert hat.
- Halte kurz, dann lasse dich wirklich kontrolliert wieder gerade herab – in einem möglichst gleichmäßigen Tempo, bei dem du nicht nach unten in die Streckung »schlägst«.
- Wenn du es schaffst, bleibe hängen und führe weitere Wiederholungen durch. Ansonsten springe kurz auf den Boden, schüttele dich aus und setze dann zu einer neuen Wiederholung an.

EINSTIEGSVARIANTEN

Klimmzüge sind komplex – und viele Frauen tun sich schwer, überhaupt nur einen davon zu machen. Folgend findest du ein paar Einsteigervarianten, an denen du dich probieren kannst. Wenn du diese regelmäßig in dein Training einbaust, könntest du nach einigen Wochen deinen ersten Klimmzug schaffen.

Schritt 1: Halte dich im freien Hang solange wie möglich. Wenn du mehr als 30 Sekunden oder gar eine Minute schaffst, hast du schon eine erste Kraftbasis gelegt.

Schritt 2: Jetzt gewöhnst du deine Muskulatur an die Arbeit: Springe in die oberste Position, dann lasse dich so langsam wie möglich herab. Lasse dich auch hier nicht in deine Gelenke fallen. Bei diesen »negativen« Klimmzügen machst du dir die Tatsache zunutze, dass deine Muskulatur in der exzentrischen Belastungsphase (wenn der Muskel wieder gestreckt wird) leistungsfähiger ist als in der konzentrischen.

Schritt 3: Zuletzt kommt die schwierigste Hürde, der Weg nach oben. Nutze dafür entweder einen Trainingspartner, der dir auf dem Weg nach oben hilft und nachschiebt. Runter lässt du dich dann wie in Schritt 2 beschrieben allein. Wenn kein Partner in Sicht ist, nutze ein Deuserband (siehe Seite 42), das du oben an der Stange festschlingst (steck die Schlaufe einmal durch sich selbst) und dann mit einem Fuß in die runterhängende Schlaufe steigst – der Gummizug erleichtert dir das Hochkommen.

POWERVARIANTE

Klimmzüge im Obergriff

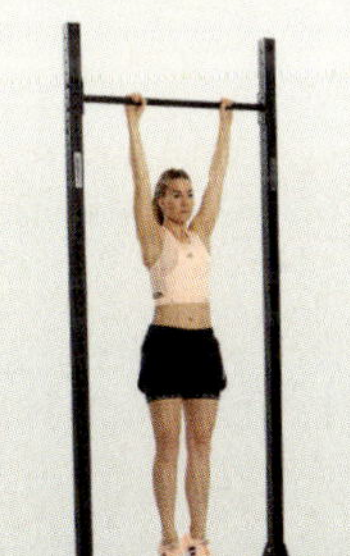

Bei dieser Variante greifst du schulterbreit im Obergriff an die Stange: Dabei zeigen die Daumen zueinander. Diese Griffform ist für viele schwerer auszuführen, denn hier arbeitet fast ausschließlich die Rückenmuskulatur, während bei der Variante im Untergriff auch der Bizeps an der Bewegung beteiligt ist – auch wenn der Armbeuger bei dir nicht ausgeprägt ist, ist sein Effekt beim Klimmzug nicht zu unterschätzen.

Geeignet für Fortgeschrittene	Abnehmen	Muskelaufbau	Gesundheit	Kraft	Ausdauer	Beweglichkeit
	●●●●	●●●●●	●●●	●●●●●	●●	●●

Klimmzüge im Hammergriff

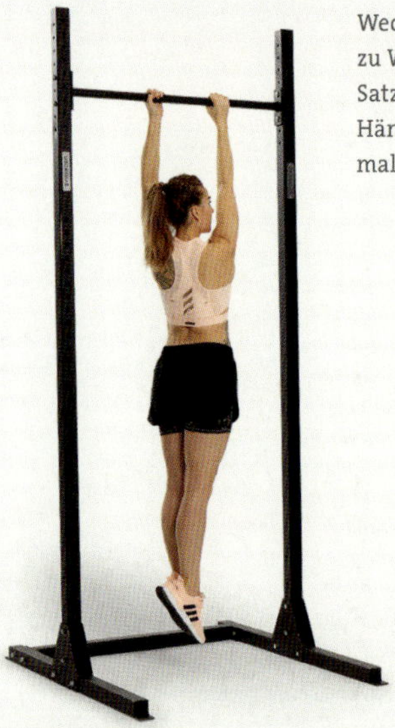

Wechsele von Wiederholung zu Wiederholung oder von Satz zu Satz die Stellung der Hände: mal ist die eine vorn, mal die andere.

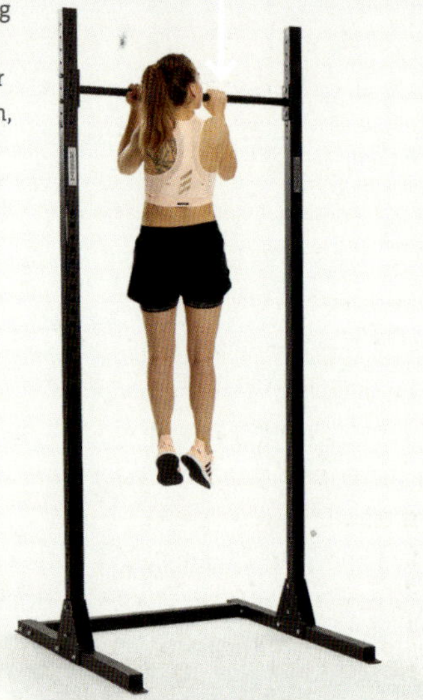

A

- Eine weitere Griffmöglichkeit bei Klimmzügen, die vielen Handgelenken entgegenkommt (insbesondere der Untergriff zwingt deine Hände in eine eher unnatürliche Haltung, die manche für unangenehm empfinden), ist der sogenannte Hammergriff. Bei diesem zeigen die Handflächen zum Körper, die Daumen stehen also parallel. Das geht – wie hier abgebildet – an einer Stange, indem du die Hände etwa schulterbreit voreinander setzt. Alternativ gibt es auch hängende Bügel oder parallel verlaufende Stangen, bei denen du die Hände wirklich nebeneinanderhalten kannst.
- Der Ablauf ist derselbe wie bei den Klimmzügen auf der Seite zuvor beschrieben: Du baust Körperspannung auf, springst an die Stange, dann …

B

- … beugst du deine Arme und ziehst dich nach oben, bis dein Kinn etwa auf Höhe der Stange ist. Auch hier ist das kontrollierte Herablassen wichtig.

POWERVARIANTE

Wem das eigene Körpergewicht nicht genug ist, der kann sich einen beliebig schwer bepackten Rucksack auf den Rücken setzen und damit Klimmzüge ausführen. Das geht bei jeder vorgestellten Griffvariante. Und selbstverständlich kannst du dich mit dem Rucksack auch einfach hängen lassen, um zum Beispiel deine Griffkraft zu verbessern.

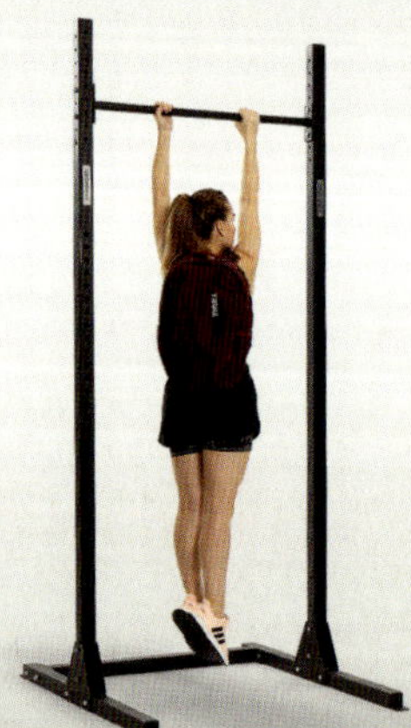

Geeignet für Fortgeschrittene	Abnehmen	Muskelaufbau	Gesundheit	Kraft	Ausdauer	Beweglichkeit
	●●●●	●●●●●	●●●	●●●●●	●●	●●

Klimmzug-Halten mit Handtuch

AUSFÜHRUNG

- Apropos Griffkraft: Klimmzüge an einem oder zwei Handtüchern (alternativ auch an anderen tuchartigen Strukturen wie Klettertüchern, aber auch Seilen) erfordern ein hohes Maß an Kraft in den Unterarmen. Insbesondere Kletterer nutzen diese Trainingsmöglichkeit, um mit mehr Leichtigkeit und Kraft ihren Sport ausüben zu können.
- Lege einfach ein Handtuch über die Stange und fasse mit den Händen an jeweils ein Ende.
- Baue Körperspannung auf, dann nimm die Füße vom Boden und lasse dich hängen. Ziehe die Knie an, das aktiviert die Rumpfmuskulatur.
- Diese Position kannst du einfach halten (du wirst sicher bald deine Unterarme spüren), oder – wie auf den Seiten zuvor beschrieben – dich im Klimmzug nach oben ziehen. Versuche dann, mit dem Kopf auf Höhe der Hände zu gelangen.

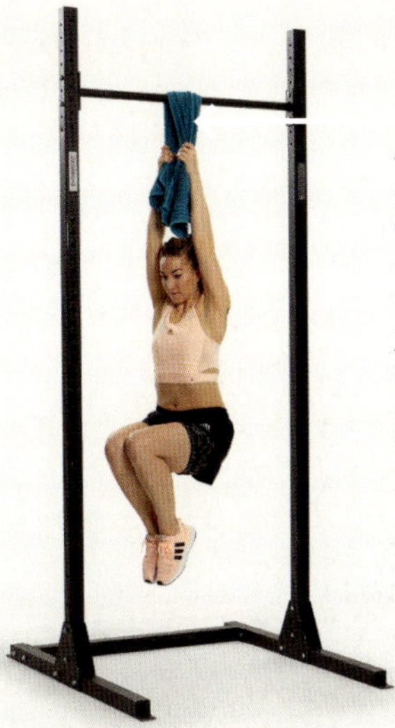

Alternativ kannst du auch zwei Handtücher etwa schulterbreit auseinander über die Stange legen, eins für jede Hand. Das macht den Griff noch etwas schwerer, da du mehr Tuch zusammendrücken musst.

Geeignet für Einsteiger	Abnehmen	Muskelaufbau	Gesundheit	Kraft	Ausdauer	Beweglichkeit
	•••	••••	•••	•••••	••	•

Klimmzüge im Sitzen mit dem Schlingentrainer

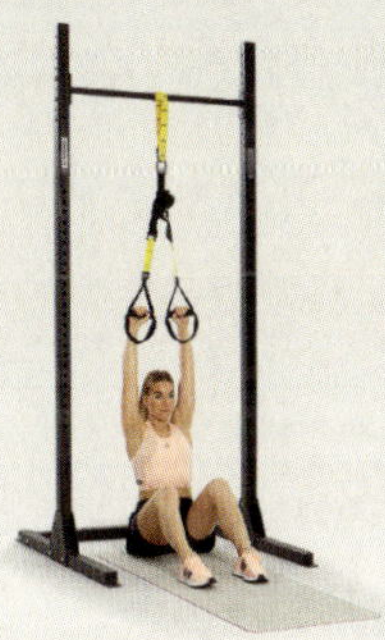

Die Hände gehen bei dieser Übung naturgemäß auseinander, damit dein Kopf an ihnen vorbeiziehen kann. Lasse die Ellenbogen nach außen wandern und halte schön deine Schulterblätter aktiv hinten unten zusammen.

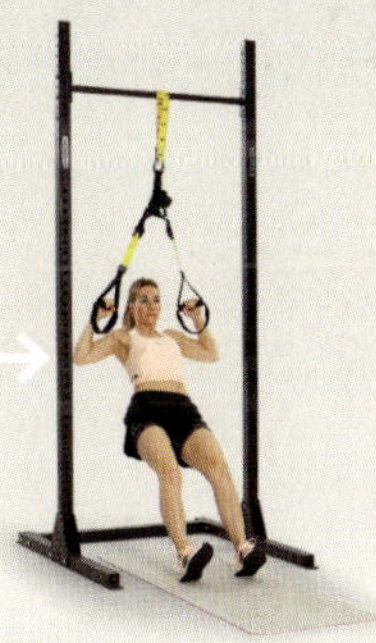

A
- Lege eine Matte unter die Aufhängung und stelle die Griffe des Schlingentrainers etwa auf Brusthöhe ein. Setze dich unterhalb der Gurte auf die Matte, hebe deine Arme und fasse die Griffe von unten im Obergriff (die Daumen zeigen zueinander).
- Stelle deine Füße auf, sodass die Knie etwa rechtwinklig gebeugt sind, und baue Körperspannung auf.

B
- Ziehe dich an den Griffen nach oben, bis dein Kinn auf Höhe der Hände ist. Deine Füße stehen auf den Fersen, die Beine sind annähernd gestreckt – haben bei der Ausführung aber nicht mitgeholfen.
- Halte die Spannung für ein paar Sekunden, dann lasse dich kontrolliert wieder herab.
- Im Idealfall schaffst du es, dein Gesäß jetzt nicht wieder abzusetzen, sondern aus dem Hängen heraus die nächste Wiederholung anzuschließen. Falls das (noch) nicht gelingt, setze dich bei Bedarf oder nach jeder Wiederholung kurz ab.

Geeignet für Einsteiger	Abnehmen	Muskelaufbau	Gesundheit	Kraft	Ausdauer	Beweglichkeit
	••••	••••	•••	••••	••	••

Hängendes Rudern

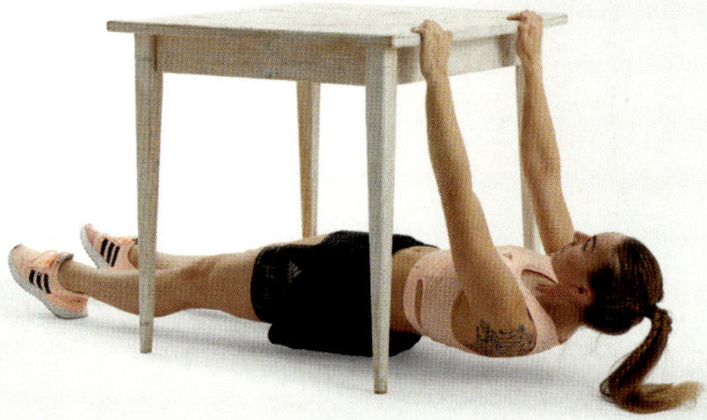

A

- Setze dich vor die Stirnseite eines stabilen Tisches auf den Boden, dann fasse von unten schulterbreit an die Tischkante und schiebe die Beine gestreckt unter den Tisch, bis deine Arme etwa senkrecht hängen.
- Baue Körperspannung auf, dann hebe deinen Po an und bringe deinen Körper auf eine gerade Linie von Kopf bis Fuß. Du hast nun während des gesamten Satzes nur noch mit den Fersen Bodenkontakt.

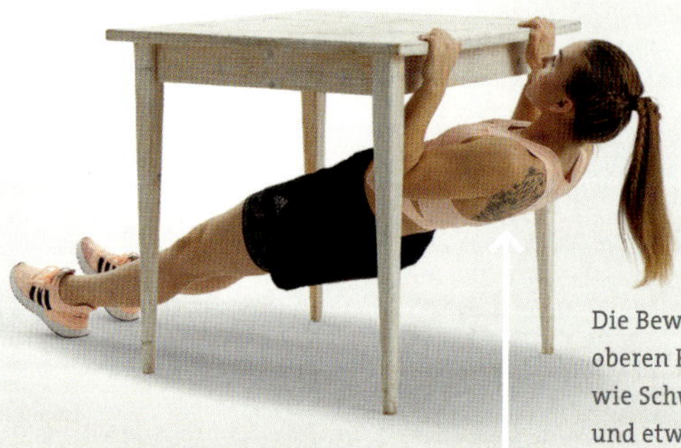

Die Bewegung kommt ausschließlich aus dem oberen Rücken und den Armen – vermeide, irgendwie Schwung aus dem Körper aufbauen zu wollen und etwa deine Hüfte hochzudrücken.

B

- Ziehe dich nach oben, bis deine Brust fast die Tischkante berührt. Die Ellenbogen bleiben dicht am Körper, dein Körper gerade wie ein Brett.
- Halte die Spannung oben für ein paar Sekunden, dann lasse dich langsam kontrolliert wieder herab, bis die Arme wieder gestreckt sind. Gib zu keiner Zeit die gerade Körperhaltung auf.

POWERVARIANTEN

Wenn dich die Übung nicht (mehr) fordert, greife zu diesen Maßnahmen:

- Hebe ein Bein dauerhaft gestreckt an (siehe dazu auch die gegenüberliegende Seite).
- Platziere deine Fersen auf einer Erhöhung, zum Beispiel einem Hocker oder einem Gymnastikball. Die annähernd waagerechte Position erfordert mehr Körperspannung und Zugarbeit.
- Führe die Übung mit nur einem Arm durch. Dabei muss dein Rumpf stark arbeiten, um den Körper waagerecht zu halten und nicht zur Seite abkippen zu lassen. Da hier auch deine Schulter massiv gefordert ist, solltest du wirklich gut trainiert sein und keine Beschwerden in diesem Bereich haben.

Geeignet für Einsteiger	Abnehmen	Muskelaufbau	Gesundheit	Kraft	Ausdauer	Beweglichkeit
	••••	••••	•••	••••	••	••

Hängendes Rudern am Schlingentrainer

auf einem Bein

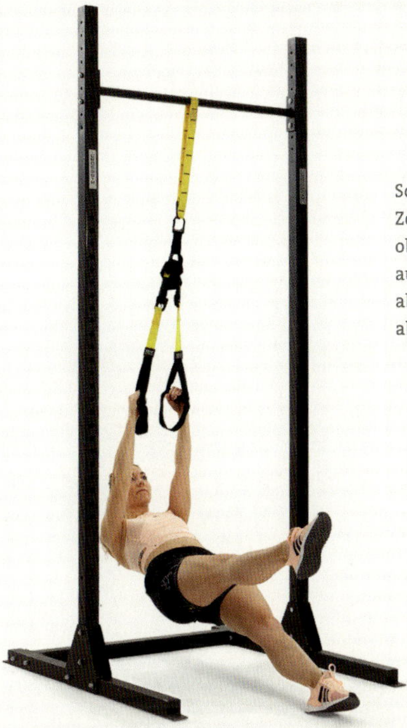

Schiebe zu keiner Zeit die Hüfte nach oben und lasse sie auch nicht zur nicht abgestützten Seite absacken.

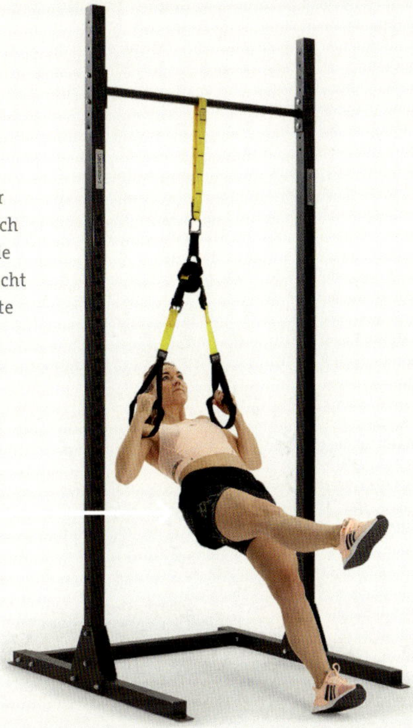

A

- Stelle die Schlaufen eines Schlingentrainers brusthoch ein. Fasse mit jeder Hand einen Griff, gehe in die Knie und schreite soweit vor, bis dein Kopf etwa unterhalb der Aufhängung ist.
- Baue Körperspannung auf, dann strecke deine Beine aus und hebe die Hüfte, sodass dein Körper auf einer geraden Linie ausgerichtet ist und du auf deinen Fersen stehst. Ziehe die Schulterblätter nach hinten unten und halte deine Arme gestreckt.
- Hebe das rechte Bein gestreckt an und halte es dort für die Dauer des Satzes.

B

- Ziehe dich nach oben, bis deine Brust auf Höhe der Griffe ist. Halte die Ellenbogen am Körper und bewahre die gerade Linie von Kopf bis Fuß.
- Halte die Spannung für ein, zwei Sekunden, dann lasse dich kontrolliert zurück in die Startposition, ohne den Körper abzulegen.
- Im nächsten Satz wechsele die Beine. Andere Möglichkeit: Vor jedem Hochziehen wechselst du die Beine.

EINSTIEGSVARIANTE

Lasse beide Beine am Boden.

ALTERNATIVEN

- Du kannst mit dem Winkel spielen: Je tiefer du hängst und je waagerechter deine Körperposition ist, desto anstrengender wird's.
- Rotiere deine Handgelenke beim Hochziehen aus der oben beschriebenen, neutralen Position in eine, in der die Daumen nach außen oder nach innen zeigen.

Geeignet für Fortgeschrittene	Abnehmen	Muskelaufbau	Gesundheit	Kraft	Ausdauer	Beweglichkeit
	●●●●	●●●●	●●●	●●●●	●●	●●●

Einarmiges Rudern mit Rumpfdrehen

am Schlingentrainer

Halte den Oberkörper zu jeder Zeit »aufrecht«: Schiebe dafür das Brustbein dauerhaft vor und ziehe die Schulterblätter nach hinten unten zusammen.

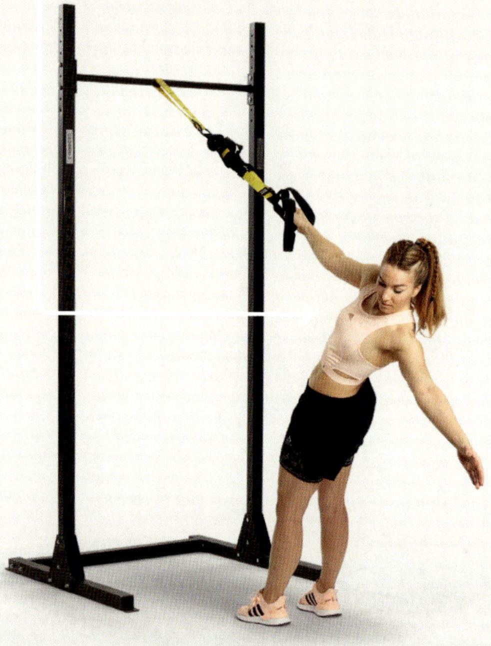

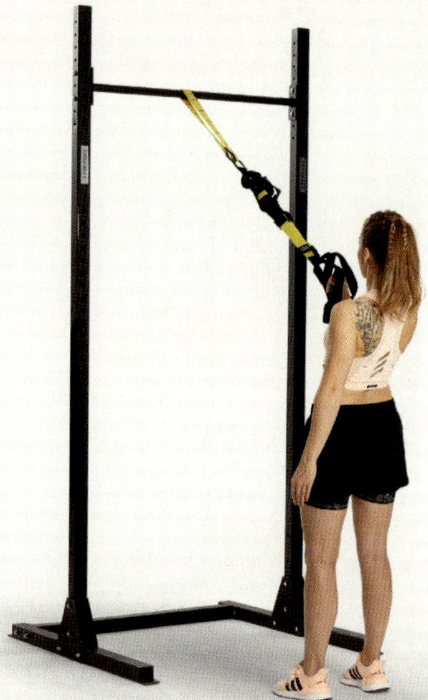

A

- Mache aus beiden Griffen eines Schlingentrainers einen wie auf Seite 80 beschrieben. Stelle diesen etwa auf Bauchnabelhöhe ein.
- Stelle dich frontal zur Aufhängung, fasse den Griff mit rechts und gehe einen Schritt zurück. Baue Körperspannung auf, damit dein Körper auf einer geraden Linie ausgerichtet bleibt. Dann lehne dich gestreckt leicht zurück – der rechte Arm wird dabei lang und zeigt mit dem Gurt zur Aufhängung. Drehe deinen Rumpf nach links auf und führe den linken Arm gestreckt nach hinten in Verlängerung zum rechten.

B

- Ziehe dich mit dem rechten Arm an den Griff heran, bis dieser deine Brust berührt. Dabei drehst du deinen Rumpf zurück in die Mitte. Ein wenig Restspannung sollte noch auf dem Gurt sein, ansonsten lehne dich beim nächsten Mal noch etwas weiter zurück.
- Kehre langsam kontrolliert zurück in die Startposition und schließe die nächste Wiederholung an. Im nächsten Satz wechselst du die Seiten.

ALTERNATIVEN

- Schiebe aus der Endposition heraus deinen linken Arm parallel zum Gurt Richtung Aufhängung und drehe so den Rumpf auch in die andere Richtung.
- Bleibe in der tiefen, hängenden Position frontal zur Aufhängung ausgerichtet. Dann ziehe das linke Knie (das der greifenden Hand gegenüberliegt) an und halte es in der Luft, während du die Übung einbeinig ausführst.

Geeignet für Einsteiger	Abnehmen	Muskelaufbau	Gesundheit	Kraft	Ausdauer	Beweglichkeit
	●●	●●●	●●●	●●●	●●	●●●

Bauchrollen mit dem Schlingentrainer

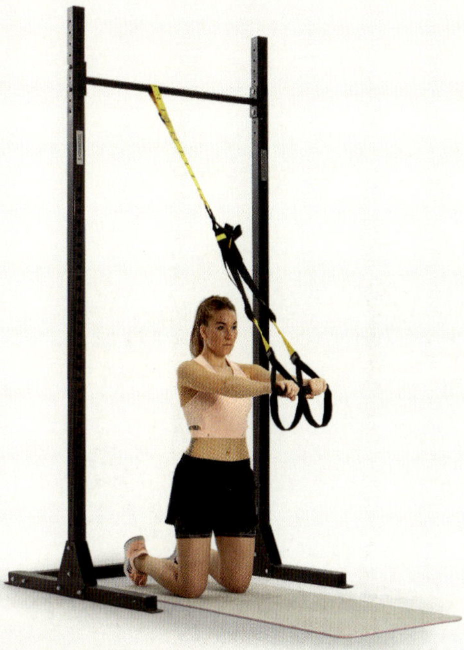

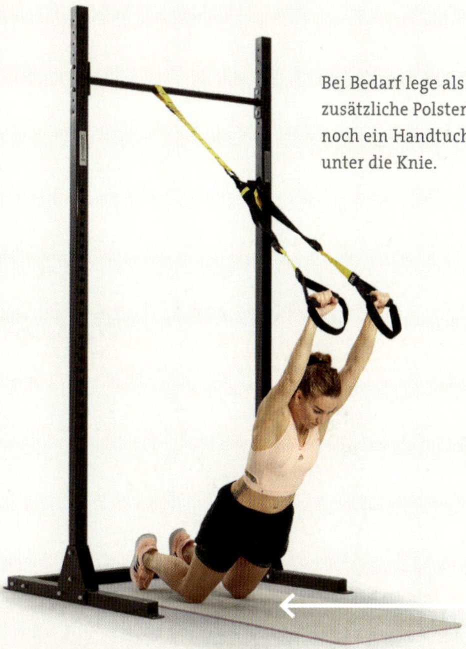

Bei Bedarf lege als zusätzliche Polsterung noch ein Handtuch unter die Knie.

A

- Lege eine Matte unter die Aufhängung und stelle die Griffe des Schlingentrainers ungefähr auf Bauchnabelhöhe ein. Knie dich unter der Aufhängung auf die Matte, fasse je einen Griff von oben und strecke deine Arme schulterbreit waagerecht vor.
- Baue Rumpfspannung auf, spanne auch den Po an und richte dich noch einmal gerade aus, sodass Oberschenkel und Oberkörper eine gerade Linie bilden. Deine Schulterblätter sind nach hinten unten zusammengezogen, damit du in der kommenden Position nicht deine Gelenke negativ belastest.

B

- Lehne langsam deinen gestreckten Körper vor, wobei deine gestreckten Arme nach oben wandern. Versuche eine Position zu erreichen, in der die Arme etwa auf einer Linie mit Rumpf und Oberschenkeln sind.
- Halte die Spannung für ein, zwei tiefe Atemzüge, dann richte dich aus der Kraft des Bauches wieder auf. Versuche von da an, in der oberen Position immer etwas vorgekippt zu sein und somit eine dauerhafte Grundspannung zu erzeugen. Halte zudem die Hüfte immer in Position auf einer Linie zwischen Rumpf und Oberschenkeln.

Geeignet für Einsteiger	Abnehmen	Muskelaufbau	Gesundheit	Kraft	Ausdauer	Beweglichkeit
	●●●	●●●	●●●	●●●●	●●	●●●

Bauchrollen mit dem Gymnastikball

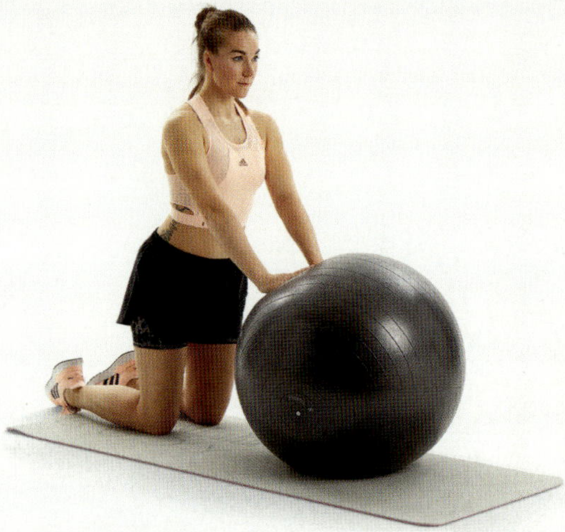

A ▸ Lege einen Gymnastikball auf eine Matte und knie dich hüftbreit davor. Spanne den Bauch und das Gesäß an und lege deine Hände locker auf den Gymnastikball, der etwa eine Fußlänge vor dir liegt.

Die Hüfte bleibt hier immer in Position: Sie arbeitet nicht als Scharnier, du knickst hier also nicht ab – spanne dafür dauerhaft den Po kräftig an.

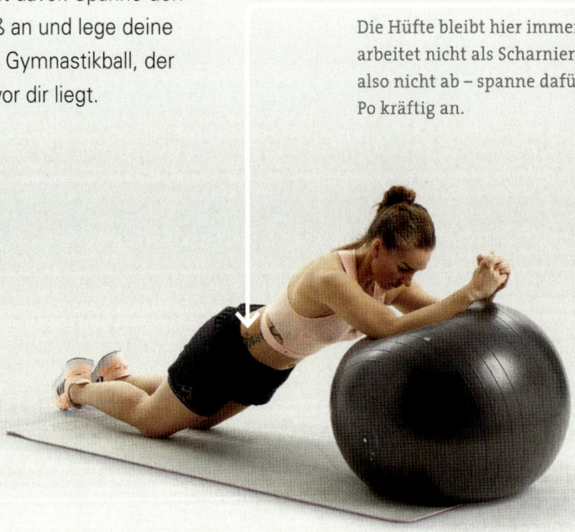

B ▸ Lehne dich langsam nach vorn und lasse den Ball vorrollen: Deine Hände beziehungsweise Arme bleiben dabei in Kontakt zum Ball. Gehe mit gestrecktem Körper soweit vor wie möglich – in jedem Fall sollten jetzt deine Ellenbogen Kontakt zum Ball haben.

▸ Halte die Spannung für ein, zwei tiefe Atemzüge, dann richte dich aus der Kraft des Bauches wieder auf. Versuche, so wenig Kraft wie möglich aus deinen Armen zu erzeugen – letztlich soll dich der Ball nur führen und vorn abstützen.

▸ Schließe sofort die nächste Wiederholung an und beende so den Satz.

Geeignet für Fortgeschrittene	Abnehmen	Muskelaufbau	Gesundheit	Kraft	Ausdauer	Beweglichkeit
	●●●	●●●	●●●	●●●●	●●	●●●

Kombination aus Curls, Seitheben und Armrotationen

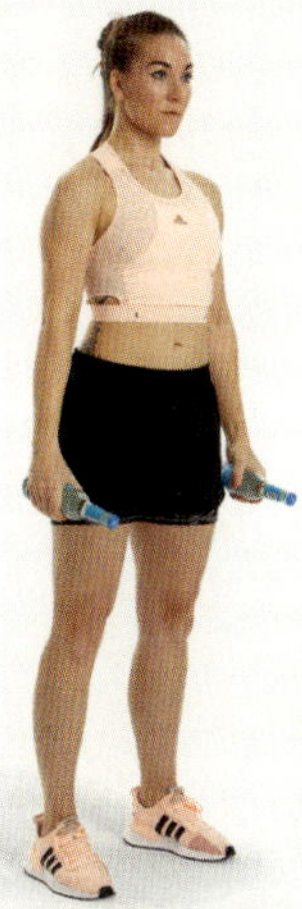

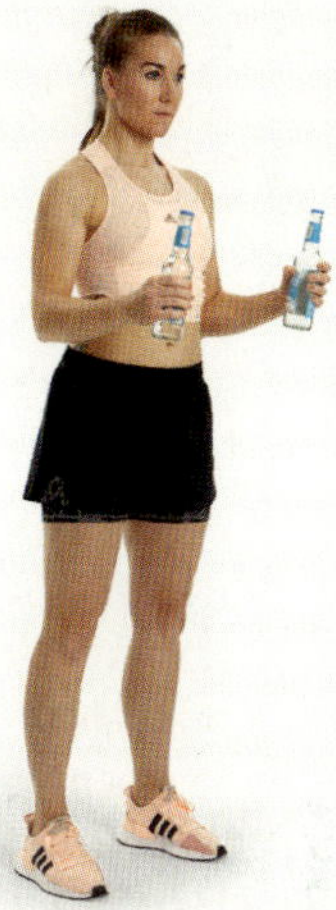

A
- Stelle dich aufrecht hüftbreit hin. Wenn du magst, kannst du zwei kleine »Gewichte« einsetzen – etwa zwei Wasserflaschen.
- Baue Körperspannung auf und aktiviere auch deine Arme, die mit den Handflächen zum Körper an den Seiten hängen.

B
- Beuge deine Arme, sodass die Unterarme waagerecht stehen.

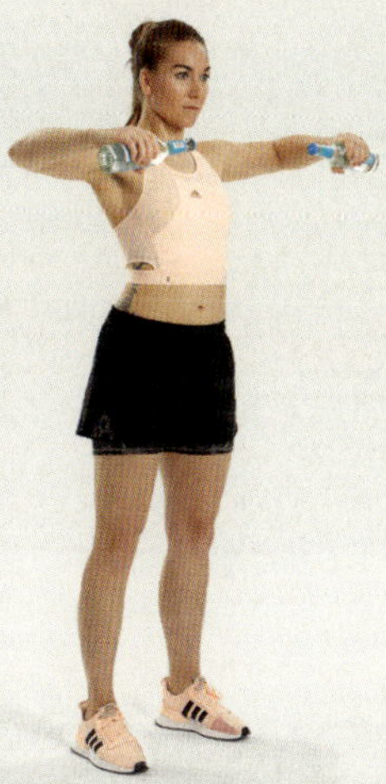

Halte die Oberarme wirklich dauerhaft waagerecht.

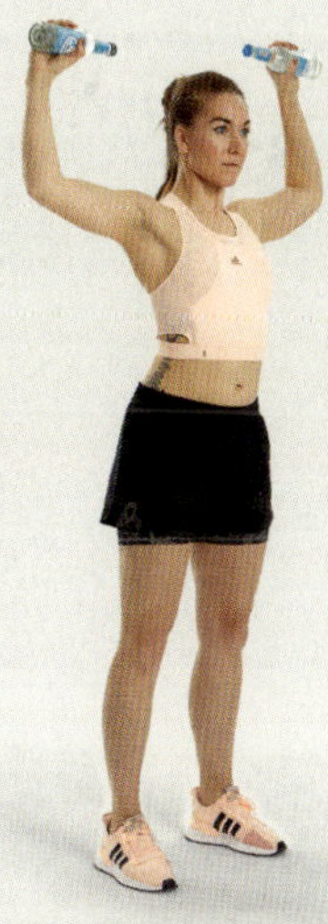

C
- Hebe nun deine Oberarme zu den Seiten bis auf Schulterhöhe an.

D
- Aus dieser Position drehst du deine Oberarme soweit es geht nach hinten. In jedem Fall sollten die Unterarme wenigstens senkrecht stehen.
- Kehre auf demselben Weg zurück in die Startposition – damit hast du eine Wiederholung geschafft. Schließe sofort die Nächste an. Mache bei jedem einzelnen Übungsschritt eine kleine Pause, um unsaubere Übergänge zu vermeiden.

Geeignet für Einsteiger	Abnehmen	Muskelaufbau	Gesundheit	Kraft	Ausdauer	Beweglichkeit
	••	•••	•••	•••	•	•••

Around the World

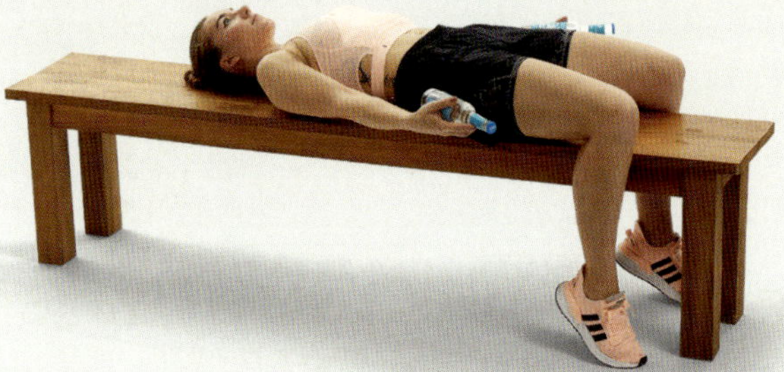

A

- Lege dich rücklings auf eine Bank und stelle deine Füße links und rechts davon auf den Boden. Auch bei dieser Übung kannst du optional ein kleines Gewicht in jeder Hand halten, auch hier wieder als Beispiel zwei Wasserflaschen.
- Baue Rumpfspannung auf, ziehe deine Schulterblätter nach hinten unten zusammen und halte deine Arme gestreckt neben dem Rumpf. Deine Handflächen zeigen nach oben.

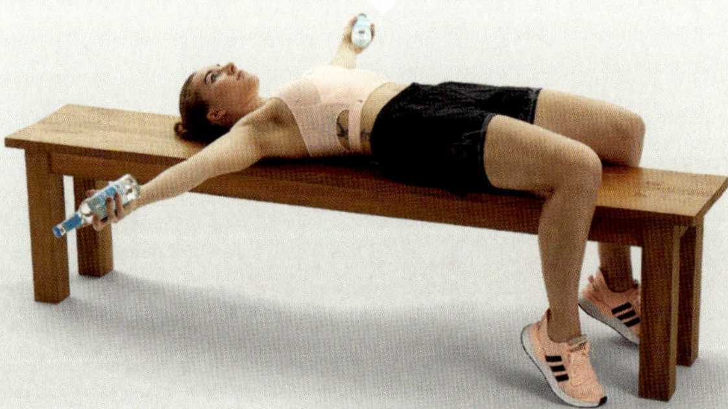

Deine Arme bewegen sich immer auf einer »Flughöhe«: Vermeide, dass sie nach oben wandern, absacken, abkippen oder dass du sie beugst.

B

- Führe die Arme gestreckt und horizontal zur Seite und bewege sie weiter, bis …

POWERVARIANTE

Ein etwas komplexerer Ablauf mit 360-Grad-Bewegungen, der die Brustmuskulatur zusätzlich fordert:

Starte mit den Händen hinter dem Kopf (Position C), dann führe sie mit gestreckten Armen an die Oberschenkel. Dort bleiben sie nicht auf einer Höhe, sondern du hebst sie an über deine Oberschenkel, dann führst du die gestreckten Armen parallel über deinen Körper. Wenn sie über deinem Kopf sind, drehst du die Daumen nach innen und landest so, die Arme weiter hinter dem Kopf absenkend und den vollen »Kreis« beendend, wieder in der hier abgebildeten Position C.

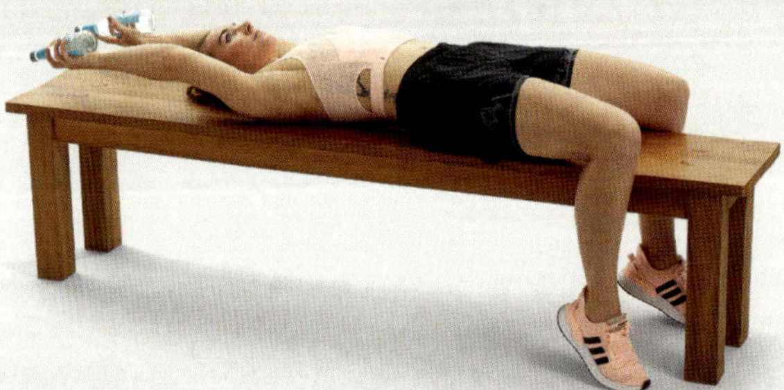

C

- … die Hände hinter dem Kopf zusammenkommen.
- Auf demselben Weg führst du die Arme zurück in die Startposition, dann fahre mit der nächsten Wiederholung fort. Halte dauerhaft mit deinem Rücken Kontakt zur Bank – du solltest nie ins Hohlkreuz fallen.

Geeignet für Einsteiger	Abnehmen	Muskelaufbau	Gesundheit	Kraft	Ausdauer	Beweglichkeit
	••	••	•••	•••	•	•••

Armrollen

mit Mobilisation der Brust- und Halswirbelsäule

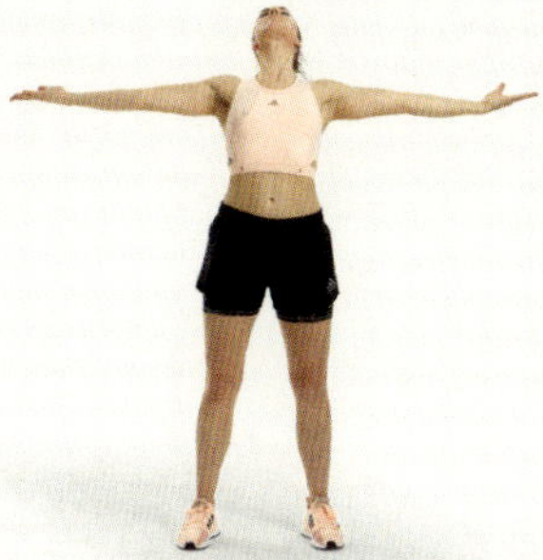

Deine Arme bleiben für die ganze Zeit waagerecht ausgestreckt auf einer Höhe.

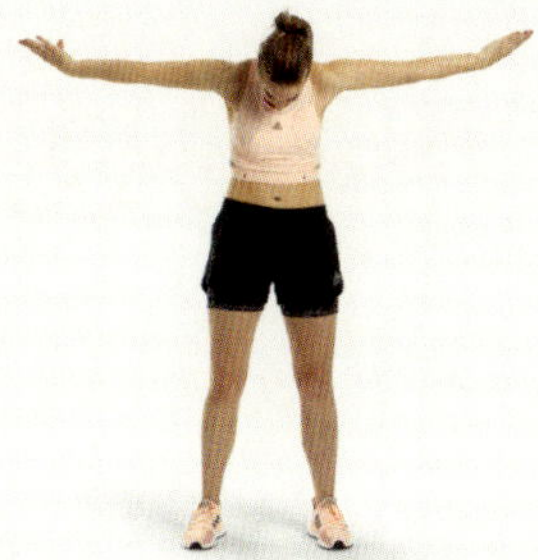

A

- Stelle dich aufrecht schulterbreit hin. Baue Rumpfspannung auf, dann hebe deine Arme seitlich gestreckt auf Schulterhöhe an. Deine Schulterblätter sind aktiv nach hinten unten zusammengezogen.
- Drehe die Daumen soweit es geht nach hinten. Die Handflächen zeigen nun nach oben. Gleichzeitig legst du deinen Kopf weit in den Nacken, ohne dass du im Rücken krumm wirst. Du solltest jetzt eine Dehnspannung in der Brust spüren.

B

- Halte die Spannung für ein bis zwei tiefe Atemzüge.
- Rolle dich langsam zurück nach vorn auf: Dein Kinn wandert auf deine Brust. Deine gestreckten Arme rotieren nach vorn und die Daumen nach hinten unten, bis die Handflächen wieder nach oben zeigen. Rolle auch Hals und Brustwirbelsäule auf.
- Halte auch diese Position für ein paar tiefe Atemzüge, dann rolle wieder zurück und schließe den Satz fortlaufend ohne Pause ab.

Geeignet für Einsteiger	Abnehmen	Muskelaufbau	Gesundheit	Kraft	Ausdauer	Beweglichkeit
	•	•	•••	•	•	••••

Dehnung von Brustbereich und Hüftbeuger

mit dem Schlingentrainer

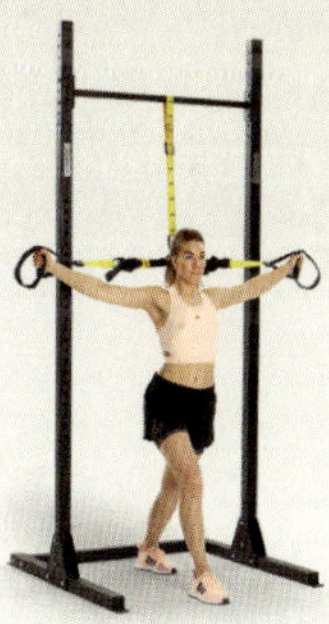

Rotiere die Arme nach außen – die Daumen zeigen nach oben.

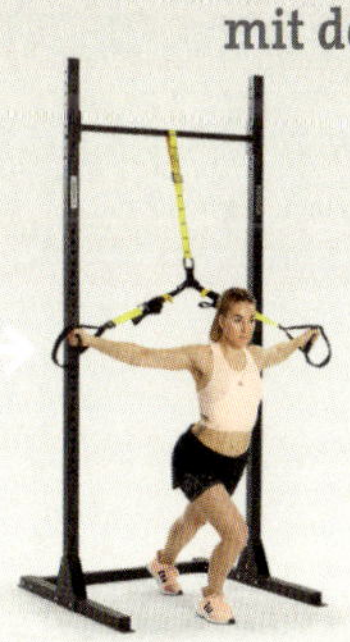

A

- Stelle die Griffe eines Schlingentrainers hüfthoch ein. Fasse mit jeder Hand einen Griff und stelle dich mit dem Rücken zur Aufhängung. Mache mit rechts einen Ausfallschritt nach vorn und hebe die Arme gestreckt zu den Seiten an – du solltest jetzt bereits eine leichte Spannung spüren.

B

- Schiebe deine Hüfte nach vorn und beuge das vordere Knie. Dein hinteres Bein wird lang, du steigst auf die Zehen.
- Spüre die intensive Dehnung im Brustbereich und in der Hüftbeugerregion des gestreckten Beins – und intensiviere sie individuell, indem du dich noch mehr nach vorn unten schiebst. Die gestreckten Arme werden so immer weiter nach hinten gezogen und öffnen die Brust.
- Halte die Dehnspannung für wenigstens 30 Sekunden (siehe auch den Stretching-Abschnitt ab Seite 33). Danach löse auf, schüttele dich kurz aus und wiederhole bei Bedarf.
- Im nächsten Durchgang die Schrittstellung wechseln.

Geeignet für Einsteiger	Abnehmen	Muskelaufbau	Gesundheit	Kraft	Ausdauer	Beweglichkeit
	•	•	•••	•	•	•••••

Mobilisation des Schulter-Brust-Bereichs

und der Beinrückseiten

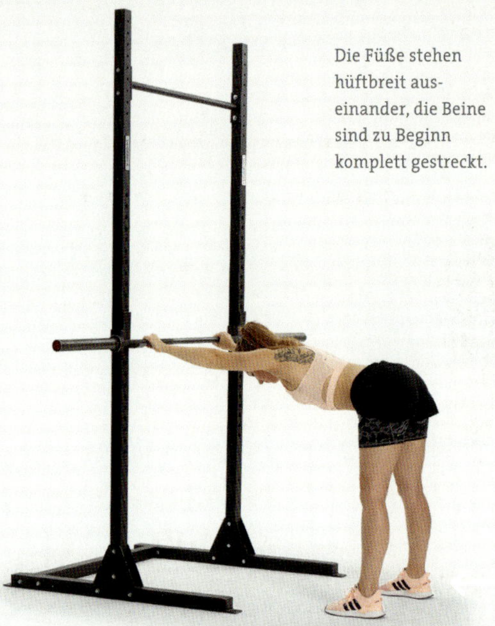

Die Füße stehen hüftbreit auseinander, die Beine sind zu Beginn komplett gestreckt.

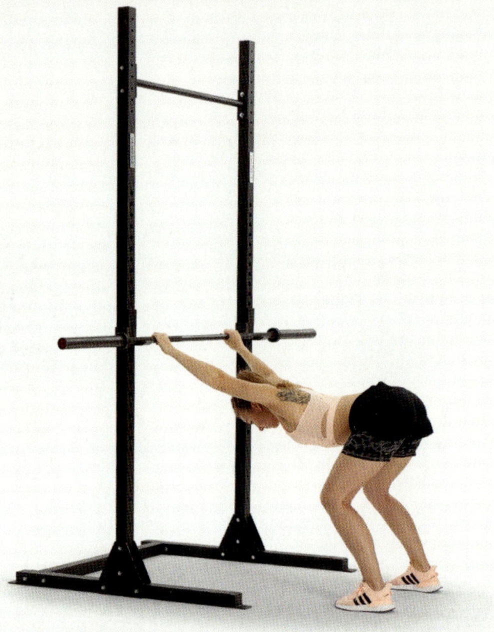

A

- Stelle dich vor eine Langhantelstange, die auf Brusthöhe abliegt. Alternativ kannst du jeden gleich hohen Gegenstand nutzen, auf dem du – wie hier beschrieben – deine Hände legen kannst und der dafür stabil genug ist: ein mittelhoher Schrank, eine Gartenmauer o.Ä.
- Fasse die Stange etwa in doppelter Schulterbreite von oben, dann gehe soweit weg zurück, dass du deinen Oberkörper gerade waagerecht nach vorn neigen kannst und die Arme über Kopf gestreckt sind.
- Drücke die Brust nach unten, um hier eine Dehnspannung zu erzeugen. Kippe für dieselbe Wirkung auf deine hüftnahe hintere und seitliche Beinmuskulatur das Becken vor. Bleibe in dieser ersten Dehnspannung für etwa zehn tiefe Atemzüge oder je nach deinem Ziel nach den Anweisungen aus dem Stretching-Part ab Seite 33. Wenn du die Übung zum Beispiel zum Aufwärmen nutzt, dann halte die Dehnspannung immer nur für ein paar Sekunden und absolviere dafür mehrere Wiederholungen.

B

- Gehe jetzt in die Knie, halte dabei aber unbedingt die Fersen am Boden: So erzeugst du Dehnspannung in der Wadenmuskulatur. Gleichzeitig zwingst du durch das Absinken auch deine Arme weiter nach hinten zu wandern, was die Dehnung im Schulter-Brustbereich verschärft.
- Halte auch diese tiefe Position für zehn tiefe Atemzüge oder nach Bedarf. Anschließend löse auf – und hänge gern noch ein, zwei weitere Durchgänge an.

Geeignet für Einsteiger	Abnehmen	Muskelaufbau	Gesundheit	Kraft	Ausdauer	Beweglichkeit
	•	•	•••	••	•	•••••

Schulterdehnen mit Händen hinter dem Rücken

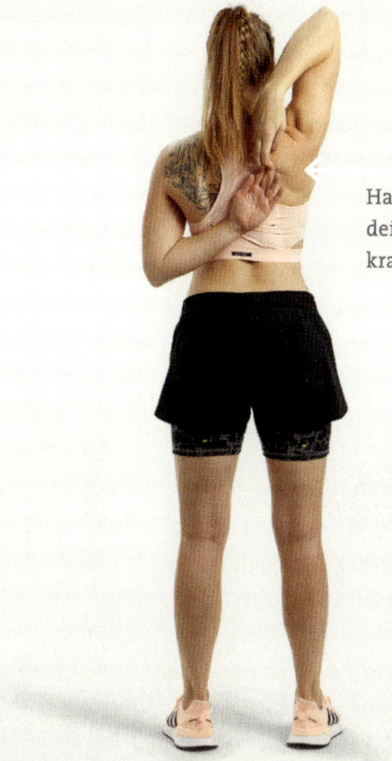

Halte deine Schultern unten. Ziehe dafür deine Schulterblätter aktiv, aber nicht krampfhaft nach hinten unten zusammen.

AUSFÜHRUNG

- Stelle dich aufrecht hüftbreit hin. Aktiviere deine Rumpfmuskulatur, dann führe den rechten Arm nach oben und beuge den Unterarm nach hinten, sodass dein Ellenbogen nach oben zeigt. Führe gleichzeitig den herabhängenden linken Arm nach hinten und beuge den Unterarm hinter dem Rücken nach oben. Versuche nun, die Hände – notfalls auch nur die Fingerspitzen – hinter dem Rücken zusammenzubringen.
- Halte die Dehnspannung für wenigstens 30 Sekunden (siehe auch die Hinweise zum Thema Stretching ab Seite 33). Entspanne in die Haltung hinein und versuche, die Finger noch ein bisschen weiter zusammenzuschieben.
- Löse die Position, schüttele dich kurz aus, dann wechselst du die Seiten. Wiederhole die Dehnungen auf beiden Seiten nach Bedarf.

EINSTIEGSVARIANTE

Wenn du auf Anhieb deine Hände nicht zusammenführen kannst, dann nimm beispielsweise ein Handtuch zur Hilfe. Rolle dieses zusammen und fasse mit rechts an das eine Ende. Wenn du den rechten Arm wie beschrieben hochstreckst, lasse das Handtuch hinter den Rücken hinabhängen. Dann bewegst du die linke Hand von unten wie beschrieben und greifst an das Handtuch. Versuche, im Laufe einer Dehnung die Hände aufeinander zuzubewegen.

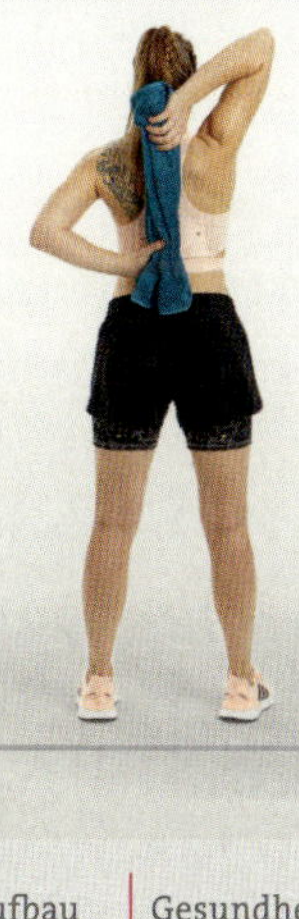

Geeignet für Einsteiger	Abnehmen	Muskelaufbau	Gesundheit	Kraft	Ausdauer	Beweglichkeit
	•	•	••	•	•	••••

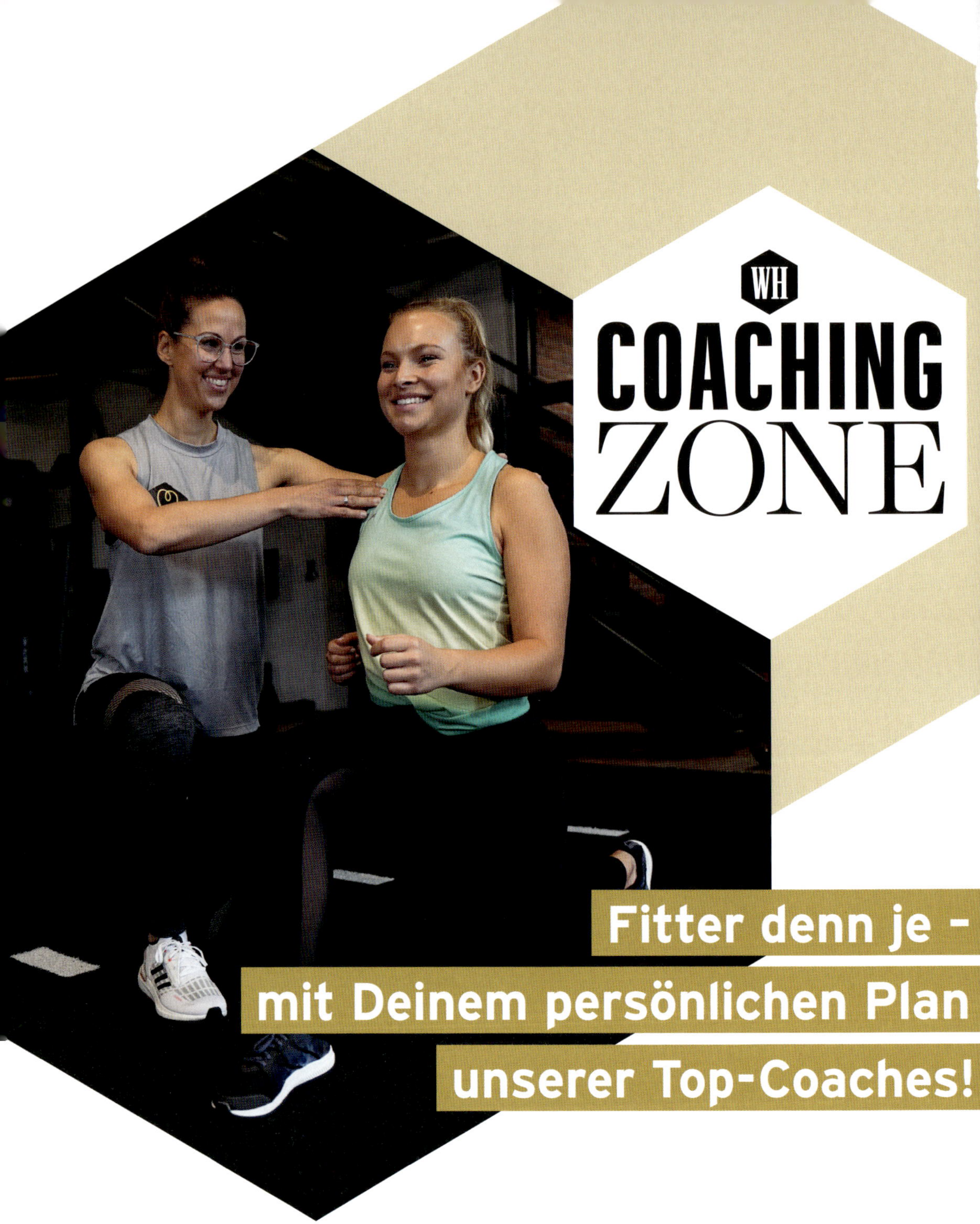
WH
COACHING
ZONE
Fitter denn je -
mit Deinem persönlichen Plan
unserer Top-Coaches!